JN055434

ヘルスケア・イノベーション2

人間中心の新たな豊かさ

監修
池野文昭
スタンフォード大学
循環器科主任研究員

Health Care Innovation

時評社

発刊に寄せて

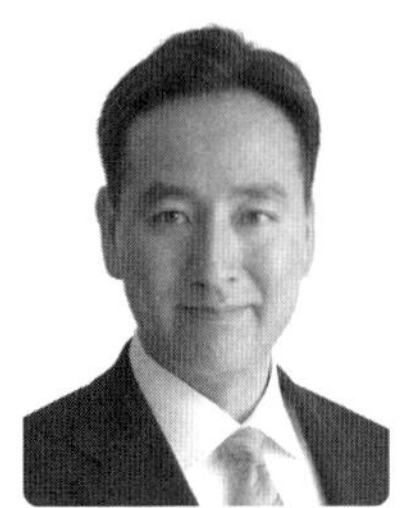

経済再生、新しい資本主義、新型コロナ対策・
健康危機管理、全世代型社会保障改革担当
経済財政政策担当大臣　　　　山際　大志郎

「ヘルスケア・イノベーション２」の発刊を迎えられたことを心よりお祝い申し上げます。

昨年から今年にかけて、世界中でコロナパンデミックが起こりました。現在、私は、岸田文雄内閣の閣僚として、コロナ禍で危機に瀕しているわが国を回復せさるため、コロナ対策と経済再生に全力を尽くし、持続可能性や人を重視し、新たな投資や成長につなげる「新しい資本主義」の構築に向けて、粉骨砕身の覚悟で臨んでいます。

「新しい資本主義」の重要なコンセプトは、「成長と分配の好循環」です。そのためにまずは成長を実現する必要があり、その鍵となるイノベーションを絶えず起こしていける仕組みを創っていかなければなりません。

本書のテーマであるヘルスケア分野についても同じことが言えます。政府は、人生100年時代を迎え、ライフサイエンス分野の研究開発や投資を行うと共に、健康・医療分野におけるデータ利活用を強力に推進し、データを利活用できる環境を整備してきたいと考えています。

例えば、人工知能（AI）やウェアラブルデバイスなどのテクノロジーを活用した予防や治療に取り組んでいくヘルスケア分野の世界的マーケットの市場規模は、約240～300兆円と見られていますが、日本の市場は約30兆円規模にとどまっています。これを、どのように見ていくかという視点が、これからのわが国にとっては、非常に重要になります。超高齢社会を迎えた日本では、むしろ世界に現れる課題を先取りしていると考えれば、予防や治療におけるイノベーションは、海外からの投資と優秀な人材、ノウハウをわが国に誘因し、世界をリードできるイノベーションのシーズになる可能性が十分にあると言えるでしょう。

コロナ禍によって、人類が、健康の大切さを十分に認識した今、われわれ日本国民一人一人が謙虚に健康・医療の重要性を学び直す必要があると、私は考えています。

本書は、スタンフォード大学循環器科主任研究員・池野文昭氏の監修のもと、国、地方自治体、有識者、民間企業などさまざまな角度から、健康・医療・介護分野における最新のイノベーションを起こすヒントが記されています。特にこの分野は、大学やスタートアップの役割が非常に大きくなっていることが大きな特徴で、わが国の安心と成長を呼ぶ「人」への投資の強化にもつながっていくでしょう。この分野におけるわが国の未来をデザインしていける人材を育成し、新たなイノベーションを起こしていくことを期待したいですし、私自身も勉強していきたいと思っています。

(2021年11月現在)

目　次

第1章　巻頭言

技術は常に人間のため、という理念のもとに

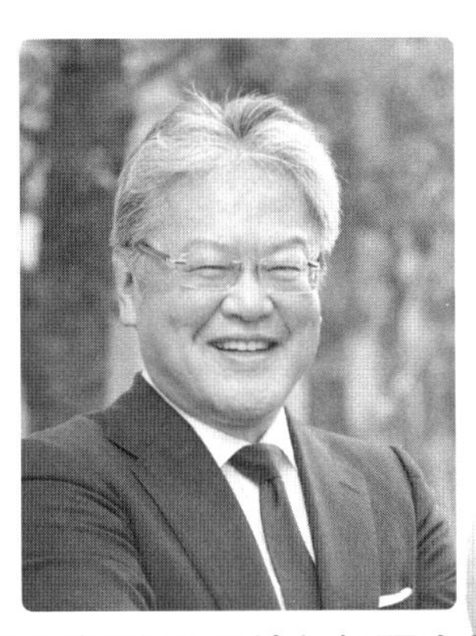

スタンフォード大学循環器科主任研究員
MedVenture Partners 株式会社
取締役チーフメディカルオフィサー
池野　文昭（いけの　ふみあき）

1967年生まれ、静岡県浜松市出身。自治医科大学卒業後、1992年医師国家資格合格。同年、静岡県に入庁し、県立総合病院、焼津市立病院、国民健康保険佐久間病院、山香診療所などで勤務、地域医療に携わる。2001年渡米、スタンフォード大学循環器科で研究を開始し、200社を超える米国医療機器ベンチャーの研究開発、医療試験などに関与する。日米の医療事情にも精通し、さまざまな医療プロジェクトにも参画している。

教訓とすべき、トロントの先例

――今や世界的にスマートシティ化を目指して各都市がしのぎを削っている状況ですが、今般、今後に向けての教訓ともなるべき事例が発生したとのこと、どのような内容なのでしょう。

池野　数年前よりGoogle（グーグル）の子会社Sidewalk Labs（サイドウオーク・ラボ）が、カナダ東部のトロント市を舞台に、デジタル技術を駆使してスマートシティ構想を実践しようと試み、その動向に大きな注目が集まりました。

が、2020年同社はこの構想から撤退を表明しました。つまり失敗したわけです。その原因について、多くの研究者が考察を行っています。

――シンプルに原因を考えると、コストがかかりすぎてリターンが得られない、とか？

池野　いいえ、儲からないわけではありません。むしろ、儲かることが確実視されていました。それ故に撤退した理由は、より深刻だと言えるでしょう。

一番の原因は、このプロジェクトの進展に対しトロント市民から猛反対を受けたことです。ではなぜ、猛反対を受けたのか。

一言で言えば、このスマートシティで使われるデジタル技術は、住民のためのデジタルではなく、企業のためのデジタルだったからです。言い換えればトロント市民はデジタルのための住民であり、デジタルを通じて同社に利益をもたらすための存在にされていた、ということが明らかになったのです。突き詰めればこの構想自体、住民のためのスマートシティではなくスマートシティのための住民、でした。

――なるほど、目的と手段が主客転倒している、住民はデジタル推進の恩恵を受けるべく構想の舞台となるはずだったのが、むしろ企業利益追求のテストケースにされていた、そういうわけですね。

池野　世界に先駆けスマートシティのモデルを構築できれば、企業利益が追求できるしモデルを他の都市にも展開できる、その目的に向けてまずはトロントを実験場として住民を使ってみよう、という同社の思惑を住民が認知したが故に、計画推進に対し猛反対が起こったのです。

――住民が反対した、主なポイントは。

池野　要するに、自分のデータを企業に監視されているという点です。特に医療データ、購買データなど、極めてプライバシーの要素が強いデータが、当人の了解を得るのが前提とはいえ、それを管理・活用されることに拒絶や懸念が示されました。データを活用されて、それを上回るメリットが個人に還元されるならば、住民個人の幸福のためのデジタル化が体現されるのかもしれませんが、実際はそうなっていない、住民はそう感じなかったということだろうと思われます。

このようにDX（デジタルトランスフォーメーション）は、イコール社会の効率化をもたらすものであり、効率化はすなわちDXの必須要件です。しかしそれだけでは、プライバシーに関わるセンシティブなデータを提供する住民は納得しません。効率化を前提に、一定の付加価値がなければ理解は得られないのです。しかも、住民にとって役立つ付加価値であることが不可欠です。しかしトロントにおいては、その付加価値がGoogleのためのものだということが露見しました。その必然的帰結として、プロジェクトからの撤退という結果になったのです。

――トロントの住民は、比較的早い段階から計画の内容に疑問を抱き、反対を表明したということですね。

池野　この間のいきさつについては現地在住のジャーナリスト、小笠原みどり氏がドキュメントを記されており、たいへん勉強になります。

健康は、幸福追求における構成要件の一つ

――確かに、トロントの一件は今後の教訓として典型的な事例ですね。では、住民にとっての付加価値とはどのようなものでしょう。

池野　個人、住民、国民と、どのような属性であれ多くの人間が究極的に希望するのは自分の幸せです。幸福の構成要件も経済的充足や目標の達成、他者との社会的つながりなど多々ありますが、その一つが健康である

こともほぼ共通していると考えられます。

そうすると行政であれ企業であれ、医療データを収集し利活用する以上、供出した個人に対し、健康維持・向上を実践できるという付加価値を提示する必要があります。その提示もないままに遺伝子情報や病歴などを進んで提供して、それがどう使われているのか判然としなくても問題なし、とする個人はほとんどいないでしょう。個人単位で得心が得られなければ地域住民全体の協力は望むべくもありません。

――先生ご指摘の原則は、2021年9月に発足したデジタル庁にも当てはまることですね。

池野　はい、デジタル推進の司令塔やタテ割り打破の期待効果がうたわれていますが、それらはいずれも基本的に行政内部の話です。少なくとも国民個々の生活全般に関わるデータを取り扱う以上、個人の幸福追求に資するメリットを可視化された形で提示して、多くの理解を得るべきです。そのプロセスが疎かになると、テクノロジーが先行するばかりで利活用の効果が停滞し、国民生活の向上につながりません。データ、技術、デジタル等、手段の表現はともかく、個人、住民、国民の幸福追求のためにデジタル庁が存在することを忘れてはならないと思います。

――ご指摘の通り、組織の存立意義を見誤るとこの先、行政のための行政になってしまう可能性がありますね。

求められる、アジャイルの発想・手法

――お話を聞くと、DXの前提となるのは、やはりまとまった量のデータ収集でしょうか。

池野　そうですね、トロントにおいても当初、東京ドーム1個分（約4万8500平方メートル）のエリアを対象に、デジタルを使ってまちを再開発していくという構想でした。しかしGoogleは、この限定されたエリアだけでは収集できるデータが不十分と感じたのか、対象地域を20～30倍に拡大するプランを打ち出しました。単純にデータの量がそれだけ増えるわけです。

こうしたデータ量の絶対数を収集するのはDX推進においては不可欠です。島嶼国の日本において仮に人口100人のとある離島のデータをもってして、1億2000万人以上の全人口の傾向を推量することはありえません。極論すれば日本でDXを推進する以上、将来的には日本国民全員のデータが求められる、と言っても過言ではなく、その膨大なデータが適正に管理され、利用可能な状況に置かれるのが理想です。もちろん一国の全国民からすぐにデータを集めるのは現実的に不可能ですし、失敗する可能性も高い。

――失敗しないように、慎重かつ綿密に計画すべきでしょうか。

池野　いえ、全く逆の発想が重要なのです。すなわち、前例のない新しい構想であるほど、失敗はつきものです。つまり失敗は、推進における過程の一部であり、実現に向けて失敗は不可分です。従ってポイントとなるのは、どう失敗するか、失敗をどのように位置付けるか、という点にあります。

であるならば、①早く失敗して、早く改善点を発見する。②小さく失敗して影響の最小化を図りつつ教訓を次回以後に生かして失敗以上のリターンを獲得する、というまさにアジャイル（迅速、素早い）型の思考と方策が必要だと思います。

――なるほど、新しいプロジェクト、それが壮大であるほど、プロセスにおいてはアジャイルが必要であると。この“失敗方法”はDXに限らず、どの分野にも共通する考え方ではないでしょうか。

池野　ダメージが少なければ、という前提において数多くの失敗を経験してもよいと思います。むしろ、“この方法では失敗する”と理解するわけですから、それは成功の一つだと言っても間違いではありません。そのためにも、早く、小さく失敗して失敗によるコスト単価を極小化することが重要です。これは失敗というより、挑戦と言うべきでしょう。

――スマートシティ構想、それに向けてのデジタル化推進を図る上で、このアジャイルの手法を適用するとどのような方策になるでしょう？

池野　各地方都市で、さまざまかつ大小の実証実験を行うことが現実的には有効かと考えられます。実証とは試行する場なのですから、必ずしも成功例だけが導き出されるわけではありません。早く小さく失敗する格好の機会として失敗を重ね、そのたびに原因を検証し、改善を試みればよいのです。

逆に、国・地方自治体などの行政組織は、大きく計画して大きく失敗し、立ち直りや修正さえ困難、という状況にならないようくれぐれも気を付けてほしいですね。大きな計画は人、時間、コストをかけるものですから、計画草案時からいざ実行に移すまで時間がかかり過ぎると、そのプロセス自体ですでに世の中の進展から周回遅れということになりかねません。しかも実行した後、綿密で壮大な計画であるが故に、途中で軌道修正することも引き返すこともままならず、結果としてさらに大きな失敗を招くことになります。行政であるからこそ、迅速に着手、小さな失敗は修正して検証結果を今後に活用し、求める成果に着実に近づいていく、という発想でなければならないのです。逆にいえばデジタルの発展は日進月歩ですので、アジャイルの発想、手法をもって臨まねば、技術の進展に追いつけません。

――例えば現在、浜松市では健幸都市構想について、デジタル化も含めて実証を行っています。

池野　順調に進めば他の自治体においてもモデルケースとし、上手く進展しなければその状況をオープンにして内容を検証するのが望ましいですね。そしてこのような実証を行う場合、あくまで目的は市民個人の幸福追求であるのは大前提ですが、プロジェクトの推進を図る主体は公的機関であるべきです。まさにトロントの失敗例にあるように、民間はあくまで利益追求が存立理由ですので、民間が推進主体となると、住民利益と相反したり相克が生じたりします。実証に成功してもノウハウを他社にシェアしない可能性が高く、失敗の場合もオープンにしないでしょうから、いずれにしても全国的な広がりになりません。

官と民が有機的に連携し、新たなイノベーションを

――では、行政が実証や構想の主体になるとして、気を付けるべきこととは。

池野　繰り返しになりますがアジャイルの逆、つまり最初から時間と予算をかけて大きく試行し、大きく失敗することです。これは決して採るべき方策ではありません。小さく試してみて、仮に小さく成功したらそれを拡大していけばよいのです。

そのためには、とにかく何事も試してみる、できることからやってみる、という考え方であるべきです。今のところ浜松市ではその姿勢で進んでいます。続いて福島県会津若松市や奈良県でも試行の動きが起こりつつありますので、私は非常に注目しています。いずれは成功も失敗も含めた経験をシェアして、全国の各自治体が提携したり補完関係を構築するなどさまざまな様態が生まれ、日本全体のDX推進、スマート化が進むことが理想的です。

――日本の組織文化や社会風土上、小さくても失敗が許容されるかどうか気がかりです。

池野　はい、その点が変化への対応や新たな価値観の導入を阻む最も大きな原因なのではないでしょうか。なぜ、かように日本では失敗が忌み嫌われるのか。まさに“恥の文化”だからです。失敗という恥を公に晒すこと、それは組織の体面に関わる禁忌事項であり、古来、武士は切腹という形で失敗の責任を取ってきました。

現在でもとくに公務員は、失敗に対して厳しく責任を追及される組織文化が根強く残っていると思われます。そのため、どのような規模、内容であれ失敗は決して許されない、わずかでも失敗するリスクがあるのなら最初から何もしない方がよい、という消極的態度に流れがちになります。結果として、社会課題の解決や必要とされる改革がいつまでたっても為されません。それこそが国民生活にとって最大の不幸です。

――そうした行政の発想を変えていくには。

池野　構想の主体にはならなくても、行政を刺激したり発想の転換を促すという意味では、企業の存在は大いに有効です。企業が有する専門性などさまざまなリソースを、行政主体の構想に少し取り入れれば、行政内で自己完結していた発想に風穴を開けることも可能ではないかと。

また優良な企業においても挑戦を忘れればグローバルの時代に取り残されるのは確実ですので、自社の生き残りのためにも行政と連携して有する知見を実証などに活用すべきです。民間企業は常にプロフィットを追及している以上、新しいことに挑戦し続けるという、まさに行政とは真逆のベクトルを向いているわけです。この異なる主体同士が有機的に補完し合うことで、例えば行政に集積される各種情報、企業が持つ実践に向けてのノウハウを統合することで、新しいイノベーションを起こす可能性が一気に広がると期待しています。

もちろん、その官民共同体制においても、あくまで目的は住民のため、例えば医療・健康情報であれば、あなたのデータを提供してもらうことであなたの健康の維持・増進の追求に役立つという原則を鮮明に打ち出し、地域の人々の理解を得るべきなのは言うまでもありません。ただ、データ提供のメリットを個人が実感するのは今より遠い将来かもしれず、現時点では効果を認識されない場合の方が多いでしょう。それ故に、構想の主体者は長期的な視点に立って粘り強く住民理解を求める努力が欠かせないのです。

マイナンバーカード利活用に向けたコンセンサスを

――しかし、トロントの例でも個人情報の取り扱いが進退の分かれ目になりましたが、マイナンバーカード普及の遅滞に見るように、個人情報にはひときわ過敏な日本の国民性において、意義ある構想とはいえ住民の理解を得るのは容易ではないと想定されます。トロントの失敗例を参照しつつも、日本の地域社会で教訓を生かすにはさらに慎重な進め方が求められるのではないかと。

池野　ご指摘の通り、日本におけるマイナンバーカードの交付率は、2021

年8月末の段階で4割弱という状況です。とはいえ、コロナ禍において普及が多少加速された面を加味しても、私は逆によくここまで普及したな、とも感じています。

というのも、日本は国土面積に比して世界11位の人口数約1億2000万人が暮らす、人口大国の一つです。そのうちの40%、つまり5000万人近くになりますが、マイナンバーカードの交付を受けたのは多くが生産者世代です。これは世界的に見ても相当普及していると捉えてよいと思います。欧州ではこれより少ない人口数の国が珍しくありません。ですから、カードそのものの普及動向はそれほど気にしなくてもよいかと。

問題はやはり、マイナンバーカードに対し、いかに個人情報データをひも付けていくか、そのための社会的コンセンサスをどう得るかが最も難問です。マイナンバーに集積された個人データの管理に民間企業が関わるとしたら、ただちに拒絶反応が示されるでしょう。しかし公的機関による管理であれば国民が納得する余地がまだ多いと推定されるので、行政など公的機関が表に出ることが必要なのです。公的機関には同時に、仮に民間委託された場合に利用の暴走に対しブレーキをかける役割が期待されています。

――公的機関が果たす役割は非常に大きいですね。

池野　公的機関は税金によって動くのですから、住民サイドにもまた公的機関が適正にデータ管理しているのかなど、常に監視するという意識が求められます。さらに言えば、住民は監視にとどまらず、より良いデータの管理や利活用の方法を公的機関に対し提案してくるかもしれません。こうした人たちが先導し、住民サイドから在るべき方法を公的機関に積極的に提案するようになると、地域全体がデータを利活用したより良い住民生活向上に向けて盛り上がっていく可能性もあります。

――まさに、“住民参加型”の一つの事例ですね。

遠隔技術の利用も、まずは当事者のニーズありき

――健康の維持・増進から医療まで、ヘルスケア全般にわたりデジタル化

が有効だと理解されれば、今後はデータ利活用も大きな広がりを見せると想定されます。

池野　例えばコロナ禍でよりクローズアップされた遠隔医療を例に考えてみましょう。政府も推進に力を入れていますが、仮に自分が患者になったとして、医者と対面による診察は決して受けたくない、という人はごく少ないはずです。できるならば実際に触診なども含めて、対面で診てもらいたいと希望する人が圧倒的多数でしょう。

そうした一般的な感覚がまだ対面診療重視であるところへ、無理に遠隔医療への切り替えを図るようなことは、例えデジタル化推進の方向性とはいえ、決して行ってはいけません。推進に猛進するあまりデジタル＝IoT（Internet of Things）＝遠隔診療、という図式が形成されてしまうと、まさに技術のための患者、という目的と手段が転倒するトロントの事例の轍を踏むことになってしまいます。

――そうすると、遠隔技術を駆使するという点では、他の分野でも同様の懸念が考えられますね。

池野　そうですね、教育分野においても同様です。コロナ禍の現在、米国では小学校から大学生まで生徒・学生は基本的に在宅で、遠隔授業を受けています。新入学後、多くの新入生たちは、まだ学校に行ったこともクラスメートの顔を見たこともありません。しかし、通学しなくてラッキーと考える学生はほぼゼロでしょう。これは外部環境が対面授業を許さないために遠隔を余儀なくされているのであり、他者との交流を求める年代の若者たちが歓迎しているわけではありません。

すなわち遠隔授業も、それを多数の生徒・学生が求めていると明らかならばともかく、遠隔医療における患者と同じで、誰のためなのか、当事者たちはそれを望んでいるのか、という意識を常に忘れるべきではありません。

――一方で、医療にしろ教育にしろ、対面での時間が取れない人には遠隔は効果的ではないかと。

池野　例えば、持病を抱えつつも多忙なサラリーマンにとって、定期的に医療機関で診断を受けて薬を処方してもらいに出向くのは大きな負担です。つまり、時間的、空間的に制約のある住民にとって、その問題が解決する手法としては、遠隔技術は非常に有効だと思います。

言うなれば、技術を個人、すなわちパーソナルなライフスタイル向上のために使うことを常に念頭に置くべきであり、そうした個々のニーズを鑑みることなく一律一括りに住民のデータを収集・管理しようと考えたならば、既にその時点で道を誤っているわけです。必要な人のところに必要な形で届けられて初めて、デジタルは技術として有効なのです。

重要なのはバイタルデータの測定と把握

――そうすると遠隔医療の場合ならまず、患者さんが今どのような点で困っているのか考察することが第一ですね。

池野　はい、デザイン・シンキングが不可欠です。例えば生活習慣病の患者さんが定期的に病院へ検査に行ったとき、医師としてはその場で計った血圧や血糖値など各種バイタルサインの数値より、当人の平素の生活状況で数値がどう変わるのかチェックしたいところなのです。「白衣高血圧」と言って、医療機関に来たときだけ血圧が高くなる人もおり、そうした人にその場の数値だけで判断して抗血圧材を処方すると、自宅で基準値内に収まった時に服用して、かえって副反応を引き起こす恐れもあるからです。ですので、患者さんの最も素の状態、つまり自宅で生活しているときの数字の推移が重要であり、医師としてはそちらを把握する方がより有効な治療につながるのです。

そのためには、患者さんのバイタルサインをデータ化する方策が必要です。

――確かに、血圧の数値などを記録して次回の診察時に持っていく、という指導は以前からしているようですが、実際に正確に記録している人は少ないそうですね。

池野　従って、当人の恣意的な作業に拠らず、日常生活において無意識に客観的数値が計測、記録され、簡易に医師の下にデータが送信される仕組みが望ましいですね。患者個々人の平素のバイタルデータを主治医とシェアできる、それをもとに診断と治療、予防へのアドバイスを送るという方式が確立すれば、医師はより正確な診察をするための手掛かりを得て、患者は通院の負担を減らしつつより健康増進への可能性が高まる、ということになります。

――双方効率的でかつ、健康面での幸福追求に役立つわけですね。

池野　まさにデジタルによって、時間と空間の制約を乗り越え、通院以上の効果をもたらす道が開けることになります。

――ただ、にもかかわらず遠隔診療は開業医を中心に反対論が根強いとか。

池野　医療サイドにとって遠隔診療の割合が増えると収入が減少するリスクもありえます。また、前述したように、総体としては通院による対面診療を望む患者さんがまだまだ多いのが現状です。

整理すると、3分診療でも対面が良いという方は通院してもらい、その代わり日常のバイタルデータが診察前に医師に送られて状況を把握できている、そうした方策がシステム化すれば、遠隔医療にこだわる必要はないと私は思います。通院による3分診療でも、分数以上に正確で質の高い診察ができればよいわけですから。

――お話を聞くと、遠隔診療はあくまで医療のデジタル化における選択的方策の一つであって、それが目指す姿ではないことがよく分かります。

池野　遠隔診療ありきで進めると、“技術のための患者”という陥穽に陥ります。そうではなく、仕事を抱えて容易に通院し難い働き盛りなどにとっては、遠隔診療は大変ありがたい技術でしょう。例えば平素のバイタルデータを基に、昼休みの10分を使ってパソコン画面で診察を受け薬も処方されれば、どれほど予防や早期発見に効果的か。技術とはこのような形で使われるのが理想なのです。

「理念なき技術は凶器である」――本田宗一郎

――バイタルデータ以外に先端技術を応用活用する可能性としてはいかが

でしょう。

池野　例えば、現代社会でがんは誰でも罹りうる病気ですが、それでも個人によって、なりやすい体質、なりにくい体質があるのも事実です。であれば、あなたはこのがんになりやすいのでこの健診だけは欠かさず受けてください、という個別ピンポイントなアドバイスを送ることも可能です。

というのも日本人の死亡原因の１位ががんであるにもかかわらず、日本の乳がんや子宮頸がんの検診受診率は約４割で、米国がそれぞれ８割強であるのに比べ半分にとどまっています。いわゆる先進国中では圧倒的に低い。なぜ日本では低いのか。自分ががんに罹る可能性が低いという楽観的な思い込みや、健診で発見された場合に対する恐怖感などさまざまあろうかと思いますが、いずれにしても意識の転換が求められます。

――ナッジ（望ましい行動をとれるよう人を後押しすること）が必要かもしれませんね。

池野　はい、あなたはがん検診を受けたことが無いからこそ、通常の人より罹患する確率が高い、というパーソナルに刺さる言い方を専門医療機関がすれば、それだけで受診率が幾分上がるかもしれません。その結果、早期発見と死亡率低下につながれば個人にとって何より効果的だと言えるでしょう。

これまでは、病気を予測したり早期発見する手法に乏しく、個人が自宅で病気をコントロールする手段がありませんでした。しかし現在、医療の進展とともに通信技術やデータ管理の高まりによって、以前まで困難だったことができるようになりました。つまり合理化です。しかも合理化だけではない、より病気予防や健康増進につながる可能性が高まるという、新たな価値が生じるようになりました。行政や医療機関などは、デジタルなどの技術が、患者にとって時間短縮や負担軽減などの合理化だけでなく、医療・健康面でのさらなる幸福追求につながることを、住民により深く理解してもらうべきです。

――まさに合理化は患者、もしくは成人病予備軍における生活様式や意識の持ちようを改める可能性を有しているようですね。

池野　通院の労が遠隔医療などで代替されることにより、それなら健診を受けよう、バイタルデータの記録が当人の負担にならずに収集して可視化されるなら、確かに数値の改善を目指して生活習慣を改めよう、という行動変容につながるかもしれません。頭の片隅では健康診断しなければ、と分かっていても重い腰を上げられなかった人が、デジタル技術の環境整備によりさまざまなプロセスで健診を受けるなど、自身の健康管理への意識を高めてくれることできたら、それは患者のため、個人のための技術であると言えるでしょう。健康増進によって仕事の能率が高まったら、まさしく高付加価値そのものです。

――総括すると、人間を忘れた技術先行の陥穽にはよくよく気を付けないといけませんね。

池野　かつて本田宗一郎は、「理念なき技術は凶器である」と喝破しました。まさにトロントの失敗事例に通じる理念です。現代では、技術に加えノウハウを足してもよいでしょう。デジタルは技術であるとともに、ノウハウとも表裏であり、その実践にあたって理念を忘れると、やはり人々の幸福追求につながりません。

と同時に本田翁はこうも名言を遺しています。「技術無き理念は空想である」と。技術は不可欠である、しかし順序を誤ってはならない、理念と技術は常に不可分ながら、理念を忘れて技術が先行してはならず、また理念だけで技術の追随がなければ目的の実現はおぼつきません。

ただ、その観点で現在のデジタル化推進を眺めると、本田翁が懸念したような「理念なき技術」の方向に、やや進みかけているかもしれません。トロントの事例にあるように、住民レベルで常に、実証されている内容が正しい軌道を描いているのか継続してウオッチする必要があります。技術がわれわれを幸福にするために使われているか、それは何よりわれわれ自身が認識することなのです。

第2章　座談会

デジタルを活用したまちづくりのために

～健康増進にDXを生かしていくには～

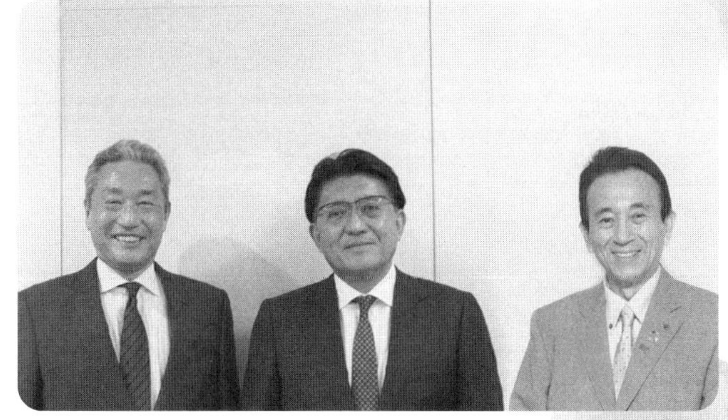

SAPジャパン株式会社
代表取締役会長

内田　士郎

衆議院議員
（初代デジタル大臣・自民党
デジタル社会推進本部長）

平井　卓也

浜松市長

鈴木　康友

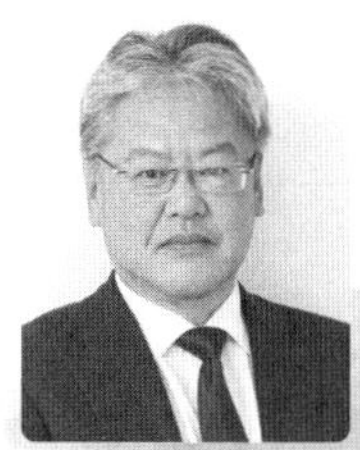

司会：スタンフォード大学循環器科主任研究員

池野　文昭

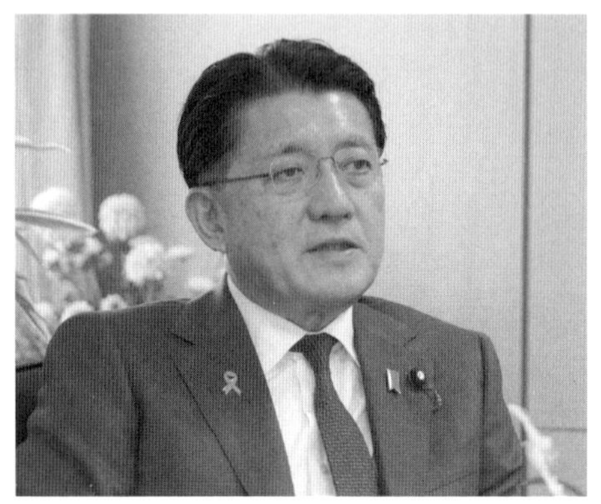

衆議院議員（初代デジタル大臣）
平井　卓也（ひらい　たくや）

1958年1月25日生まれ、香川県出身。上智大学外国語学部卒業後、1980年㈱電通入社、1987年西日本放送㈱代表取締役社長就任、2000年第42回衆議院選挙当選、以後当選8回。2005年内閣府大臣政務官、2007年国土交通副大臣、2018年IT担当大臣、内閣府特命担当大臣（科学技術・知的財産戦略・クールジャパン戦略・宇宙政策）2020年デジタル改革担当大臣、2021年初代デジタル大臣。現在、自民党デジタル社会推進本部長

池野　本書は、地方自治体の首長や、国会議員や中央省庁の職員の皆さんを読者として想定していますが、昨年から今年にかけて、特に地方自治体の首長の皆さんは、世界じゅうに猛威をふるった新型コロナウイルス感染の対応に、文字通り最前線でまい進されてきたと思います。おそらく、コロナ禍の中、地域住民の命や生活に直結する健康増進や医療に関する施策は、なくてはならない課題だと認識された首長さんも多いのではないでしょうか――。

そこで、今回は、僭越ながら全国の地方自治体の首長や議員の皆さんにとってヒントになるような視点を盛り込み、座談会を進めていきたいと考えました。本書では、座談会を、前半と後半の二つにテーマを分けて、前半の座談会は、『ヘルスケア・イノベーション2』のコンセプトでもあるデジタル、DX（デジタルトランスフォーメーション）を中心に「デジタルを活用したまちづくりのために～地域住民の健康増進にDXを生かしていくには」と題し、議論を展開したいと思います。ご登壇者には、初代デジタル大臣で衆議院議員・平井卓也氏、浜松市長・鈴木康友氏、民間からは、SAPジャパン代表取締役会長・内田士郎氏にお集まりいただきました。

さて、コロナによって、大きく前に進んだ技術がいわゆるデジタル化だということは、世界共通の認識になっています。現在、私が住んでいるアメリカは、もはやデジタルなしでは生活ができないような社会になりつつあると言っても過言ではありません。特に、「ヘルスケア・イノベーショ

デジタル社会形成基本法の概要

趣旨

デジタル社会の形成が、**我が国の国際競争力の強化及び国民の利便性の向上**に資するとともに、**急速な少子高齢化の進展への対応その他の我が国が直面する課題を解決する上で極めて重要**であることに鑑み、デジタル社会の形成に関する施策を迅速かつ重点的に推進し、もって**我が国経済の持続的かつ健全な発展**と**国民の幸福な生活の実現**に寄与するため、**デジタル社会の形成**に関し、**基本理念**及び**施策の策定に係る基本方針**、**国、地方公共団体及び事業者の責務**、**デジタル庁の設置**並びに**重点計画の作成**について定める。

概要

1．デジタル社会
「**デジタル社会**」を、インターネットその他の高度情報通信ネットワークを通じて自由かつ安全に多様な情報又は知識を世界的規模で入手し、共有し、又は発信するとともに、**先端的な技術をはじめとする情報通信技術を用いて電磁的記録として記録された多様かつ大量の情報を適正かつ効果的に活用**することにより、あらゆる分野における創造的かつ活力ある発展が可能となる社会と定義する。

2．基本理念
デジタル社会の形成に関し、**ゆとりと豊かさを実感できる国民生活**の実現、**国民が安全で安心して暮らせる社会**の実現、**利用の機会等の格差の是正**、**個人及び法人の権利利益の保護**等の基本理念を規定する。

3．国、地方公共団体及び事業者の責務
デジタル社会の形成に関し、**国、地方公共団体及び事業者の責務等**を規定する。

4．施策の策定に係る基本方針
デジタル社会の形成に関する施策の策定に当たっては、**多様な主体による情報の円滑な流通の確保**（データの標準化等）、**アクセシビリティの確保**、**人材の育成**、**生産性や国民生活の利便性の向上**、**国民による国及び地方公共団体が保有する情報の活用**、**公的基礎情報データベース（ベース・レジストリ）の整備**、**サイバーセキュリティの確保**、**個人情報の保護**等のために必要な措置が講じられるべき旨を規定する。

5．デジタル庁の設置等
別に法律で定めるところにより**内閣にデジタル庁を設置**し、政府が**デジタル社会の形成に関する重点計画**を作成する。

6．高度情報通信ネットワーク社会形成基本法の廃止等
高度情報通信ネットワーク社会形成基本法（IT基本法）を廃止するほか、関係法律の規定の整備を行う。

7．施行期日
令和３年９月１日

デジタル社会形成基本法の概要

（出典：デジタル庁）

ン」の主要テーマである健康増進や医療に対して、デジタルが及ぼしている影響は、計り知れないものがあります。

最初に、平井議員から伺いますが、2021年９月に「デジタル社会形成基本法」が施行されて、デジタル庁がスタートしたわけですが、デジタル庁設立から現在までの流れを改めてご説明いただけますか。

平井　2021年９月１日にデジタル庁がスタートしたわけですが、キャッチフレーズは、「Government as a Startup（スタートアップ企業のような組織）」だということをずっと言い続けてきました。その意味するところは、最終的には、「Government as a Service」を国民目線で提供するために、スタートアップのように、柔軟に果敢にチャレンジをしながら、悩みながら、考えながら前に進んでいける組織を目指すというものでした。特に、デジタルの世界は、周りの環境がどんどん変わる状況の中ですから、決断も柔軟にやっていく必要があるわけです。

ご指摘の「デジタル社会形成基本法」は非常に重要で、結局、これはデジタル庁のミッションでもあるんですけど、「誰一人取り残さない、人に

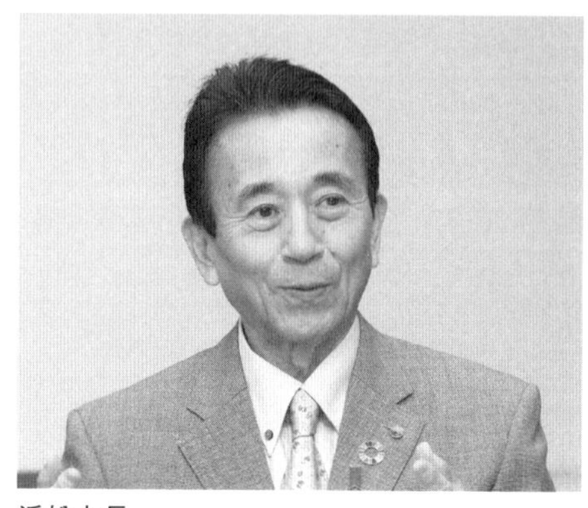

浜松市長
鈴木　康友（すずき　やすとも）

1957年生まれ、静岡県出身。慶應義塾大学法学部卒業後、85年㈶松下政経塾（第一期生卒業）、2000年衆議院議員初当選、03年２期目当選。
07年５月浜松市長当選（４期目）。

優しいデジタル化」という理念を大上段にうたって、法律の一丁目一番地にしている国は、世界を見渡してもそんなにあるわけではありません。逆に言えば、「誰一人取り残さない」というところにイノベーションが起きる可能性があると考えていますし、国民一人一人の多様な幸せを実現するデジタル社会をプロジェクトとして具現化できるかということが必ず求められてくると思います。特に、健康・医療の分野は、デジタル庁としても非常に重要な領域だと認識しており、準公共的な分野だと位置付けています。

池野　では、鈴木市長、浜松市では「デジタル・スマートシティ構想」を構築されていると聞いていますが、どのような内容になるのか、教えてください。また、本書のテーマでもある「ウエルネス（予防・健康）」の考え方は、同構想にどのように関わってくるのかについてもご説明いただけますか。

鈴木　地方自治体の立場からもデジタル化に向けての施策は、大変重要になってきていると考えていまして、本市では、2019年10月にデジタルを最大限活用して、市民サービスの向上やまちづくりを進めていくため、「デジタルファースト宣言」を行いました。同宣言を受けて、2020年４月に、「デジタル・スマートシティ推進事業本部」を市役所内に設置し、併せて官民連携の推進母体として「デジタル・スマートシティ官民連携プラットフォーム」を設立しました。2021年３月には、市民のQOL（生活の質）の向上と都市の最適化を目指す狙いで「デジタル・スマートシティ構想」を策定し、具体的な事業を推進しています。

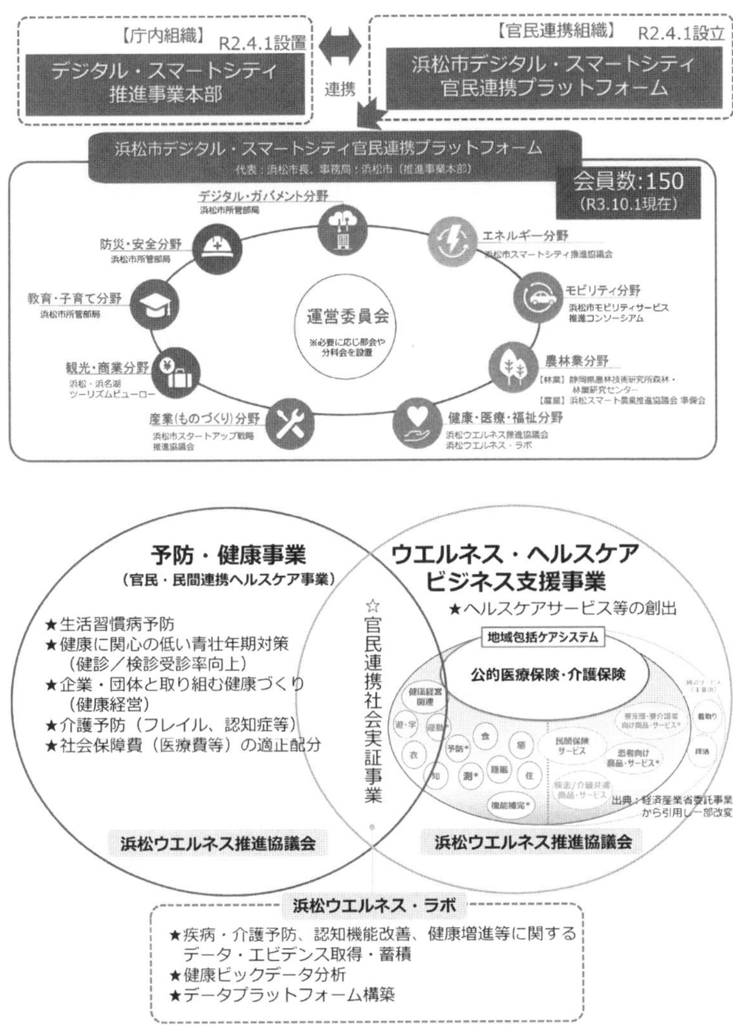

浜松市デジタル・スマートシティの推進体制（上）と浜松ウエルネスプロジェクト概要（下）

（出典：浜松市）

ウエルネスの取り組みについて本市は「デジタル・スマートシティ構想」の中に、「浜松ウエルネスプロジェクト」を包含しています。「浜松ウエルネスプロジェクト」は、市民の皆さんがいつまでも健康で幸せに暮らすことのできる持続可能な都市（予防・健幸都市）を実現するための官民

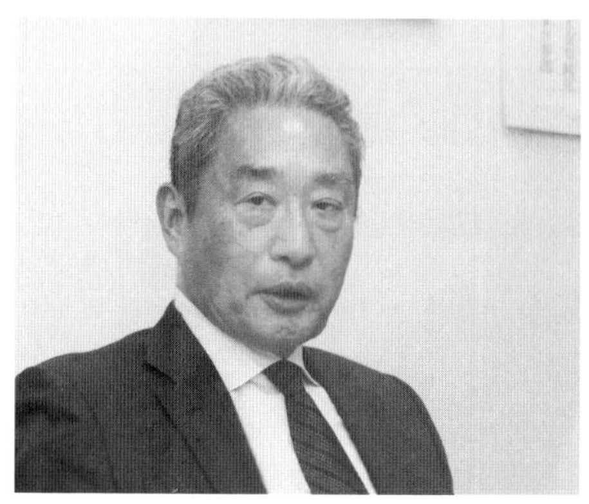

SAPジャパン株式会社代表取締役会長
内田　士郎（うちだ　しろう）

1955年生まれ、東京都出身。早稲田大学政治経済学部卒業後、80年ピートマウィックミッテェル会計事務所に入り、99年Pwcコンサルティング㈱取締役、2005年プライスウォーターハウスクーパーズコンサルタント代表取締役社長、06年プライスウォーターハウスクーパーズ代表取締役社長、08年取締役会長、15年１月より現職。

連携プロジェクトで行政や医療関係機関、大学、地域内外の民間企業などと共に2020年からスタートしています。この「浜松ウエルネスプロジェクト」がスタートした背景には、健康寿命の延伸という非常に大きなテーマがあるのです。

池野　詳しくご説明ください。

鈴木　本市は、厚生労働科学研究班が発表している「大都市別の健康寿命」で、2010年から男女とも３期連続トップになっています。とは言え、①生活習慣病の中でも特に糖尿病予備群が多い、②介護予防やフレイル予防などの高齢者の健康増進、③働き世代の方々の健康増進など、他都市と同様に健康増進に関するさまざまな課題を抱えています。「浜松ウエルネスプロジェクト」では、こうした課題を解決し、市民の皆さまの健康寿命をさらに延ばしていくために、官民でさまざまなヘルスケア事業を推進するとともに、地域企業の健康経営の推進、ヘルスケアサービスの創出に向けた実証実験（POC）などを実施しています。さらには、デジタル技術を駆使したヘルスケアサービスであるヘルステックに関するスタートアップ企業の支援なども推進しています。

池野　最後に、民間企業を代表して、SAP ジャパン株式会社の内田士郎代表取締役会長にもお話を伺いたいと思いますが、ヘルスケア分野における貴社のデジタル戦略について、説明いただけますか。

内田　当社は、もともと病院経営の基幹システムを提供していたのですが、昨今では、病気になる前の未病・ウエルネス領域や Patient Experience（患者経験価値）に至るまで、業務の幅を広げてきており、

自治体向けワクチン接種管理ソリューションにおけるExperience Management

- 市民の感情をデータ化することで必要な行政アクションに繋げて接種率の向上を図ることが可能になります。

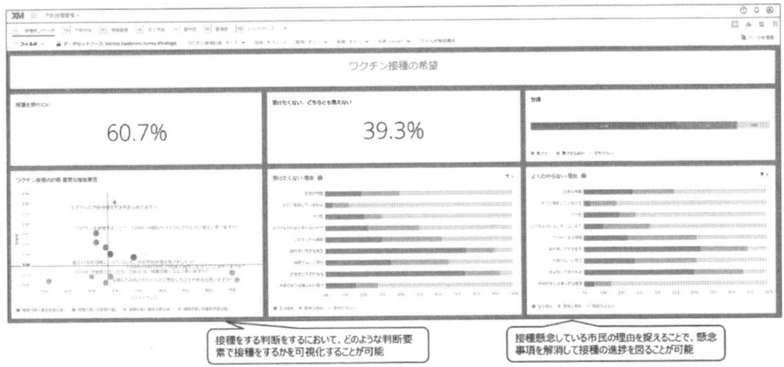

GAIA-XとSAP

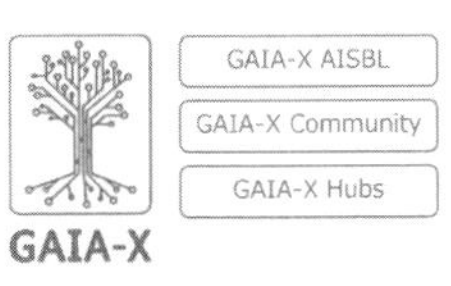

- 欧州域内外のデータサービスを統合しデータ流通基盤を創出
- 各国当局のみならずデータ流通基盤の主要プレーヤーである大企業・中小企業・スタートアップ・大学・研究機関・業界団体等、300超の組織、700人のメンバーが参画
- 創設メンバーはSAPをはじめSiemensやBMW、Atos、ドイツテレコム等、業界の垣根を超えた企業が参画し、参画企業は200社超
- 日本においても接続の実証実験が始まる

イノベーションのためのエコシステムの形成

データ主権と選択の自由

Sovereign Data Exchange

EU Policies & Code of Conduct

Sovereign Infrastructure

より幅広い層へのクラウドサービスの魅力増進

特定サービスへの依存の低減

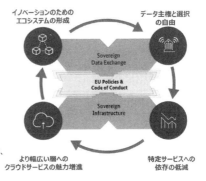

SAP ジャパンが提唱する自治体向け Experience Management の実例（上）と欧州のデータ流通基盤「GAIA-X」のイメージ図（下）

（出典：SAP ジャパン）

ヘルスケア領域は、非常に重視している領域です。最近では、生活習慣病の発生や悪化を防ぐために、ウエルネスデータの活用を通じてさまざまなソリューションを地方自治体の皆さまにご提供できるようになっています。例えば、個々人の活動量や健康診断データ、各種ヘルスケアに関わるオープンデータを組み合わせ、分析することで、新しい気付きや知見を経て日々の健康管理につなげることができるようになっています。

池野　地方自治体の具体的な導入事例などがあれば、挙げてください。

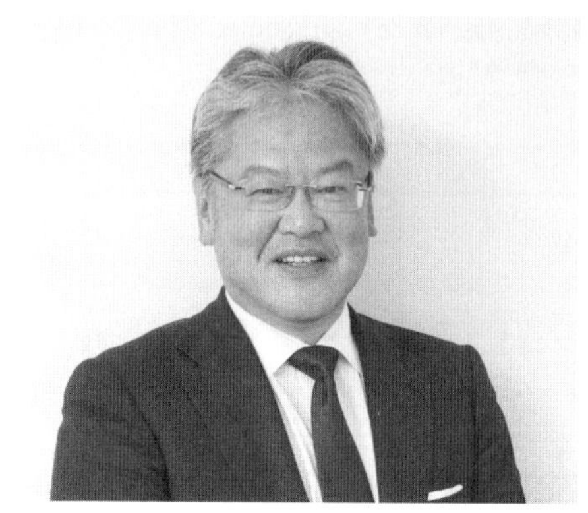

スタンフォード大学循環器科主任研究員
池野　文昭（いけの　ふみあき）

1967年生まれ、静岡県浜松市出身。自治医科大学卒業後、1992年医師国家試験合格。同年、静岡県に入庁し、県立総合病院、焼津市立病院、国民健康保険佐久間病院、山香診療所などで勤務、地域医療に携わる。2001年渡米、スタンフォード大学循環器科で研究を開始し、200社を超える米国医療機器ベンチャーの研究開発、医療試験などに関与する。日米の医療事情にも精通し、さまざまな医療プロジェクトにも参画している。

内田　具体的には、沖縄県沖縄市（桑江朝千夫市長）で新型コロナワクチン接種への不安解消のツールとして活用いただいたり、住民サービスの向上ツールとして、千葉県我孫子市（星野順一郎市長）などで導入いただいています。

池野　貴社は、1972年にドイツで創業されたビジネス・ソフト系の企業ですが、ドイツをはじめ欧州のヘルスケア分野におけるDXの状況はどのようになっていますか。

内田　ドイツでは、「Data Box」というクラウドデータシステムに、個人の医療データを患者合意のもと、全てのデータを入れて分析をして、医療機関向けに伝達できる仕組みが既に構築されています。

また、欧州では、データ流通基盤「GAIA-X（ガイア-エックス）」の構築が進められています。このプロジェクトには、当社も参加していますが、データは個人のものという前提で、GDPR（General Data Protection Regulation：一般データ保護規則）を担保しながら、データ流通を促進していくことが重要だという考え方が浸透してきていますね。

「誰一人取り残すことのない社会」を実現するための分野横断的な基盤として、国がナショナルデータベースを整備

池野　2021年6月に閣議決定された「デジタル社会の実現に向けた重点計画」において、データヘルス改革の基本的な考え方が示されていますが、先ほど、平井議員から「健康・医療の分野は、デジタル庁としても非常に

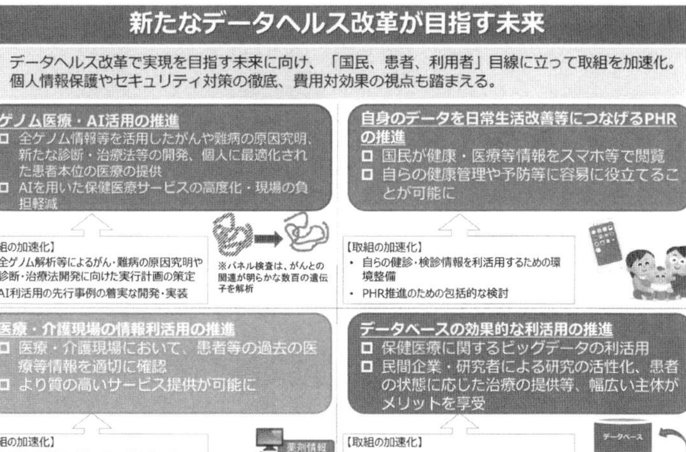
新たなデータヘルス改革が目指す未来
● データヘルス改革で実現を目指す未来に向け、「国民、患者、利用者」目線に立って取組を加速化。
● 個人情報保護やセキュリティ対策の徹底、費用対効果の視点も踏まえる。
ゲノム医療・AI活用の推進
□ 全ゲノム情報等を活用したがんや難病の原因究明、新たな診断・治療法等の開発、個人に最適化された患者本位の医療の提供
□ AIを用いた保健医療サービスの高度化・現場の負担軽減
【取組の加速化】
・ 全ゲノム解析等によるがん・難病の原因究明や診断・治療法開発に向けた実行計画の策定
・ AI利活用の先行事例の着実な開発・実装
※パネル検査は、がんとの関連が明らかな数百の遺伝子を解析
自身のデータを日常生活改善等につなげるPHRの推進
□ 国民が健康・医療等情報をスマホ等で閲覧
□ 自らの健康管理や予防等に容易に役立てることが可能に
【取組の加速化】
・ 自らの健診・検診情報を利活用するための環境整備
・ PHR推進のための包括的な検討
医療・介護現場の情報利活用の推進
□ 医療・介護現場において、患者等の過去の医療等情報を適切に確認
□ より質の高いサービス提供が可能に
【取組の加速化】
・ 保健医療情報を全国の医療機関等で確認できる仕組みの推進と、運用主体や費用負担の在り方等について検討
・ 電子カルテの標準化推進と標準規格の基本的な在り方の検討
薬剤情報
健診情報
診療情報
データベースの効果的な利活用の推進
□ 保健医療に関するビッグデータの利活用
□ 民間企業・研究者による研究の活性化、患者の状態に応じた治療の提供等、幅広い主体がメリットを享受
【取組の加速化】
・ NDB・介護DB・DPCデータベースの連結精度向上と、連結解析対象データベースの拡充
・ 個人単位化される被保険者番号を活用した医療等分野の情報連結の仕組みの検討
データベース

（出典：厚生労働省）

重要な領域だ」との発言がありました。もう少し詳しくご説明ください。

平井　データヘルス改革に関しては、国民の健康寿命の延伸を第一の目標にしようという基本原則があり、国民が、かかりつけ医や身近な専門職の助言をもとに、健康増進や治療の選択、ケアの参加に主体的に関わることができるようにしていくと明記されています。

今後、医療・福祉の現場では、質の高い価値のある情報がデータ化され、集積・分析・活用されることで、医療・福祉資源の効率的な活用とサービスの向上に取り組めるようになり、さらに、コロナ禍の中、国民の生命、安全を確保するために、公衆衛生や保健・医療体制の確保に必要な情報が活用されることを目指すというのが当面の目標になります。

池野　政府は、「誰一人取り残すことのない社会」を実現するための分野横断的な基盤として、マイナンバーカード、マイナポータル、ガバメントクラウドなどを整備するとしていますが、データヘルスもこの基盤上に実装されていくという理解でよいですか。

平井　その通りです。健康・医療分野のデジタル化、データヘルス改革

は、デジタルによって実装が実現可能になったデータの集約と分析と評価、そして現場への関連、これはPDCAですね。地域間、制度間の連携、業務システムの集約化とコストの効率化、患者の個人情報保護と公益への活用などを一体的に進めていくということがポイントになります。

この流れを受け、2021年10月からマイナンバーカードと健康保険証の一体化が、スタートしました。患者と医師、薬剤師で共有できる仕組みがようやく整備されたわけです。患者が自らの健康医療情報を確認して、医師や第三者への提供に同意する際もマイナンバーカードが利用できるようになりました。

また、マイナポータルは、患者自らが特定健診情報や薬剤情報、医療費などの情報が手元ですぐに見ることができる、誰一人取り残さない社会実現に有効なツールの一つだと考えています。レセプトのデータも全て見られるようになるし、e-Taxとの連携もできるので、領収証を集めておく必要がもうなくなりましたね。今後も、迅速、柔軟、セキュア、コスト効率の高いシステムを構築可能にして、柔軟性を持って国民に利便性の高いサービスを提供し、とにかく国民に分かりやすいインターフェースに改善し続けていくことが重要です。特に、この分野は、例えば健康寿命の延伸に使うとかAPI（Application Programming Interface）によってさまざまな連携もできる可能性が広がる領域なのです。まさしく、民間企業の皆さんに一番参入してほしいところだと申し上げてもよいでしょう。

池野　まさにマイナンバーカード、マイナポータル、マイナンバー制度は、国が主導してやらないと実現できなかったことなので、素晴らしいです。そこから上がってくるデータを、ナショナルデータベースやガバメンタルクラウドという、いわゆる国が管理しているという点が、国民の信頼が得られる点ではないかと思います。ただし、そのデータをどう国民の健康、また医療・介護の向上のために活用するかというところは、民間の知恵というか、民間の努力が必要だと思いますし、それによって新たな産業が間違いなく育つと見ています。

PHRは、地方自治体にとっても必須のツールになる

池野　次に、PHR（パーソナル・ヘルス・レコード）についても議論していきたいと思います。PHRののPをPublic（パブリック）に変えると、「Public Health Record」（パブリック・ヘルス・レコード）となるわけですけれども、地方都市の目線で言えば、その都市における医療の適正化、例えば「○○地域は糖尿病が多い」とか、「△△の区は肥満が少ない」など個々のデータを集めることによって分析可能で、それに対して各都道府県や基礎自治体が政策を打ち込むこともできるわけですね。

それともう一つ、パーソナルという意味では、個々の健康管理なので人それぞれ違いますし、かかりつけ医とか薬剤師、あと保健師、介護従事者などの皆さんが、患者に適切にアプローチできる仕組みを創ることで、日本全体が健康寿命を伸ばすというゴール、世界一を狙うことも十分実現できると思います。鈴木市長、浜松市は健康長寿日本一の都市でもありますが、PHRやマイナンバーカードに対し、どのような施策を打っていくお考えでしょうか。

鈴木　PHRは、今後の予防や医療の進展のためには必要不可欠なものだと思いますし、「浜松ウエルネスプロジェクト」においても、PHRは非常に有効なデータになると見ています。今後、われわれ地方自治体にとっても必須のツールになると思っています。

マイナンバーカードについては、PHRなどのデータを活用していく基盤となる重要なツールと言えますので、できる限り多くの国民が持てるようにしていくべきでしょう。

先ほど、平井議員からマイナンバーカードが健康保険証として2021年10月から利用可能になったとのお話がありました。これについては、皆さん一定の利便性を感じてはいるものの、やはりセキュリティーに不安を感じている方が多数いらっしゃると思います。こうしたセキュリティーへの理解を深めていくため、国には一層の情報発信をお願いしたいと思います。また、健康保険証の機能に加え、いずれ運転免許証などの機能も付加され

ると聞いています。国には、マイナンバーカードを普及していくために、こうした利活用の分野を増やし続けていただきたいと思います。

平井　セキュリティーについて申し上げると、今回のオンライン資格確認の仕組みに関して、カードの中のICチップには医療情報は一切入れないので、医療現場の資格確認でも実はマイナンバーは使わないことになっています。つまり、患者は、顔認証付きのカードリーダーによって、ワンタッチで医師、薬剤師への薬剤情報などの提供に同意する仕組みです。従って、窓口の職員は、マイナンバーカードも扱いません。

実は、このあたりの事情が非常に誤解されていて、政府や一部の機関による個人情報の一元管理に関する懸念を持たれている方もおられると聞いいています。ただ、私から言わせていただくと、ある意味、一元管理されていない最も象徴的な国が日本だとも言えるわけです。つまり、完全な分散管理のまま情報連携されているのが実態でして、ICチップのカギが毎回情報を呼び出す仕組みになっているということを政府ももっと説明すべきでしょう。正直、ここまで分散管理を徹底している国は日本以外にありません。効率性のことから言うと、いかがなものかという点もあるにはあるのですが（笑）、それだけ分散管理が徹底されているという点はご理解いただきたいと思います。

池野　なるほど。

平井　そもそも情報が基本的にカードの中には入っていませんからね。ですから、例えば、クレジットカードなどを落とすよりはずっと安全ですし、この点についてもできるだけ、分かりやすく繰り返し説明していくかがポイントになるでしょうね。

池野　では、鈴木市長、浜松市では、独自にマイナンバー普及のための施策を実施されているようですが…。

鈴木　本市でもマイナンバーカードを普及させようということで、「マイナンバーファースト活動」として、本人確認が必要な手続きは、まずマイナンバーカードを最優先することを庁内では徹底しています。また、官民で構成されている「マイナンバーカード利活用促進部会」でも、同様の協

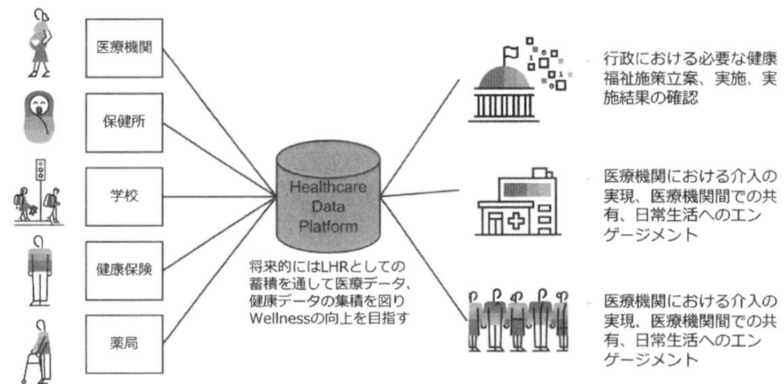

SAP が想定する PHR のイメージ

（出典：SAP ジャパン）

力をお願いしています。また、インセンティブも大事になってくるので、2022年１月から、マイナンバーカードと連動したキャッシュレス決済のポイントバックキャンペーンを実施しています。

平井　マイナンバーカードの交付状況は、5003万枚で、39.5パーセント（2021年11月16日現在）です。今、政府与党でもインセンティブの検討をしていますが、これは、必ず実行されるはずで、さらにマイナンバーカードを取得する人はさらに増えるでしょう。

池野　内田会長、先ほど平井議員からもお話があったように、今後、PHR やデータ基盤を健康寿命延伸などの利活用に進めていくにあたって、民間の役割に大きく期待しているとのお話がありましたが、貴社のお考えをお聞かせください。

内田　PHR などのデータをプラットフォーム化していく流れは、健康先進国日本を一層推進していく上でも、非常に重要だと考えています。ですから、そこは「民」がやるのではなくて、①ナショナルデータベースとして国が持つ②セキュリティーをきちんと担保すること――がまず大事だと思っています。

日本の場合、PHR を構成する要素に、生まれてから亡くなる一生の間に、さまざまな健康情報があります。例えば、母子健康診断、乳幼児の健診、児童健診、健康診断など、人生のステージでさまざまなデータがあるわけですが、現時点では、残念ながら分断されてしまっています。それを一人の人間を通して、つなげていくことで、非常に高度な健康追求のためのアプローチができるでしょうし、この情報を利活用してこそ、ウエルネス先進国として日本が世界をリードできると言えるのではないでしょうか。従って、PHRは、マイナンバーと連携して、国共通のプラットフォームであることが理想だと言えますので、デジタル庁が果たすべき役割は、極めて重要です。

ただ、一方で、全国民共通のプラットフォームを構築するには、やはり一定の時間がかかるわけですから、各地域に根差したデジタル化も重要だと言えるでしょう。当社は、浜松市に対し、ヘルスケア・データ・プラットフォームの提供を行い、同プラットフォームを通してさまざまなご支援をさせていただく中で、全国に対しては、浜松市でのデジタル化の実装をショーケースにしたいと考えています。

池野　浜松市のデジタル化について、貴社の考えをもう少し詳しくお話いただけますか。

内田　データを利活用することで、さまざまなプラスの効果が出てくると思うんです。浜松市で問題意識を持たれている、健康寿命のさらなる延伸についても、データを集めることによって、具体的な方法論の提供が可能になっていくでしょう。

もちろん、ヘルスケア・データは、市民の皆さん個々人のものです。そこを踏まえた上で、国がセキュアなナショナルプラットフォームに格納されたデータと、市民の皆さんの同意を得た上で取得されたデータをきちんと整理して利活用していくことが、データを分析していく上で、より次元の高いヘルスケアサービスの実現が可能になると考えています。

DXによって、どのように新たな価値、付加価値を生めるか

池野　次に、地方自治体の目線で、デジタルを使った新型コロナ感染症対策について議論を進めていきましょう。私は、アメリカから日本を見てい

て、例えば、今回の新型コロナウイルスワクチン接種に関して言うと、日本は、最初、出だしは遅かったですね。例えば「ワクチンは怖いから打たないほうがいい」などのデマも飛び交ったと思います。しかし、ふたを開けてみると、2021年11月でワクチン接種率は、日本がアメリカより高い状況です。

さらにその実態と比例して、死者ゼロの日も発表されるようになってきました。先進国で、こうした状況はほとんどないと思うんです。昨日時点で、アメリカでは、まだ1000人以上の患者さんが亡くなっていまして、それを考えると、やはり日本人というのは、しっかりと効果があって、自分たちのためになる、そして、安全であるという事実をきちんとと示せば、しっかり真摯に受け止めて実行する、ある意味素晴らしい国民性だと実感したわけです。冒頭に申し上げた通り、ここに至るまでの全国地方自治体の首長はじめ現場の皆さんや医療関係者の皆さんのご苦労は筆舌に尽くしがたいものもあったかと思いますし、今後もまだまだ予断は許しませんが、一方で、ある種のノウハウ、成功体験が蓄積されつつあることも事実で、これをデジタルによってさらに広げていく視点や、水際や医療現場での新しい経験をできるだけ迅速に共有していく必要があるのではないかと考えています。では、鈴木市長、貴市で実施されている実例などあれば、ぜひご紹介いただきたいのですが…。

鈴木　私は、ウィズコロナの時代は、デュアルモード社会になると提唱しています。「デュアルモード」では、いわゆる人々の命や健康を守る安全モードと経済を回していく経済モードを巧みに操っていく、こういう視点が行政に対しては求められています。最近は感染が収まっている状況なので、経済を動かしていく必要があるということは言うまでもありません。

私は、コロナ禍におけるいろいろな経済対策で最も重要なのは、スピードと波及効果と思っていまして、そのためには、デジタルを活用した対策が非常に有効だと考えています。

そこで、本市は、2020年７月に全国に先駆けてPayPayと連携した大型ポイントバックキャンペーンを実施しました。これは2020年の５月に緊急事態宣言が解除された際、とにかく地域経済を回さないといけない状況でした。特に小売業や飲食店などの売り上げが大きく落ち込んでいましたので、そのためには、時間をかけ地域商品券などを新たに作るのではなく、素早く対応するため、キャッシュレスを行っている企業と連携して、ポイントバックキャンペーンを独自にやろうと考えたわけです。そこで、PayPayと1カ月ぐらいで練り上げまして、2020年7月にポイントバックキャンペーンを実施しました。2億5000万円の予算に対し、約20億円の経済効果がありました。

第2弾は、2021年11月に10億円の予算で実施しました。前回を踏まえた単純計算でいきますと、約80億円の経済効果を見込んでいます。

さらに、本市のユニークな施策に、1億円キャッシュバックキャンペーンがあります。これは私が考えたアイデアですけれども、私どもが認証した「はままつ安全・安心な飲食店」という認証店で飲食をし、アプリ上で毎日キャンペーンに応募してもらいますと、1日200組に飲食代を上限5万円までキャッシュバックするという仕組みです。当初は、いろいろとご批判もありましたが、実施してみたら飲食店だけではなく、酒屋や食材納入業者などの売り上げアップにつながるなど、大変喜んでいただけたわけです。これも非常に波及効果が大きく、これまで2回実施し、1回の予算は5000万円程度でしたが、売り上げは約15億円に上りました。そこで、2021年12月から1日400組に拡大した第3弾を実施しています。

平井　これはもう素晴らしいアイデアですね。全国でやっているの、浜松だけでしょう。

鈴木　今、全国の自治体がPayPayとのポイントバックキャンペーンを始めましたけれども、皮切りは本市でした。

平井　今、PayPayも、ものすごくみんな使っていますよね。

池野　確かに、鈴木市長のお話の通り、ウィズコロナの時代は、やはりスピード感と経済波及効果の高い施策が問われてきますよね。まさにこのデジタルというのはやっぱり非常に有効なツールになりますし、浜松のようにやっているところとやっていないところの差も明確に出てきますよね。

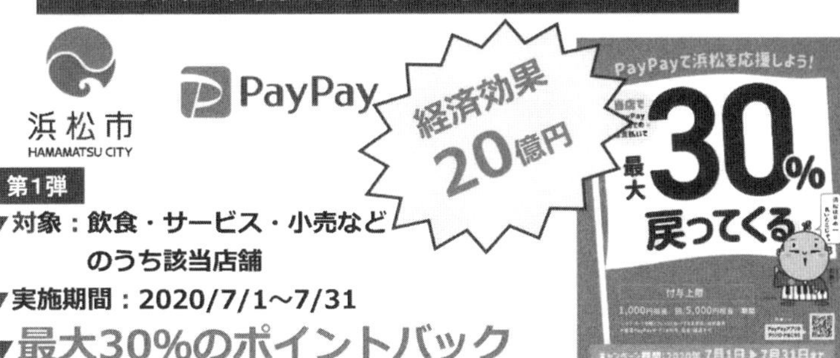
大型の経済対策で地域経済を全力でサポート
浜松市
HAMAMATSU CITY
PayPay
経済効果
20億円
PayPayで浜松を応援しよう!
最大30%
戻ってくる
キャンペーン期間：2020年 7月1日▶7月31日まで
第1弾
▼対象：飲食・サービス・小売など
のうち該当店舗
▼実施期間：2020/7/1〜7/31
▼最大30%のポイントバック

（付与上限：1,000円相当/回、5,000円相当期間）

▼予算：5億円

▼実績：利用者…約41万人、参加店舗数…約4,500店

浜松市が実施した新型コロナウイルス感染症の経済対策の一部

PayPay と連携した大型ポイントバックキャンペーン（第１弾）。2021年11月に第２弾を実施した。

（出典：浜松市）

内田会長、民間の立場から貴社が進められている感染症対策の実例などを挙げていただけますか。

内田　当社も、あるいはドイツのSAP も新型コロナウイルス感染対策に関しては、各国の状況に応じて、緊急対応みたいな形で結構いろいろな支援を行ってきました。

例えば、インドで酸素ボンベが足りなくなって、状況を追跡できるような仕組みを作りたいという依頼があったので、それについては、ナレンドラ・モディ首相と話をして、６週間で対応を決めてサプライチェーンを構築しました。われわれ「ワクチン・コラボレーション・ハブ」というモジュールを組んでいますが、先述の通り、日本の場合は、この仕組みを沖縄市で採用いただき、接種予約管理から接種後のエクスペリエンス管理までを実施することを導入していただいています。

今後、さらに重要になのは、アフターコロナを見据えて、ヨーロッパでは、経済活性化のために域内移動を可能にする「グリーンパスポート」という認証プラットフォームを構築するということで、われわれがEU 各国内の認証プラットフォームの構築を支援しています。日本も、今後、人流が増えてくるときに、例えばこういう仕組みに日本も参加していただければ、欧州を自由に動けるようになっていったり、いずれは欧州からの人流も受け入れていただけるのかな、と。われわれはこうした面で積極的に日本にご協力したいと考えています。

池野　先ほど、マイナンバーカードの議論の時に、国としてセキュリティが担保されたナショナルデータベース構築を強調されておられましたね。

内田　はい。やはり、セキュリティーが担保されたナショナルデータベースを早急に立ち上げて、それを基軸に、コロナ対策だけでもいろいろなサービス、例えばワクチンの接種証明であるとか、ヘルスレコードであるとか、給付サービスなどもさまざまな形で出てくるのではないかと見ています。そこで、例えば、われわれが支援の仕組みとか、IT で実現できることをお手伝いしていくということ、国にもご提案できるのかなと考えています。

池野　まさにコロナの前は、デジタルは「あったらいいよね」とナイス・トゥ・ハブの領域が、コロナによって「ないと生きていけませんよね」というマスト・ハブに変わったと思うのですが、先ほど鈴木市長や内田会長からの説明を聞いて、コロナというパンデミック、世界を巻き込んだ逆境に対して、デジタル技術を用いて、その苦難を乗り越えていくようなたくましさがありますよね。これが DX の意味するところで、デジタル化することによって、業務を効率化するというのは当然なんですけれども、それだけではだめで、それによって新たな価値、付加価値を生めるというところが DX の肝になるというところでしょうか。

そういう意味では、新たな価値を生むために、今までできなかったことが、デジタルが普及するようになってできるようになった、と。それが健康かもしれないし、病気の的確な診断・治療、医療の再配分、介護の効率化などかもしれませんが、そのような付加価値を生めるようにすることが、まさに DX による「ヘルスケア・イノベーション」だと思います。

平井　同感です。厚労省から引き継いだ、例えば「COCOA（新型コロナ

EUのCOVID-19デジタル証明書ゲートウェイのソリューションデザイン

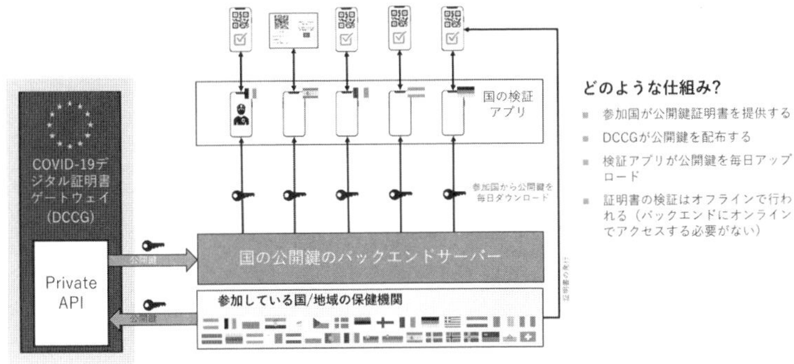

コロナ禍においてSAPが取り組んでいる実例

（出典：SAPジャパン）

ウイルス接触確認アプリ）」や、VRS（ワクチン接種記録システム）からワクチンパスポートを振り出す仕組みなど、幾つかのコロナ対策を進めてきたわけですが、国民が熱狂的に支持するものは、まだ一つもないというのが現状でしょう。従って、分かりやすいサービスを提供できるように、民間の皆さんに協力をお願いしたいと思っています。

実際、今までは、国は垂直統合の結合のシステム開発しかやってきていないので、コンポーネント化されていないですよね。ですから新しいサービスを提供することに関して、すごく時間と費用がかかって、結局、断念していたケースが多いと思いますが、クラウドベースにして、全てコンポーネント化をしていくという方針で、この5年をかけて、国も地方も動き出したので、これからは新しいサービスを提供するまでのハードルは下がると思います。そこが、たぶん、日本の、これからかゆいところに手が届くようなサービスを提供する民間企業がどんどん出てくる可能性があると思っていて、地方自治体もいろいろなアプリをガバメントクラウド上で開発するというのと、今までのシステムをつくるという話とはちょっと違うと思います。ですから、そこらあたりに大きな期待をしています。いかに国民に支持されるサービスを提供していくかという、まさにこれからはアイデアをデジタルによって形にしていくことが仕事になり、結果として新たな価値を生んでいけるということをどんどん実装してもらいたいですね。

住民目線で、いつまでも健康でその地域に住むことに幸せを感じられる考えをデジタルによって実装する

池野　では、今後のまちづくりにおいて、DXをどう活用していくかという視点で議論を掘り下げてみたいと思います。まず、鈴木市長はどのようにお考えでしょうか。

鈴木　改めて、私の問題意識をお話ししますと、急速な人口減少あるいは高齢化などによって、地域コミュニティが崩壊しつつあります。これを行政としてどう支えていくのかということが求められています。また、サステナブルな地域コミュニティをどうやって再編していのかと。当然ながら、行政が税金を使っていろいろなサービスを提供していくには限界があり、住民同士が支え合うという共助型の社会を作っていかなければならないと考えています。こうした課題を解決していくためには先端技術の活用と規制緩和がポイントになります。

例えば中山間地域など、公共交通が無くなっているところは、住民同士で移動を支え合う仕組みを構築せざるを得ないわけです。こうした取り組みについて、スマートフォンで簡単に申し込んだり、キャッシュレスで決済するという仕組みを作れば、中山間地域だけではなく公共交通空白地域などの課題解決にも役立つと思います。しかし、現実的には、こうしたことを行おうとするとさまざまな規制の網があります。

先日、私どもは、新型コロナウイルスの感染拡大で困っている飲食店のために「フーデリックス」という地域密着型のデリバリープラットフォームを官民連携で創設しました。もちろん「フーデリックス」は、デリバリーやテイクアウトのサービスでありますが、実は、高齢者の買い物支援にも使えるということが分かってきました。すると誰が担い手として支えていくのかという問題が出てくるわけですが、市内の子育て支援ネットワークのNPOの皆さんが、「私たちがお手伝いします」と言ってくれました。

買い物に行くついでに、同時にお年寄りの買い物も代行すれば高齢者も大変助かるわけです。

そういった共助をつなぐ「フーデリックス」ですが、貨物自動車運送事業法があり自由に荷物を運べないという規制があります。そこで、今回のテーマであるデジタルや先端技術を組み合わせて、現実の社会課題を解決できないか、ということを常日頃から考えています。

私は、規制緩和により、いろいろな地方が困っている社会課題を解決して、共助型のコミュニティが作れるということを痛感しています。ぜひ、こうした地域コミュニティづくりを浜松では実装していきたいと思っています。

浜松で成功すれば、全国に横展開していけばよいので、スーパーシティの枠組みなど活用して、市民のQOL向上のために、デジタル技術を実装していきたいと強く思っています。

平井　今、鈴木市長がおっしゃった話は、まさに岸田ビジョンの「デジタル田園都市国家構想」そのものですね。1980年に、大平正芳元総理が提唱された「田園都市構想」のポイントは、「やはり地域のつながりが大事」「コミュニティがサステナブルでなきゃだめだよ」という発想で、それぞれの地域の置かれている自然環境や、文化を大切にしながらサステナビリティを求めようというのが、もともとの「田園都市国家構想」のコンセプトだったわけです。当時は情報格差という課題に対し解決策がほとんどなかったのですが、今だとデジタルという方法論があります。つまり、当時の「田園都市構想」をデジタルを使って、実現していくというのが、「デジタル田園都市国家構想」になり、これが、岸田ビジョンの中で動いていて。実際にこれを実行するために必要なのが、行政改革と規制改革とデジタル改革、デジタル臨調などが同時にスタートするんですよ。当然、この中にスーパーシティも入ってくるでしょう。鈴木市長が言われていたことを、まさに、今、政府はやろうとしていますので、ぜひその先端を走っていただきたいと思いますね。

鈴木　われわれも国のご指導のもとに実践していきたいと思いますので、

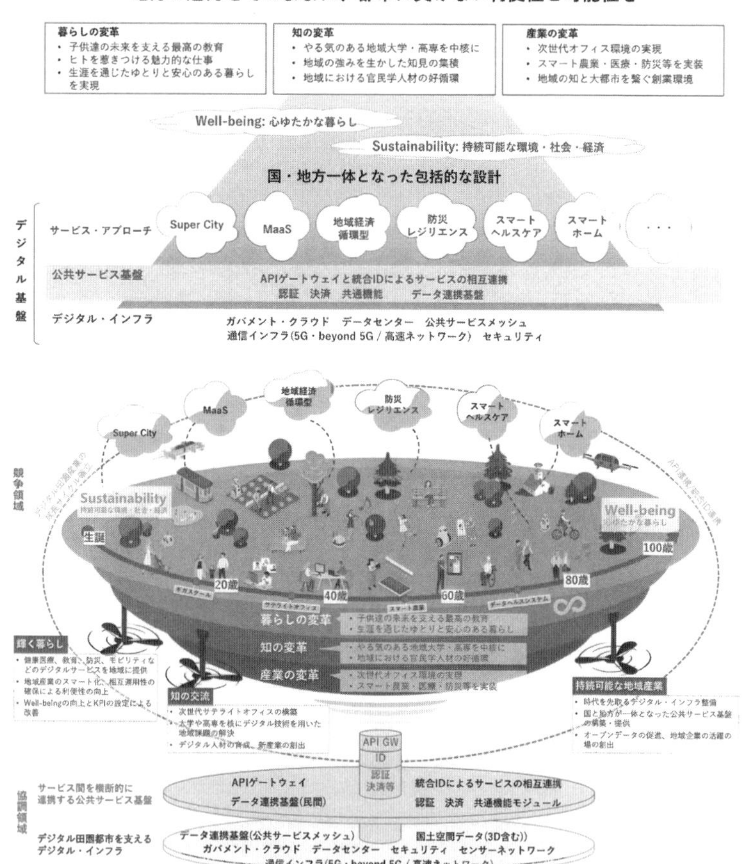

デジタル田園都市構想のイメージ

（出典：デジタル庁）

ぜひよろしくお願いいたします。

内田　いわゆる「田園都市構想」というかつてのビジョンが、デジタル技術によって、新しい業務プロセスに生まれ変わるんですよね。鈴木市長がおっしゃったようなアイデアが具現化できるような世の中になってきていますので、ぜひわれわれも、こうした前向きな議論に対しては全力でご支援させていただきたいと思いますね。

平井　結局、スマートシティ、スーパーシティという話も、首長さんは反応するんだけれども、一般の国民の心にはまだ響いていませんよね。それは、結局、リアルな住民のサービスとか、生活と乖離したところで語られているからだと思います。

つまり、デジタルを使ったまちづくりのポイントは、地域住民の QOL が高まり、住民目線においては、いつまでも健康でその地域に住むことに幸せを感じられる、選択肢が多く、高齢化もあまり苦にならないというような社会が、デジタルが実装されることによって知らないうちに実現されていくということだと思います。そういう意味では、高齢化とか、人口減少におびえずに、前向きに「ヘルスケア」分野に、行政もアカデミアも、そして民間も、何より地域住民の皆さん自身の幸福追求のためにチャレンジしていく社会にしていきたいですね。

池野　皆さん、どうもありがとうございました。引き続き、265ページからの座談会もぜひご覧ください。

第3章

霞が関の取り組み

総務省

ICT環境整備を通して医療・介護・健康分野のネットワーク化を推進

わが国では少子高齢化が世界に先駆けて進行しており、これに伴って社会保障費が増大する一方で、地域における医療資源の偏在や格差が顕著になっています。生活習慣病や認知症などの疾患の急増に加えて、新型コロナウイルス感染症の拡大といった足下の課題もあります。

その中で、持続可能な医療の提供体制の確保に向けて、デジタルを活用した遠隔医療の推進をはじめとするICTの利活用、そして、個人の健康等情報を活用することによる健康増進への取り組みがますます重要となります。このような観点から、総務省でも医療・健康分野でのデジタル化に関する取り組みを積極的に進めています。

遠隔医療の実証事業

ICT利活用による医療・介護・健康分野のネットワーク化の核となるのが、遠隔医療です。遠隔医療は、大きく分けてDtoP（Doctor to Patient）と呼ばれる医師と患者の間のオンライン診療と、DtoD（Doctor to Doctor）と呼ばれる医師と医師の間の遠隔医療の2種類があります。

このうち、まずDtoPについては、2018（平成30）年4月に厚生労働省で「オンライン診療の適切な実施に関する指針」が策定され、これに基づいて地域におけるオンライン診療の利用が始まりました。その後、新型コロナウイルス感染症の感染拡大に伴う対策の一環としての時限的・特例的な措置として、初診からのオンライン診療が活用されています。総務省においては2018年度と2019年度に「オンライン診療の普及促進に向けたモデル構築に係る調査研究」事業を実施し、安全かつ効果的なオンライン診療実施モデルの構築のための実証を通じ、その成果を「遠隔医療モデル参考書―オンライン診療版―」に取りまとめ、2020年５月に公表しました。

また、DtoDの取り組みについては、令和元年度に「医師対医師の遠隔医療の普及促進に関する調査研究」を実施し、また、令和２年度に「遠隔病理診断の普及と効率化に係る調査研究」および医療分野における「地域課題解決型ローカル５G等の実現に向けた開発実証」を実施してきました。これら調査研究や実証事業を通じ、2020年度に「５G等の医療分野におけるユースケース（案）」をとりまとめ、その初版を公表し、2021年６月に改訂版を公表しています。医師対医師の遠隔医療については、新型コロナウイルス感染症の感染拡大に伴っていろいろなところで取り組みが進んでいると理解しており、2021年度においても、どのような取り組みが行われているのかという実態についての調査を進めています。

さらに、過去に実施した（前述した）実証事業の結果などを踏まえて「遠隔医療モデル参考書― DtoD版―」を2021年度の事業として策定中です。2020年５月に公表した前記のものがDtoP版で、今回のものがDtoD版になります。これによって国内の各地域への遠隔医療モデルの展開を進めていこうと計画しています。

総務省情報流通行政局
デジタル企業行動室室長
藤井　信英（ふじい　のぶひで）
1977年生まれ、岐阜県出身。東京大学経済学部卒業。2000年郵政省入省、2017年内閣府政策統括官（沖縄政策担当）付企画担当参事官室企画官、2019年総務省情報流通行政局情報通信政策課情報通信経済室長、2021年７月より総務省情報流通行政局情報流通振興課デジタル企業行動室長（現職）。

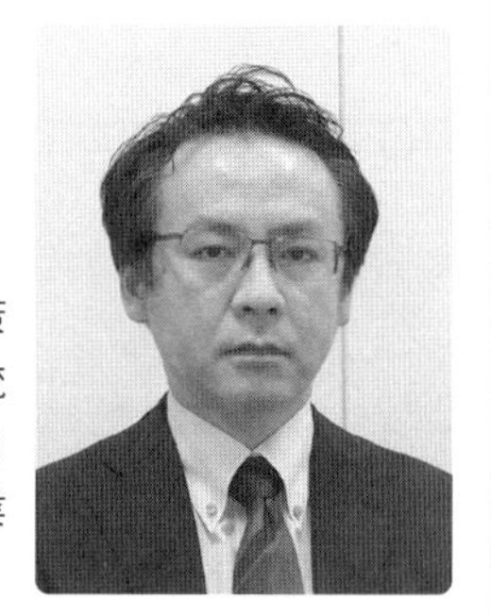

PHRサービスの普及展開

スマートフォンなどのモバイルやクラウドの普及によって、個人の医療・介護・健康データであるPHR（パーソナル・ヘルス・レコード）を本人の同意のもとでさまざまなサービスに活用しようという動きが活発になっています。総務省の取り組みとしては、まず2016年度から2018年度までの３カ年で、AMED（国立研究開発法人日本医療研究開発機構）の研究開発事業においてPHRの新たなサービスモデルの開発を実施しました。内訳は(1)妊娠・出産・子育て支援のPHRモデル、(2)疾病・介護予防のPHRモデル、(3)生活習慣病の重症化予防のPHRモデル、(4)医療・介護連携のPHRモデルの４分野です。

その後、2019年度から、厚生労働省主催の検討会「国民の健康づくりに向けたPHRの推進に関する検討会」および「健康・医療・介護情報利活用検討会 健診等情報利活用ワーキンググループ」の下に設置された「民間利活用作業班」において、PHRサービスの普及展開に向けての必要なルールのあり方を中心に、適切なサービスの評価、選択につながる仕組みを構築するための具体的なプロセスや課題を、厚生労働省、経済産業省とともに検討を進めました。その成果を2021年４月に「民間PHR事業者による健診等情報の取扱いに関する基本的指針」として取りまとめ、これをもとにした普及・啓発活動を開始しました。今後とも、官民の連携によって、さらに高度なサービス水準を目指すガイドラインの策定に向けての支援を関係省庁とともに進めていくことになっています。

ICT利活用に向けた研究開発

総務省では、これまでにも４Kや８Kといった高精細映像技術の医療分野への応用、高度な遠隔医療の実現に必要なネットワーク構築、AIやIoTを活用したデータ利活用基盤開発など、医療等分野における先導的なICT利活用に向けた研究開発を進めてきました。ICTを活用して医療・介護・健康データを利活用するための基盤を構築する、あるいはそれを高度化することによって、遠隔医療の実現を通じて医師不足の解消を図る、認知症の予防を通じて介護関係者の負担の軽減を図るなどを目的としています。さらには、医療サービスの飛躍的な向上、効率化を図り、ひいては、それらを通じて「Society 5.0」の実現に、総務省としても貢献していきたいと考えているところです。

加えて、これまでの調査や研究開発で得られた優れた成果については、海外展開を積極的に支援していくことにしています。たとえば、スマートフォンを活用することによって簡便かつ高精度な遠隔医療を実現する実証事業を実施した成果を、南米のペルー、チリ、ブラジル、コロンビア、さらにはメキシコ、タイなど、各国への展開を進めています。最近の例では、AIを活用した高精細な内視鏡（硬性鏡）技術の研究開発の成果をもとに、2020年度にインドで実証事業を進め、2021年度にはタイでも国際展開事業を始めました。

5Gの医療分野におけるユースケース

日本で2020年春から商用開始となった5Gは、超高速・大容量、超低遅延、多数同時接続などの特長を持ち、これに4Kや8Kといった高精細の映像技術を組み合わせることによって、遠隔医療への活用の可能性をさらに広げることが期待されています。

例えば医療機関の外の光ファイバーなど有線の接続が難しいような場所において、遠隔でのコンサルテーションなどを実施する際に、支援する側の専門医がそれまでの4Gでは困難だった高精細画像などデータの受け渡しや活用をより円滑にできるようになります。また、医療機関で使用される多数の医療機器やIoTのデバイスを同時に接続したり、取得した個人のバイタルデータを頻繁に送信し続けるような必要性が生じる場合でも、情報の受け渡しが円滑にできるようになります。

遠隔医療ではローカル5Gの活用も検討されています。これは既存の携帯電話事業者が提供する5Gとは異なり、地域の企業や自治体がごく限られたエリア、たとえば自社の敷地・建物内だけでスポット的に柔軟に構築できるシステムです。キャリアの5Gを使う場合では通信業者の設定に従わざるを得ませんが、この場合はプライベートなネットワークとなるため、接続できる端末をあらかじめ制限するなど、セキュリティを確保した上で必要な性能を柔軟に設定することが可能となります。

このローカル5Gの実現に向けた開発実証は既にさまざまな分野で行われていますが、医療分野においての実証も2020年度から実施していて、医師不足地域でのへき地や離島での遠隔医療や、業務が集中する中核病院での医療従事者の働き方改革に資するユースケースなどの検証を進めているところです。

AIで認知症発症行動の事前予測も

2021年8月末に発表した「重点施策2022」に基づいて、総務省は令和4年度の予算概算要求における主要事項の一つとして「デジタル・ガバメントの推進」、「民間におけるDXの加速」と並んで「誰もが利用しやすい情報通信環境の推進」を掲げ、そのうち「遠隔医療の推進」については、「医療・介護・健康データ利活用基盤高度化事業」および「ICT基盤高度化事業」に対し、計8.2億円を要求しています。

この中で研究開発分野については、総務省として特に力を入れているものは大きく分けて二つ挙げられます。一つは、遠隔手術の支援ロボットの開発事業が進行中ですが、その社会実装に向けての施策です。前記の厚生労働省策定による「オンライン診療の適切な実施に関する指針」に基づいて、今後は日本外科学会をはじめとする各学会で遠隔手術に関するガイドラインを策定するよう定められていますが、これらガイドラインの策定が円滑に進むよう、遠隔手術に求められる情報量、適切な通信技術、通信環境などの要件をガイドライン化することを目標にした実用化研究を実施していきます。

二つ目は、認知症対応型のAI/IoTシステムの研究開発です。IoTのセンサーを介護施設などに設置して、そこから得られる要介護者の生体データや看護施設の環境データ、介護従事者が作成している個別の介護記録などを集め、それをAIで解析します。それによって、突然怒り出す、徘徊を始めてしまう、あるいは時間や場所の見当識障害を起こすといった、認知症に伴う行動・心理症状（BPSD = Behavioral and Psychological Symptoms of Dementia）の発症を事前に予測して、発症前に適切なケアを関係者にアプリなどを通じて提案することが可能になります。過去の事業から発症を事前に予測できることはすでに判明していますが、それらのデータをさらに大量に収集しAIによる解析を進めることで予測の精度を高めていく取り組みになります。予測精度の向上によって介護従事者の負担軽減にもつながることが期待されています。

PHRの利活用促進

PHRサービスの利活用促進にも力を入れていきます。前記の「民間PHR事業者による健診等情報の取扱いに関する基本的指針」の適応状況や、各PHR事業者がこの指針の内容をどの程度理解し、遵守しているのかについて調査を進めます。各PHR事業者は提供される個人のさまざまなデータを他のデータと組み合わせて活用する場合には、当然ながら、個人情報保護の観点から、個人に関するデータを第三者に提供する場合はあらかじめその個人の同意を取得しなければならないルールがあります。そのような同意取得などの履歴の管理ができるようなデータ流通基盤のあり方を分析・検討するための実証を進め、標準仕様を策定するべく、予算概算の要求に盛り込みました。

API活用などDXの推進

2021年9月に発足したデジタル庁では、各省庁が共通して使用する情報システムの整備・運用、マイナンバーやマイナンバーカードの整備・普及の他に、地方公共団体の情報システムを全国規模のクラウドへ移行させるなどの総合的なデジタル化に関する戦略の企画・立案も含めたさまざまな取り組みの、いわば司令塔的な役割を担っています。同時に、DX推進のためには関係各省庁との緊密な連携が求められています。総務省としても、厚生労働省や経済産業省だけでなく、デジタル庁とも緊密に連携していく考えです。

たとえば、マイナンバー制度においては、民間の事業者や行政機関が提供する外部サービスからの申請をマイナポータルで受け付けたり、利用者の同意のもとで行政機関が入手した個人情報を外部サービスに提供したりすることを可能にします。マイナポータルのAPIが公開されていて、これによって利用者の使い勝手のよい製品やシステムの提供に結び付けることを目指しているわけですが、医療分野においてもこのマイナポータルのAPIの活用は始まっていて、薬剤や特定健診などの医療保険情報や医療費の通知情報を確認できるサービスがそれに該当します。これは「医療保険情報取得API」という名前で公開されています。あくまでも利用者の同意を得た上でとの前提ですが、これを使うことによって、外部のPHRサービス事業者への薬剤、特定健診、医療費通知といった情報の提供が可能になります。PHRサービス事業者がこのAPIを利用するためには、あらかじめデジタル庁へ申請して承認を得る必要があり、デジタル庁が定めるガイドラインへの適合性が求められます。その際は前記の「民間PHR事業者による健診等情報の取扱いに関する基本的指針」の遵守が条件として課されています。そのような観点からも、デジタル庁と総務省、厚生労働省、経済産業省の緊密な連携が求められます。デジタル庁発足以前から既に関係省庁との連携は行っており、総務省としては今後とも医療・健康分野におけるDXにつながるこれらの取り組みを進めていく考えです。

創意工夫でさらなるイノベーションの創出を期待

オンライン診療やPHRサービスに関しては、これまで国が先導する形で方針の策定やモデル事業の開発を進めてきましたが、その成果として、医療機関への受診予約代行サービス、オンライン診療サービスなど、公的機関や民間事業者による主体的なサービス提供が進展しています。くしくもコロナ禍がそのスピードを速めました。

診療分野以外でも、スマートフォンやウェアラブル機器が普及することによってヘルスケア関連アプリによるサービス提供が進み、デジタル分野においてさまざまなイノベーションが創出されています。多彩なサービスが誕生している一方で、利用者が安心・安全なサービスの提供を受けられるようにするには、一定のルール整備が求められていくことになるでしょう。

今後は医療機関のほか、オンライン診療やPHRサービスを提供する公的機関や民間事業者においても、個人情報の保護や情報セキュリティの確保はいうまでもなく、総務省などが定めているガイドラインの遵守や医療情報システムを実際に運用する際のガバナンス面におけるマネジメントには充分な配慮を払っていただけるよう願っています。その上で創意工夫を凝らしていただくことで、さらなるイノベーションの創出につながることを期待しています。デジタル化の進展に伴い、データの利活用によって創出される新しいサービスのメリットを実感できるようになることで、利用者の理解も進んでいくでしょうし、セキュリティやプライバシー保護に配慮しつつ、より良いサービス創出を進めていただくことで、国民の健康増進へつながっていくに違いありません。

こうした医療・健康分野の取り組みは、地方公共団体と密接にリンクしていますし、日本医師会をはじめとする医療関係機関の協力が不可欠であることは言をまたないところです。

コロナ禍の中、人と人との接触が制限される状況下で、その代替手段としてICTを活用する取り組みが医療・健康分野においても進んできました。とはいえ、デジタルを活用した遠隔医療などに取り組んでいる医師や医療機関はまだ一部に限られているのが現状です。医療従事者のみならず各自治体の関係機関も含め、今なおコロナ対応で切迫した状況に置かれている中で、地域の抱えるさまざまな課題の解決手段としてデジタルの活用をより一層強く認識していただければと考えています。特に過疎地域や離島では、医療体制の確保が深刻な課題になっており、その解決手段の一つとして遠隔医療の取り組みがあることをあらためて認識していただきたいというのが総務省としての要望です。そのために必要な情報は、今後も積極的に提供したいと考えています。

厚生労働省

予防・健康づくりに向けて不可欠な、産学官連携とデータの利活用

減少する現役世代と、増加する元気な高齢者

わが国の人口動態をみると、いわゆる団塊の世代が75歳以上となる2025年に向けて、高齢者、特に後期高齢者が急速に増加していきますが、その後は高齢者人口の増加自体はやや緩やかになっていきます。一方で、15～64歳の生産年齢人口の減少が、2025年以降さらに加速していきます。2000～2025年までの25年間で17%の減少が見込まれるのに対し、2025～2040年の15年間で16.6%と、10年少ないスパンながらほぼ同程度の比率で減少すると想定されています。

このような中、医療・福祉サービスの需要はさらに高まり、これに対応するために必要となる医療・福祉分野の就業者数も増加していくこととなります。2018年段階では総就業者数の約12%が医療・福祉に携わる方々でしたが、2025年には14～15%程度、2040年には18～20%程度が必要になると考えられます。つまり、生産年齢人口が減って総就業者数が減少していく中で、その約5人に1人に医療・福祉分野で働いていただかなければ需要を賄うことができないという計算です。これが果たして持続可能であろうかという懸念や議論が起こるのも当然と言えるでしょう。

一方で、高齢化は進展していますが、高齢者自身はより健康になってきています。文部科学省が調査を行っている新体力テストの点数の年次推移をみると、この20年間で、男性は5歳程度、女性は10歳程度の若返りが見

られます。例えば、1998年の70～74歳の男性の体力が、2018年の75～79歳くらいの男性の体力に相当するというイメージです。また、「高齢者とは、何歳以上の方ですか？」という設問に対し、「75歳以上」と回答した方の割合は1998年当時、約４分の１でしたが、2012年には３分の１以上へ増加しています。74歳まではまだ「高齢者」と呼ぶには早いと考える人が、４人に１人から３人に１人に増えていることとなり、意識面でも若返りがうかがえます。

このように、高齢者の人口の伸びは落ち着く一方で、担い手となる現役世代が急減していく中で、まずは働く方全体の数を増やしていくことが重要となります。多様な就労・社会参加のための環境整備を進めるとともに、健康寿命は現在、男性が72.14歳、女性が74.79歳ですが、これを男女とも75歳以上にしていくことを目指します。同時に、医療・福祉サービスの改革が不可欠です。より生産性を高め、少ない働き手でも効率良いサービスの提供が可能となるよう改革していく必要があります。

以上が、2040年を展望し、厚生労働省が打ち出した基本的な考え方です。こうした考え方に沿って具体的な取り組みを進めている中で、新型コロナウイルス感染症の感染拡大が生じました。私も、発生当初から厚生労働省内の対応を統括する役割を担い、昨年９月からは内閣官房長官秘書官として、政府全体の対応の総合調整を補佐する役割を担いました。実際、

厚生労働省保険局
医療介護連携政策課長
水谷　忠由（みずたに　ただゆき）

1973年12月25日生まれ、東京都出身。1997年厚生省入省、老健局認知症施策推進室長等を経て、2017年厚生労働大臣秘書官事務取扱、2018年大臣官房総務課企画官、2019年大臣官房参事官（総括調整、行政改革担当）、2020年内閣官房長官秘書官事務取扱、2021年10月より厚生労働省保険局医療介護連携政策課長。

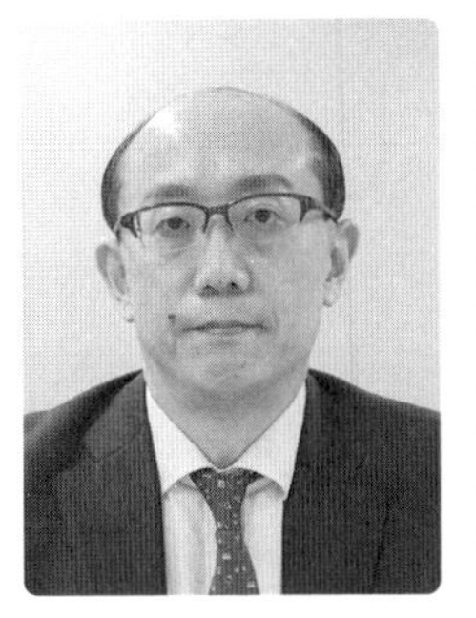

今般の新型コロナへの対応の中で、地域の医療や公衆衛生におけるさまざまな課題が浮き彫りになったと思います。しかし、2040年を展望した課題や対応の方向性は、引き続き変わっていないと捉えています。すなわちこのテーマは、今後20年程度の間に必ず起こる人口動態の変化に対応して、取り組まねばならない重要なテーマなのです。

「オンライン資格確認」等システム、スタート

こうした基本的考え方に沿った取り組みの一環として、厚生労働省では“誰もがより長く元気で活躍できる社会”の実現を目指して、さまざまな予防・健康づくりに取り組んでいます。その際にポイントとなるのは、産学官が連携してこの問題に取り組む必要があること、そして連携の基盤としてデータの利活用が不可欠である、という点です。

2021年10月20日から、マイナンバーカードを健康保険証として利用できる「オンライン資格確認」等システムがスタートしました。これは医療機関や薬局の窓口で、患者さんがどういう医療保険に加入しているのか、自己負担限度額がどうなっているのかなど、医療保険における最新の資格情報をオンラインで確認できるシステムです。これにより、例えば患者さんが期限切れの保険証で受診されて過誤請求が発生したり、また書類の手入力の手間が省けるなど、事務コストの削減が期待されます。

また、それだけでなく、医療機関・薬局は、マイナンバーカードを用いた本人の確認・同意を得た上で、個人の薬剤情報や、特定健診などの情報を閲覧することが可能となります。患者さんにはそれらの情報を踏まえた上で医療が提供されることとなり、言わばより良い医療が受けられる環境が整備されるわけです。

さらに、こうした薬剤情報や特定健診などの情報は、10月21日から、個人のマイナポータルでも閲覧できるようになっています。そしてこのマイナポータル上の情報は、一定のルールの下にPHR（パーソナル・ヘルス・レコード）に関する民間事業者においても、API（アプリケーション・プログラミング・インターフェース）連携を通じて活用できることに

なっています。予防・健康づくりの取り組みに民間の創意工夫も反映されることなり、例えば健康関連のアプリが開発されるなど、さまざまなサービスの創出が期待できると思います。

この「オンライン資格確認」等システムの本格運用は、当初の予定から半年ほど遅れてスタートしました。保険証とシステム上の情報とが異なった場合、原則としてシステム上の情報が正しい、そう判断できる状態になるのを確認するための期間が必要だったのです。この間に情報の正確性を担保するべく、保険者各位にご協力をいただきながら取り組みを進めた上で、本格運用を開始したという次第です。

2023年3月末までにカードリーダー導入、システム改修を

「オンライン資格確認」を行うためには、医療機関・薬局に顔認証付きカードリーダーを設置していただくことが必要になります。マイナンバーカードをカードリーダーにかざして「顔写真データ」を読み込み、その「顔写真データ」と窓口で撮影した「本人の顔写真」とを照合して、本人確認を行います。医療機関・薬局には、2023年3月末までにカードリーダーを申し込んでいただければ無償で提供（病院3台まで、診療所1台）されますし、同月末までに改修等をしていただければ、その標準システム改修（マイナンバーカードの読み取り・資格確認などのソフトウエア・機器の導入、ネットワーク環境の整備など）費も、一定の上限と割合の下で費用が補助されます。10月末現在、全国の医療機関・薬局約23万施設のうち、56.2%にあたる約13万施設からお申し込みをいただいています。

しかしこの約13万施設のうち、10月末現在で院内の改修などの準備が完了しているのは約2.2万施設、全体の9.8%です。さらにそのうち実際に運用が開始されたのは約1.3万施設、5.8%となっています。その背景として、折からの半導体不足などの影響を受けたハードウエアの確保の遅れ、またシステム事業者による現場の改修が申し込みに追い付いていないという状況もあると聞いています。

こうした状況に対応するため、経済産業省などと連携してパソコン、ル

ーターなどの供給元へ働きかけを行い、厚生労働省のHP上に、どの供給元にアクセスすれば「オンライン資格確認」等システムに必要なハードウエアをどういったスケジュールで入手可能かといった情報を掲示し、システム事業者とハードウエアの供給元とのマッチングを支援しています。さらに10月末、システム事業者などに集まっていただき、厚生労働省保険局長から、導入予定の医療機関・薬局がどれくらいあるのかを把握して、それらの施設で早期に改修を終えられるような態勢および必要な機器を速やかに確保して、改修に係る見通しの作成やその進捗管理を行っていただきたい旨、協力の要請を行いました。

「オンライン資格確認」等システムについては、2019年9月のデジタル・ガバメント閣僚会議で、2021年度末（2022年3月末）までに医療機関・薬局の9割程度で、続く2022年度末（2023年3月末）までにおおむね全ての医療機関・薬局で導入を目指すことを決定しています。引き続き、医療機関・薬局に早期に導入していただけるよう、最大限の支援を行っていきます。また、先ほど、医療機関・薬局で確認できる情報として薬剤情報や特定健診情報などを挙げましたが、2022年夏から手術、移植、透析、医療機関名なども項目として加わる予定です。さらに2023年1月からは、この「オンライン資格確認」等システムを基盤として、電子処方箋の仕組みを構築し、薬剤情報をリアルタイムで共有することを可能とすることとしています。

厚生労働省としては、この「オンライン資格確認」等システムは、今後のデータヘルスの基盤になると捉えています。そしてこのシステムは、医療機関・薬局はもちろん、国民、保険者、システム事業者も含めて皆で作り上げていくものではないかと思っています。10月10日の“デジタルの日”には後藤茂之厚生労働大臣、牧島かれんデジタル担当大臣に顔認証のデモンストレーションをしていただき、国民の皆さまがより良い医療を受けられるというメリットを発信していただきました。こうした発信を今後も続けていきたいと考えています。

「社会的処方」という新たなアプローチ

併せて現在、整備を進めているのがナショナルデータベース（NDB）の利活用です。これは、厚生労働省が保険者などから収集したレセプト情報や特定健診情報を匿名化して、個人が特定できない状況で格納されたデータベースです。NDBについては近時、さまざまな法改正を行い、厳格なルールを定めた上で、相当の公益性を有する分析を行う民間事業者などの幅広い主体に対し、当該データを提供できることになっています。また、収載・提供する情報の拡大も取り組み、さらに介護やDPC（診断群分類別包括評価）など他の公的データベースとの連結やクラウド化を進めて、利便性の向上を図っています。

わが国には世界に冠たる公的医療保険制度・公的介護保険制度が整備され、費用償還に利用される膨大な情報が日々、収集・蓄積されています。個人情報に対する懸念にはしっかりと対応しながら、他のデータベースとの連結を進めて、地方自治体やアカデミズム、民間事業者によるデータ利活用を推進していくことは、今後の高齢社会への対応においても大いに意義あることだと考えています。言わば、データの価値を国民の皆さまに広く還元していくことになると言えるでしょう。

また予防・健康づくりに関連して、「社会的処方」についてお話したいと思います。医療保険者による特定健診・保健指導の結果、医療機関への受診を勧められた加入者に対しては、かかりつけ医の方などと連携して、生活習慣病の重症化予防を図ることが求められます。しかし実際には、かかりつけ医での診療と、医療保険者の特定保健指導などの取り組みとの連携が乏しいのではないかという指摘があります。

例えば、糖尿病の方に食事療法を行おうとしても、加入者当人が社会的に孤立した環境下にあり、食事環境が悪化していたり改善に向けた意欲が低下している場合が見受けられます。こうしたケースでは、その人を地域社会との交流にうまくつなげ、こうした社会生活面での課題を解決することによって、食事療法などの診療効果の向上にもつなげていく、ということが考えられます。つまり、かかりつけ医などと医療保険者が協働して、患者の社会生活面まで視野を広げ、地域資源と連携しながら、生活習慣病の重症化予防を図っていこうという、新たな視点でのアプローチです。地域社会で行われている相談援助の窓口などを活用することも考えられるでしょう。こうした考え方は、2021年7月に閣議決定された「経済財政運営と改革の基本方針2021」（いわゆる骨太の方針2021）にも盛り込まれています。

厚生労働省では、医療保険者とかかりつけ医などの協働による加入者の予防・健康づくりについて、2021年度は七つの保険者協議会でモデル事業を実施しています。例えば秋田県の保険者協議会では、かかりつけ医などと地域の社会資源を結びつける調整役に当たる方を介して連携を進めるという手法が取られています。われわれとしては、2021、2022年度とモデル事業を行い、2023年度に結果を取りまとめ、2024年度から始まる新しい特定健診・保健指導の実施計画に反映させていきたいと考えています。

国民一人一人が健康・医療情報へのオーナーシップの意識を

産学官連携の具現化という意味では、「日本健康会議」の活動がまさに先駆的な取り組みであると思います。同会議は民間主導の下で、産学官はじめ各界が連携して、健康寿命の延伸と適正な医療に取り組むことを目指しており、その活動を厚生労働省、経済産業省も支援しています。

同会議は2015年に予防・健康づくりの目標を具体的に定めた「8つの宣言」を採択し、2020年段階で多くの項目が達成されました。このため、2021年10月末に行われた今年度の会議では、「健康づくりに取り組む5つの実行宣言2025」という新しい宣言が採択されました。この宣言の中では、一人一人の健康管理に加えて、“コミュニティの結びつき”や“デジタル技術の活用”にも力点が置かれています。同会議がこれまで推進してきた予防・健康づくりの環が、さらに広く、多様性を伴いながら拡がっていると感じています。

最後に私見を申し上げれば、誰もがより長く元気に活躍できる社会の実現を目指すためには、国民一人一人が、自身の健康・医療情報に対するオーナーシップの意識を高めていただくことが重要だと思います。医療機関・薬局や保険者だけでなく民間事業者も含めた多様な主体が、こうした健康・医療情報を本人の同意の下に適切に活用することで、個人の予防・健康づくりを支援し、より効果的なものにしていけると思います。そしてそのためにも、データヘルスの基盤づくりが欠かせません。「オンライン資格確認」等システムはそうした基盤の重要な要素となるものですし、産学官連携もさらに強化していく必要があります。「オンライン資格確認」のスタートが、国民一人一人をはじめ、関係する方々の情報利活用への関心や機運を高める契機となることも期待したいと思います。先程申し上げた通り、まだ実際の運用は少数にとどまっていますが、喚起された意識を着実に育てていくことが今後のわれわれの重要な役目だと認識しています。

2040年を展望した社会保障改革の流れの中で、ご本人にオーナーシップの意識を持って自身の健康・医療情報に接していただいた上で、データの利活用という中心軸の下、多くの関連分野のプレイヤーを巻き込みながら、社会全体でこれを有効活用して皆で予防・健康づくりを進めていくというのが、これから目指していくべき一つの姿ではないでしょうか。人口動態をみると生産年齢人口の減少などはほぼ確実な未来ではありますが、これを悲観的に捉えるだけでなく、この変化を多様な就労・社会参加のための環境整備を進め、健康寿命を延ばしていくための一つの好機と捉え、時代の流れに沿ってデータをうまく活用しながら予防・健康づくりを進めていく、そうした意識が社会全体で深まっていくことを期待したいと思います。

経済産業省

“予防・健康づくり”の社会実装に向けた環境整備

社会実装に向けて、現在抱える三つの課題

“予防・健康づくり”の推進につながるヘルスケアサービスの社会実装を支援するのが、当課の基本的なミッションです。“予防”とは、“3次予防”と言われる治療後の再発防止まで含む広い概念ですが、本稿では主に、医療機関で診断・治療を受けるようになる前の状態について述べたいと思います。この分野において、ヘルスケアサービスの社会実装を進めていく上で大きく三つの課題があります。

生活習慣病の代表例として、糖尿病を例にすると、そのリスクを判断するのに健康診断で使われるHb（ヘモグロビン）A1cの数値が高まると、注意喚起をはじめ食事管理・運動へと“予防・健康づくり”上の対応の必要が高まり、状態が悪化していくと公的医療保険に係る診断・治療の域に移行すると薬物治療やインスリン注射、さらには人工透析を要する段階に至ります。

当然、そのような要治療状態になる前に状況改善に取り組むことが重要なのですが、“予防・健康づくり”の段階では、HbA1cの数値が上昇しても概して個人が対策を講じる動きは鈍く、また公的保険の対象外であることからコストも大きくなるため、自分で対処しようというインセンティブが十分に働きません。これが現在、制度の隙間から生ずる一つ目の課題となります。

この“予防・健康づくり”の段階では、年に1回、企業の全従業員が健康診断を受ける仕組みがつくられ、さらに40歳以上はいわゆるメタボ健診を受けるなど、予防に関しては、わが国は充実した制度が整っています。しかし診断は受けて数値を見ても、それを注意を促すシグナルと捉える人が少ないという問題があります。結果として、食事制限や栄養管理を図るなどの努力をしたり、スポーツジムに通う、健康機器を購入するなど時間とお金をかける、といった行動変容を起こすような需要インセンティブがまだ弱いと言えるでしょう。しかも、治療薬などと異なり、フィットネスクラブに通ったから確実に体重が何キロ減ってHbA1cが下がるなどの具体的な効果を期待できるものではありません。実際に数ある健康サポート商品の中には精度やエビデンスの不確かなものもありますし、評価する仕組みも整っていない、結論として市場に対するユーザーからの信頼度があまり高くない、というのが二つ目の課題です。

三つ目の課題はデータに関することです。2021年10月よりマイナンバーカードの健康保険証利用機能が始まりました。これにより政府は、マイナンバーカードの機能（マイナポータル）を使って自分のPHR（パーソナル・ヘルス・レコード＝健康診断やレセプトなど個人の健康データ）についてダウンロードできる、という仕組みづくりを進めています。さらに24

経済産業省商務・サービスグループ
ヘルスケア産業課長
稲邑　拓馬（いなむら　たくま）
1974年生まれ。神奈川県出身。東京大学法学部卒業。1998年通産省入省、2015年経済産業省資源エネルギー庁長官官房総合政策課需給政策室長（併）調査広報室長、2016年外務省経済協力開発機構日本政府代表部参事官、2019年経済産業省資源エネルギー庁長官官房エネルギー制度改革推進総合調整官、2020年5月より現職（併）国際展開推進室長。

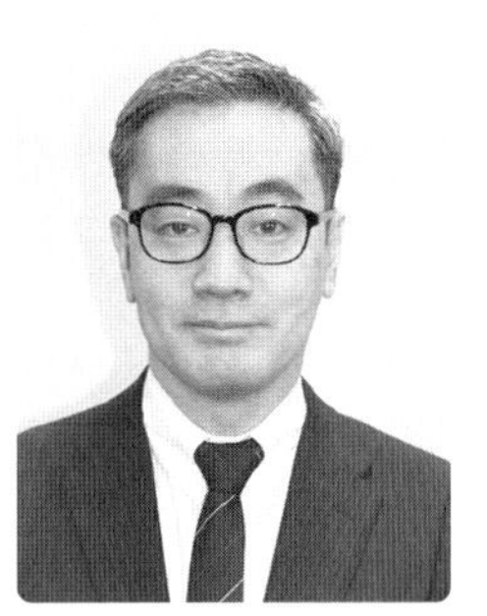

年以後は、医療機関で作成された電子カルテの内容の一部を個人が閲覧できる仕組みも検討されています。

一方、“予防・健康づくり”の段階で、歩数やカロリー、睡眠時間など日常の健康情報を測定するアプリなどはたくさんありますが、今使っている製品から他の会社の製品に切り替えた場合、それまでのデータ移管ができない、あるいは業界内で標準が確立されていないなどの問題が指摘されています。さらには収集したPHRを当人に無断で他者に二次利用されるのではないかという、個人情報保護に関する不安も根強く残っており、これに対して一定のルールづくりが求められるところです。

上記三つの課題がある中で、昨年からの新型コロナウイルス感染拡大は個人の健康にとっても大きな影響を及ぼしています。例えば病気の早期発見・早期治療のためには健康診断を受けることがとても大事なのですが、2020年は受診率が低下しました。多くの方がコロナ禍に伴う会場の密を忌避したものと考えられます。これは早期発見の機会を逸するだけでなく、ステイホームが定着することで長期には運動不足などが懸念され、既に若干の体重増が計測されるなど、その兆候を示すデータも報告されています。ことに高齢者が自宅に閉じこもるようになると、フレイル（虚弱）につながるなどますます問題です。

課題①への対応：着実に増加する「健康経営」

経済産業省では、こうした広い意味での“予防・健康づくり”の一環として、「健康経営」の拡大に力を入れてきました。近年、スポーツジムやフィットネスクラブに対し健康経営優良法人認定を受けている企業からの契約が、ウェアラブルをつくっている会社に同様の企業からの注文がそれぞれ増えているそうです。従業員の健康増進に加え、企業が社員の健康管理に取り組むことで生産性向上が図られ自社の価値が上がる、そしてそれをサポートする関連産業の発展、こうした好循環の創出が期待されます。健康経営は2014年度より大規模法人部門からスタートし、当初の493社から20年度には2523社へ、特に日経平均株価を構成する225社のうち８割以

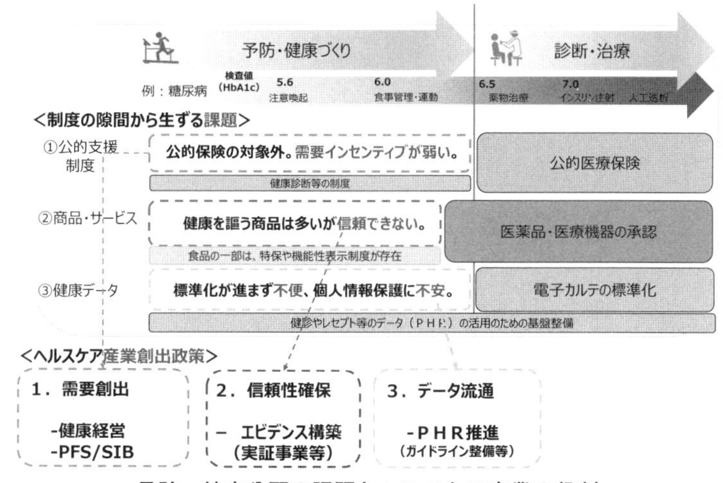

予防・健康分野の課題とヘルスケア産業の役割

（出典：経済産業省）

上が申請しているなど一定の定着が見られ、また中小規模法人部門においても16年度から始まって397社から同9403社へと、急伸しています。

参加企業の数の増加はいいことですが、健康経営のメリットについての理解が広まっていくことも重要だと思っています。健康経営に取り組んでいる企業の株価が市場平均より高く推移しているというデータがありますが、これは「優れた企業が健康経営に取り組んでいる」ということを示している可能性もあり、このデータだけでは「健康経営に取り組むと業績が良くなる」ということは示せません。そこで、今年度の健康経営の調査から「従業員の心身の健康向上を通じた業務上でのメリット」を把握するための設問を盛り込んでいます。例えば、心身が不調でも出勤している、逆に言えば出勤はするけど社員の生産性が低いという、いわゆるプレゼンティーズム（presenteeism =「疾病出勤」）の数値を計測している企業もありますが、まだ少数にとどまっているので、こうした指標の活用を促していきたいと考えています。

さらに、社員の病欠が減り仕事の生産性がアップしたなど、先進的な企業が可視化された効果を投資家や関連企業に開示していくことで、その企業の価値が上がるのはもちろん、後続の企業もメリットを理解した上でより積極的に健康経営に取り組むようになることを期待しています。健康経営への参加が順調に増えてきましたので、今後はそのメリットをデータで示していく段階に移って行ければと思います。

課題②への対応：ヘルスケアの社会実装のための研究開発

令和４年度概算要求において、「予防・健康づくりの社会実装に向けた研究開発基盤整備事業」に15.0億円を要求しています。予防・健康づくりの分野での医学的な研究を実施しながら、その成果が実際に商品やサービスとして事業者や医療従事者そして利用者に活用されるようにすることに主眼を置いて研究開発を進めるという主旨です。

具体的には国立研究開発法人日本医療研究開発機構（AMED）に予算を支出し、AMEDが大学や医療機関の研究者や民間企業などが参画するコンソーシアムに委託するという形式を取っています。言わばプロジェクトに資金提供することとなります。

既に進んでいる事例としては、「認知症予防（進行抑制）に関する実証」があります。これは運動や栄養管理等を組み合わせ、認知症の発症や進行のリスクについての効果を研究するものです。アルツハイマー型認知症のリスク要因は、遺伝子だけでなく、個人の生活様式・習慣が要因となる場合など後天的な要因もあるので、国際的にも、この分野での研究を通じてリスクを下げることに注目が集まっています。では実際のところ、どのように対策すべきなのか。一般的なメッセージとして「適度な運動、食生活、コミュニケーションが重要」ということは言えても、それだけでは一般の方が実際に利用できる具体的な商品やサービスの提供につながりません。

2019年から始めた実証事業では、認知症リスクがある高齢者の方に、週に一回スポーツジムで30分身体を動かす、栄養士さんと月１回お話して食事の指導を受ける、日常的にタブレットで脳トレーニングを受けるなどの多因子の取り組みを継続して頂き、そうした取り組みをされていない方々との比較をすることにより、介入の効果を検証しています。

こうした事業により、一定のデータを収集・蓄積できれば、介入行為について医学的なエビデンスに基づく判断が行いやすくなります。医薬品であれば、薬機法に基づき、独立行政法人医薬品医療機器総合機構（PMDA）という機関が審査を行い、厚労大臣が承認するプロセスが存在しますが、この事業のように行動変容による予防・健康づくりをターゲットにする分野では、制度も基準も確立していません。それ故にエビデンスの裏付けの乏しい事業者が健康に関する効果をうたった表示や広告を行うことも発生しています。だからこそ、適切なデータ収集と分析を通じて、行動変容を促す介入についてのエビデンスを構築するための環境を整えていくことが重要です。近年のスマートフォンやウエアラブル端末の技術革新・普及に伴って、取得するデータの種類の種類や量、測定の精度が向上していますので、データに基づく予防、健康づくりのための条件は整ってきていると考えています。

課題③への対応：PHR 事業者が遵守すべき指針策定

個人の健康に関するデータについて安全な形で利活用を促進していく必要があります。前述の通り、マイナンバーカードの保険証利用などのために、「オンライン資格確認」という健康保険のデータを医療機関と共有する仕組みが整備されました。政府では現在、学校や企業、自治体で健康診断を受けた個人の健診情報について、マイナンバーカードをスマホなどにかざすと自分のデータを個人のアプリにダウンロードできるようにする、という仕組みづくりを進めています。

これに関し、2021年4月、総務省、厚生労働省、経済産業省の三省で一つの指針を策定しました。マイナポータルからの健診等情報を扱う PHR 事業者の、遵守すべきルールについての指針です。健康診断結果などの情報は、個人情報保護法上で「要配慮情報」として位置付けられるもので、法律でも一定の水準を求めているものですが、アプリなどで PHR を扱う上で利用者の利便性の観点から、この仕組みを活用する PHR 事業者については、より高い水準の個人情報保護などのルールが必要との考えに基づくものです。この指針を守る事業者のみ、PHRのデータが利活用できるという仕組みにしています。

例えば、アプリを通じた健康管理サービスを提供する事業者が、利用者の過去5年間の健康診断に基づく体重やコレステロール値などの推移を把握し、それをベースに日々の食事のとり方や運動の内容についてアドバイスを送る、ということが広がれば、健康診断のデータと個人の生活習慣に基づく分、健康づくりについて信頼度の高いアドバイスが得られるものと考えられます。一方で、事業者が個人情報を適切に保護することが大前提になりますし、また、利用者が別の事業者のサービスに乗り換えたいと思っても特定の事業者がデータを抱え込んでしまうと利活用が制約されます。この指針は、PHR事業者に対し、情報セキュリティ対策や個人情報保護、データポータビリティなどの基準を満たすことで、安全・安心で便利なPHR活用を促進するものです。

今後、PHR活用が拡大していくと、この指針に加えて、より細かいルールづくりが求められるようになることが想定されますが、国が細かい事項まで厳密にルール設定・統一化を行ってしまうと産業の健全な発展を制約する可能性もあります。各社の技術やサービスの在り方はさまざまですので、各社が柔軟に対応しながら、事業者間で適切な標準やルールが策定されていくことが理想だと考えています。そのためにも、事業者間でこうしたテーマを議論できるような場を作っていくことを支援したいと考えています。

以上の取り組みをまとめると、“予防・健康づくり”を社会実装していくならば、①個人が健康意識を高めるだけでなく、企業や健康保険組合など組織に対しても働きかけていくことが重要ですし、②それにはサービスを提供する事業者への信頼確立が不可欠です。また、③データがその基盤を支えるわけですが、個人情報保護に不安が感じられればPHRの提供につながらないので、政府が適切なルールを示し、事業者間でもより具体的なルールや標準を検討していく、ということが重要だと思います。

重要な役割を担う、自治体の活動

“予防・健康づくり”に向けては、国民健康保険の保険者たる自治体の役割も非常に大きいと考えています。例えば糖尿病の重症化予防について個人に対しよりきめ細かいフォローが可能な事業者に業務委託し、行動変容の継続や数値の改善などの成果に応じて自治体から支払われる対価が増減するPFS（Pay For Success＝成果連動型民間委託契約方式）が広まりつつあります。経済産業省では、こうしたPFSや、その一類型であるSIB（Social Impact Bond：投資家が事業者に対し事業資金を提供し、事業成果に応じて自治体が成果報酬を支払う仕組み）の普及に向けた案件形成支援を2016年度から取り組んできましたが、最近では内閣府を中心に政府全体で連携してマニュアルを整備するなどの動きが拡大しています。

“予防・健康づくり”についての自治体の取り組みの例として、神奈川県では“未病”を掲げ、アプリを提供して個人の運動を支援するなどの取り組みに力を入れています。この場合、県という公的機関が特定のアプリの使用を推奨することで住民が安心してそれを使っていくいう構図が形成されています。冒頭の課題の一つである、サービスの品質やデータの利活用に対する個人の信頼度を担保する上でも、公的機関の参画は大きな作用をもたらすと言えるでしょう。

民間事業者と異なり、自治体は利益を追求する存在ではありません。それ故に中立の立場で事業者と個人の間に入り、さまざまな調整を図り安心の向上を担うなど多様な役割を担っていくことが期待できます。国民の“予防・健康づくり”のためには、国、地方、事業者、学識、そして個人という実に多くのプレーヤーが連携し、それぞれの立場で共通の目標を目指して取り組んでいくことが重要です。

国土交通省

IT 技術の活用で個人のヘルスケアと快適な住まいの実現を

高まる健康への関心と、対応する技術の進展

2020年春からコロナ禍が続く中、国民の多くが健康管理の重要性について改めて認識が深まったのではないでしょうか。こうしたニーズに応えるように、民間各企業が、日常生活における各種ヘルスケアのサービスやアイテムを、これまで以上に開発、提供する動きが高まりを見せています。例えば個人が装着して各種データを測定できるバイタルセンサー、これは従来の脈拍や血圧などのパルス測定に加え、さらにコロナ禍の影響で血中酸素濃度をトラッキングできるオキシメーター機能が付加されるなど、日進月歩で技術・性能が向上しています。やはり自身の安全に関わる問題であるからでしょう、健康の状況をモニタリングすることに対し、従来にない関心の高さがうかがえます。いずれはスマートフォンを使って、衣食住の各生活場面でセンサー測定を行い、日々の状況変化を確認することが可能ですし、逆に平素の動向から外れた数値を計測することで、病気の兆候をキャッチすることもできるようになると想定されます。

このように病気にかかる前段階、つまり未病状態の時点で、身体の変化や常ならざる異状を検知することに非常に価値が置かれるようになりました。実際に病院へ診察に行ってみて問題が明らかになるより早く対処できるし、またロングタームで変化の兆しを把握できれば、長い視点で運動や食事などの生活習慣改善につなげられる可能性が高まるからです。従って、こと健康に関してはヘルスだけではなく、ウエルネスやフィットネス

などかなり広義な分野も取り入れて日々の健康維持・増進を図ることが極めて重要になります。

この視点を、個人からさらに地域一帯に広げて考えてみましょう。そうすると運動は一人でなく近隣の方々と一緒に交流しながら行うなどコミュニケーションの問題、さらにはそれらを取り巻く公共交通や情報通信網の整備など生活インフラの問題なども含めた、健康をキーワードとする総体的な構想が必要になると思います。逆に言えば地域を舞台に官民連携のもと、多岐にわたる実証・実験を行うことで地域住民個々のQOL（生活の質）の向上を図ることが可能な時代になりつつあると言えるでしょう。

実証の舞台となるまちの様態はさまざまで、新築戸建てを中心に実証を行っている例もありますが、電子機器を活用しながら地域の医療拠点、ウエルネスを整備すれば、既存の市街地でも十分実証は可能です。言わば、“普通のまち”で新しい取り組みができるのです。以下、その概要について詳細を述べてみたいと思います。

高齢者住宅に“住まい”としての視点と機能を

国土交通省ではこれまで、“サ高住”ことサービス付き高齢者住宅の拡充を図ってきました。現在、戸数として約27万戸を数えます。ただ、これまでは要支援・要介護者が入居者比率のほぼ9割を占めることから、どちらかと言うと特別養護老人ホームや有料老人ホームの代替なような役割を

国土交通省大臣官房審議官
石坂　聡（いしざか　さとし）
1967年1月28日生まれ、東京都出身。東京大学工学部都市工学科卒業。1989年建設省入省。兵庫県庁、都市局、道路局、与野市役所（現さいたま市）、厚生労働省で勤務。2002年から住宅局。2017年住宅局安心居住推進課長、2018年住宅局住宅総合整備課長、2019年住宅局市街地建築課長、2020年住宅生産課長、2021年7月より現職。

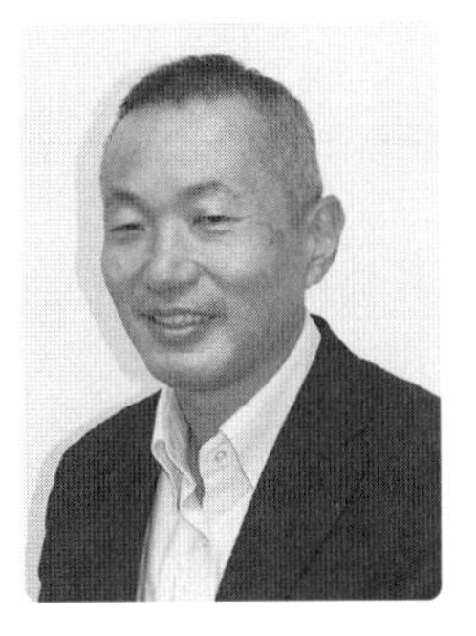

果たしてきました。2000年に介護保険がスタートした時、“介護難民”や特養入居待ちが“40万人”などとも言われたものでしたが、現在はそうした指摘がほぼなされないことから、一定の社会課題解決には貢献できたと考えています。サ高住をはじめ住まいの高齢者施設は、今や全国100万戸に達する時代になりました。

反面、高齢者住宅と言えどもモデルとしては住宅より病院の個室に、実態は入居というより入所に近く、介護は受けられるものの、住まいとしての機能を備え、個人の生活スタイルを体現できる環境だろうか、という点ではやや心許ないのが実情でした。今後さらに高齢化が進むにつれ、高齢期を自宅で過ごしたいという需要はより高まると想定されることから、対応の方向性としてはできれば自宅にお住まいのまま、可能な限りのサービスを受けられる、そういう可能性を追求していくことになるでしょう。

もちろん、要介護状態が進めば高齢者施設入所も最終的な選択になろうと思いますが、そういう状態になるのを可能な限り遅らせ自宅で生活する時間を長くするには、できるだけ病気やフレイルなどにより要介護状態になるのを遅らせるのが最善です。そのためにも日ごろから自身のヘルスケアチェック、親族や地域福祉関係者などによる安否確認は欠かせません。そうした健康寿命延伸を技術面からサポートするのが、各種IT技術、デジタル技術なのです。例えば、「Fujisawaサスティナブル・スマートタウン」では、藤沢市と民間企業が一体となって、ITを生かした多様なヘルスケア技術やサービスの実証実験を行っている事例も見られます。

これら高齢者向けヘルスケア事業やサービスの展開には、当該地域の自治体も重要な役割を担いますが、概して国・地方ともに行政機構はIT技術の整備・活用に機動性を欠く部分がありますので、日進月歩で技術が進展するIT分野の利活用は、やはり民間事業者さんの知見やアイデアを基に主導していただくのが現実的だと言えるでしょう。もちろん行政は地域の現状や課題を情報収集し、事業者、NPOなどの団体などと共有するなど公共ならではの機能がありますので、そういう意味では国も自治体と連携し、課題解決に取り組んでいく所存です。

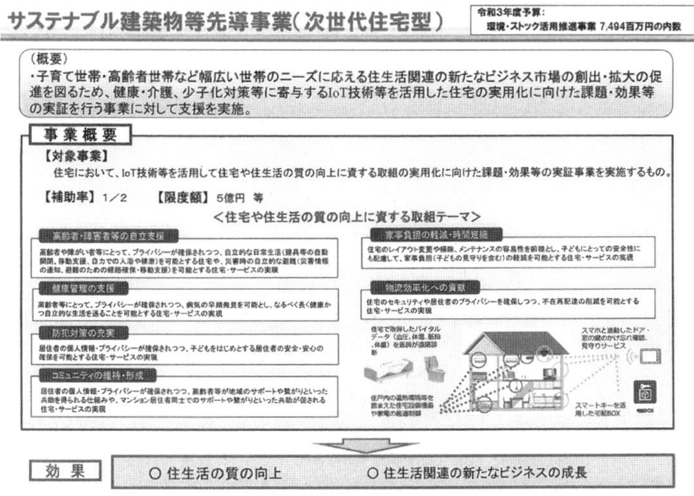

（出典：国土交通省）

需要や社会的要請に応じた規制の合理化が必要

こうした流れを受けて今般、サ高住をはじめとする高齢者施設の在り方も見直しを図っています。従来、高齢者施設には日中、誰か一人は常駐していなければならないという基準になっていましたが、現在のコロナ禍の下、担当者が毎日各戸個別に様子を見に来る必要もない、リモートでも安否確認は可能ではないか、そのための規制の合理化を検討してもよいのでは、という声が出てきました。

例えば日中、施設内に誰か常駐するという基準を、近隣の拠点をベースにリモートで会話する、確認するという方法へ切り替えてはどうかと。実際、技術的には既に実施可能ですし、必ずしも画面を介さなくても各種センサーでバイタルデータをチェックする体制を整えれば、異状の検知など安否確認も十分活用できると考えられます。もちろん入浴介助など人手を要する部分は引き続き人の力を借りつつ、他方IT技術の進展を生かして人でなければ代替できない業務以外を効率化できれば、介護の現場に携わる人材の不足や過重を軽減したり、人件費抑制の点で運営事業者のコスト軽減・入居者の費用負担の軽減などにも非常に有効です。現実に、入居者は多いものの職員が確保できず運営が立ち行かなくなる介護事業所も少なくありません。であれば、切迫する現場の実状に見合った規制の合理化を図っていくべきです。

前記のような安否確認、異状検知のシステムが確立されれば、さらに一歩進めて要介護の方々が同じ建物に入所して日々を送る必要さえなくなるかもしれません。地域に拠点施設を置き、ITやセンサーで各戸をつなぐネットワークを張り巡らせバックアップ体制を整備できれば、住み慣れたわが家に居ながらにして、高齢者住宅に準ずるようなサービスが受けられるわけです。そして何か異状があれば、拠点施設からスタッフが来るなど、まさに多くの高齢者が希望する、自宅で人生の最終期を送れる可能性がより高まることになります。

さらに言えば、自宅でサービスが受けられるならば、冒頭で述べましたように、新築の高齢者住宅をあえて建てる必要はなくなります。これまでサ高住はそのほとんどが新築でしたが、ITを駆使して同等の機能さえ確保できれば、既存の市街地、住宅地でも十分展開は可能です。すなわち高齢者はもちろん、これから高齢期に向かう中高年世代にとっても今の住まいで老後を過ごせるという希望をもたらすことになります。できるだけ個人の希望や需要に沿い、QOLを維持して健康寿命を延ばしていく、これがこれからの住宅政策に求められる役割ではないかと考えております。

多様な観点のサステナブル建築物先導事業（次世代住宅型）

このような方向性の下、国土交通省ではサステナブル建築物等先導事業（次世代住宅型）を推進しています。その概要は「子育て世帯・高齢者世帯など幅広い世態のニーズに応えるような、住生活関連の新たなビジネス市場の創出・拡大の促進を図るため、健康・介護、少子化対策等に寄与するIoT技術等を活用した住宅の実用化に向けた、課題・効果等の実証を行う事業に対して支援を実施」するもので、公募を募り採択された事業に対して、補助率2分の1、上限5億円を支援します。内容は、住宅や住生活の質の向上に資する取り組みテーマと題し、「高齢者・障害者等の自立支援」「健康管理の支援」「防犯対策の充実」「コミュニティの維持・形成」「家事負担の軽減・時間短縮」「物流効率化への貢献」などが主要項目となります。2021年９月時点で来年度（令和４年度）も予算要求しており、通ればぜひ、より多くの事業者各社の皆さんに応募してもらいたいと思います。

採択事例を挙げてみましょう。「健康管理の支援」の例では、居住者のバイタルデータを取得し、IoT 技術を活用して居住者のバイタルに連動した温湿度の自動制御や、バイタルの異常値が検出された際の通知サービスなどの「健康管理の支援」を図るプロジェクトが採択されました。温熱環境のコントロールは、浴室やトイレなど室外温度差による“ヒートショック”を防止するにも有用ですし、バイタルデータのチェックは病気の早期発見・早期対応に役立ちます。個人の健康管理・病気予防だけでなく、医療費の軽減にもつながります。

また対象分野に「物流」や「防犯」などが含まれているのもポイントの一つです。これは住まいを広く俯瞰しますと生活構成要件全てが当てはまること、またコロナ禍において家で過ごす時間が増えていることからも、時流にあったカテゴリーかと思います。物流配送は今や日常生活の欠かせないインフラですし、防犯は高齢者だけでなく子育て世代も含めた全年齢層的テーマですので。しかも、共同配送や近隣の見守りなど、いずれも住宅個々を超えた地域的な対策が必要となり、それにはやはり IT 技術の活用が大いに期待されます。従来の少子化傾向に加え、今般のコロナ禍によりさらに出産抑制の傾向が強まり、今後の人口減に拍車がかかると憂慮されることから、子どもを地域全体で守り育てる環境づくりは、わが国の将来においても絶対的に不可欠な取り組みです。

われわれとしても、これら多様な採択事例からノウハウを習得し、さらなる政策展開に反映していきたいと考えています。

“生活圏だけ対象とした部分リフォーム”に対する支援

今般のコロナ禍によりテレワークの普及が一気に進みました。遠隔地での仕事が可能ならば都市部より環境の良い地方へ、既存の住まいにワーキングスペースを確保するため、手狭な住宅より空間的に余裕のある郊外住宅でリノベーションを行うなどの、新たな流れが起こりつつあります。地方における既存の住宅を、住まい勝手が良いように自分なりにリフォームし、その過程でIT技術の導入も同時に行えば、仕事ができて高機能、健康管理にも役立つという、一石二鳥、三鳥の住宅に生まれ変わります。

加えて、前記の温熱環境については、カーボンニュートラルという視点からも整備が強く求められます。そのため現在、家屋の断熱改修に対する支援策を検討しているところです。これは国土交通省、経済産業省、環境省でつくった有識者会議の取りまとめでも、「改修に対する支援制度の充実の重要性」が指摘されています。

ここでポイントとなるのは、家屋全体ではなく必要部分に関する改修への支援です。これまで改修というと、文字通り家屋全体という場合がほとんどだったのですが、地方の家屋などはその広さに比べて日ごろの生活空間は限られる、というケースがかなりありました。子どもたちが家を出て高齢夫婦だけの世帯になると普段は使っていない部屋がさらに出てきます。

それらも含めて大掛かりに改修するのは効率的とは言い難く、例えばヒートショックが起きやすい浴室と脱衣所、洗面所とトイレを中心に、その一角の壁や床をリフォームする、余力があればリビングとキッチンを直す、という具合に絞り込んでいけば、よく使うところだけ効果的に改修することが可能です。“生活圏だけ対象とした部分リフォーム”、と言えるでしょう。最近は健康管理できる高機能トイレなども市場に登場していますから、そういう発想、手法、製品などを広くご紹介してリフォームを働きかけたいと思っています。「カーボンニュートラルを目指して」「地球環境のために」とのフレーズで改修を呼び掛けても訴求力はおそらく今一つですが、健康維持増進のために必要な部分だけでも改めてみては、という自分事の問題としてはたらきかけた方が、個々の心情に響くと思います。

ITの利活用による新たなコミュニティの形を

リモートの活用促進にITが有効では確かにあるものの、活用するほど相対的に対面型コミュニティが希薄になり、前述のような結婚・出産の抑制につながることも懸念されています。また、医療の診察や介護の見守りなどで従来型の対人対面を強く望む人が、特に高齢者にはやはり一定数おられると想定されます。それには官民ともに地域に対し、IT 活用によるサービスの提供について効果を発信し、粘り強く不安や懸念の払しょくに努めることも必要です。

一方、IT の活用に草の根的な理解を得るためにも、IT の進展を新たな形のコミュニティ構築に役立ててもらう仕組みづくりが求められるところです。実際にリモート技術を通じて画面越しでの会話性能も急速に向上しましたし、むしろこれまで疎遠だった方とも気軽にやり取りできるようになったとの声も少なくありません。ポスト・コロナも見通し、さらに数年たてばこうした新しいコミュニケーションももっと定着していくのではないでしょうか。この点、まちづくりに取り組む民間事業者さんの多くは、多様な技術や手法でまちづくりのスマート化を進めつつ、それによる地域コミュニティの強化、再構築という理念を明確化しています。

住民同士のつながり、地元企業と住民とのつながり、行政や NPO と住民とのつながりを IT によって結び付けられれば、いずれは終息するであろうコロナ禍の後も、地域のレガシーとして長く役立っていくことでしょう。そのような観点で、対面、リモートを交えた新たな人の交流、コミュニケーションの在り方も模索していきたいと思います。理想としては、対面型もしくはリモート型いずれかのサービスを提示し、利用者の選択が可能となるような体制づくりが将来的には望ましいでしょう。IT の進展が相対的に人間関係の希薄化を招くのではなく、IT を契機に新しい人間関係を築いていく方向へぜひ持っていきたいです。

そうした観点での活動を期待して、前記サステナブル建築物先導事業では幅広いメニューを取り揃え、実際に多様で幅広い内容の実証を採択してきました。事業者各位にはサステナブル建築物のイメージを柔軟に捉えていただき、これからも引き続き積極的に公募していただければと思います。

第4章

先進自治体首長に聞く

奈良県

「大和平野中央スーパーシティ構想」を提唱 2031年の実現を目指す

スタートアップビレッジとウエルネスタウン創設を核に、令和版「田園都市構想」を具現化

――奈良県では、「大和平野中央スーパーシティ構想」を企画されていると聞きました。同構想には、①県立大学工学部新設による「スタートアップビレッジの創設」と②国民スポーツ大会・全国障害者スポーツ大会開催を見据えたスポーツ施設の建設を核にした「ウエルネスタウンの整備」という二つのテーマがあるそうですが、概要について教えてください。

荒井　本県の面積3690.94平方キロメートルの約７割は、森林地帯ですが、県北西部に位置する大和平野は、総面積が約300平方キロメートルの県内唯一の平地になります。この大和平野地域には、県総人口約131万人の約９割に当たる約121万人が居住しています。

このうち、磯城（しき）郡川西町（小澤晃広町長)、三宅町（森田浩司町長)、田原本町（森章浩町長）の３町で、「大和平野中央プロジェクト」という事業を計画しています。磯城という地名は、飛鳥浄御原宮を造営した天武天皇の王子、磯城皇子（しきのみこ）という皇族に由来しており、歴史的に見ても非常に由緒ある地域です。現在の人口は、３町合わせて約４万５千人で、面積は約31平方キロメートルの規模に過ぎませんが、高速道路（京奈和自動車道、西名阪自動車道）や主要道路（大和中央道）など交通アクセスが良く、人が集まりやすいという特長があります。加えて、リニア中央新幹線の「奈良市附近駅」（仮称）の設置や、30キロ圏内の五

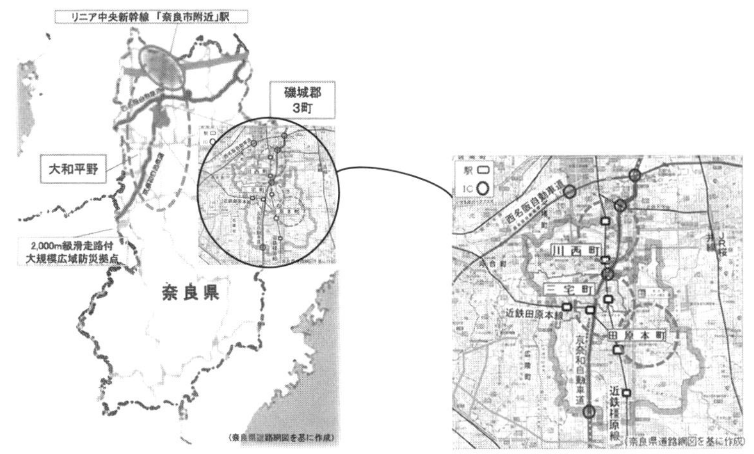

大和平野中央プロジェクトの対象地域

磯城郡川西町・三宅町・田原本町の３町が対象になる。

（出典：奈良県）

條市に、2000メートル滑走路付大規模広域防災拠点の整備が始まるなど、将来的にも非常にポテンシャルがある地域だと言えるでしょう。そこで、この地域に、奈良県立大学（浅田尚紀学長）の工学部を新設して産官学の交流環境を整備し、「スタートアップビレッジ」を創っていきたいと着想したのが計画の発端です。

――具体的な学部などは、決まっているのでしょうか。

荒井　情報解析や統計処理、プログラミング、３次元CAD・CAM処理

奈良県知事

荒井　正吾（あらい　しょうご）

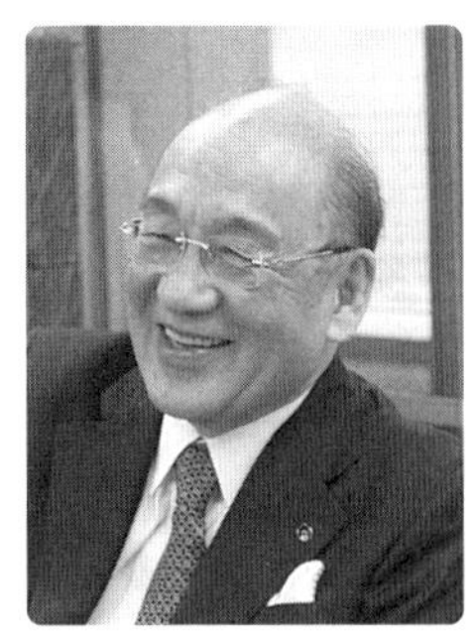

1945年１月生まれ、奈良県出身。奈良女子大附属高等学校、東京大学法学部卒業後、1968年運輸省入省。1989年運輸省航空局航空事業課長、1991年航空局事業課長、1992年官房文書課長、1993年運輸政策局観光部長、1995年官房審議官（鉄道局担当）、1996年鉄道局次長、1997年自動車交通局長、1999年海上保安庁長官、2001年参議院議員、2003年外務大臣政務官、2006年参議院文教科学委員長、2007年より現職。（現在、４期目）

県立大学工学系第2学部の概要

■**新学部の内容**

奈良県立大学に情報工学系（コンピュータ理論、AI、IoT、ロボット、データサイエンス、情報セキュリティ等）の新学部を創設する

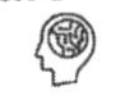

■**目指す人材像**

幅広い教養の知識を基礎に、科学的・論理的思考に習熟し、高度なデジタルスキルによって、現場での課題を解決できる地域リーダーを育てる

（例）
・ビッグデータの解析により、新たなサービスや商品の開発提案ができる人材
・道路環境のIoT化により、事故や渋滞を防ぐシステムを構築できる人材
・文化財のVR復元により、古都奈良の魅力を国際的に発信できる人材
など

学　部	工学部(仮)	地域創造学部
入学定員	100名	150名
収容人数	400名	600名
キャンパス	三宅町石見	奈良市船橋町
敷地面積	約4.5ha（予定）	約2.6ha
開学時期	令和13年（予定）	－

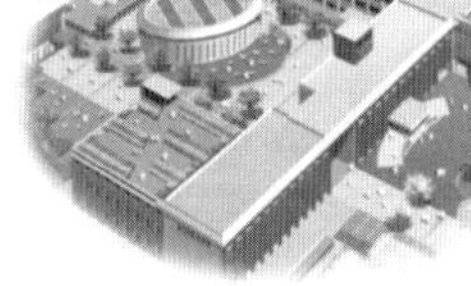

県立大学工学系第２学部の設置とスタートアップヴィレッジのイメージ図
（出典：奈良県）

などの情報系技術をもった人材を育成したいということから、入学定員100人、収容人数400人の規模の情報工学を中心とした学部を2031年度に、三宅町で開学したいと思っています。

――「ウエルネスタウン」についてはいかがでしょうか。

荒井　同じく2031年に「国民スポーツ大会」（国民体育大会）と「全国障害者スポーツ大会」が本県で開催されることが決まりましたので、メインスタジアムなどいくつかのスポーツ施設を整備する必要も出てきました。であれば、単に施設だけを整備していくのではなく、子どもから高齢者、障がいのある人もない人も全ての人々が健康で生き生きと暮らせる「ウエルネスタウン」として一体的に整備することによって、国が提唱する「スーパーシティ」計画と連動させることができるのではないかとアイデアが広がったわけです。

――現在の進捗状況について教えてください。

荒井　2021年５月に当該の３町と協定を締結し、プロジェクト自体はスタートしていますが、全体としては、まだ構想段階と言えるでしょう。そこで、2021年11月５日に、本県でキックオフ会議を開催し、国や地元自治体関係者、大学関係者、民間企業、有識者など多くの皆さんに集まっていた

だきました。会議の様子は、県の公式ホームページ（pref.nara.jp）上からYouTubeを通じて配信しますので、県民の皆さんはもとより全国の皆さんにもぜひご覧いただきたいと思います。

官民連携のコンソーシアムを組織し、2022年度から本格スタート

――一方、国の動きに目を転じると、内閣府は、「スーパーシティ型国家戦略特別区域の指定に関する公募」を行い、全国31の自治体から応募があったことを明らかにしていますが、この31の自治体に対し、2021年10月15日までに応募内容の見直しを要請し、2021年末には、スーパーシティ型国家戦略特別区域が発表されると見られています。現時点は構想段階ということですが、次の段階の公募の際に手を挙げていくというお考えでしょうか。

荒井　今後は、官民連携のコンソーシアムを組織し、地元自治体や大学関係者、民間企業の皆さんのニーズや要望などもヒアリングしながらコンセプトやビジョン形成などを詰めていく予定です。コンソーシアムは、2022年度から本格スタートさせたいと思っています。何しろ、大和平野中央のフィールドはまだ農地なので、スーパーシティの概念上では、全く何もないところからまちづくりを進める“グリーン”と言われるフィールドになりますので、議論の結果によっては、新しいテーマを追加してもよいと考えています。

――確かに、スーパーシティの概念上は、都市機能が揃った地域をさらに高度化していく“ブラウン”のフィールドとは一線を画するようですね。

荒井　私は、かつて大平正芳元総理が提唱された「田園都市構想」を「大和平野中央スーパーシティ構想」で具現化していくのも面白いのではないかと考えています。そのためにも、県が周辺の地域で行っているプロジェクト（「なら歴史芸術文化村」事業、「中央卸売市場再整備」事業、「まほろば健康パーク」事業、「県立医大周辺まちづくり」事業、「橿原運動公園・橿原公苑一体的スポーツ施設整備」事業）などとも連携し、一体的に議論していきたいと考えています。もちろん、行政としてもある程度の投

資はしていきますが、スーパーシティを目指すことによって、県内外からたくさんの民間企業に大和平野中央のフィールドに来ていただきたいと心から願っています。

スタートアップビレッジの創設によって、若者や女性の県外流出に歯止めを

――では、改めて県立大学工学部を新設されて、スタートアップビレッジを整備しようとされた背景についてお話ください。

荒井　理由は二つあって、まず若者の県外流出が大きいという点が挙げられます。本県の若年層（20～29歳）の転入超過率は、マイナス3.46％（2019年度）で、全国都道府県の中でも最大の若者流出県という状況になっています。女性の就業率も42.4％（2015年）で全国最下位です。若者も女性も割合、優秀な人たちがいるのですが、残念ながら良い働き口がないために、流出してしまうわけです。

――以前、月刊『時評』で取材した際に、貴県は、高速道路などのインフラが進み、工場誘致は、全国８位という実績が見られているとのことでしたが……。

荒井　ご指摘の通り、工場などの雇用はあるのですが、若者や女性にとって魅力あるイノベーションを起こせるような働き口がなかなかないというのが実情なのです。特に県内に工学系の高校はあるのに、大学がないため、県外流出の大きな要因になっています。彼らにとって、魅力ある企業とは何かというと、大学の中から生まれるスタートアップ企業のような存在ではないかと考えたわけです。

――なるほど。

荒井　さらにスタートアップという言葉には、「行動を起こす」という意味があるので、県立大学工学部が、住民の皆さんにとっての再教育の拠点として活用してもらえれば素晴らしいことだ、と考えました。具体的には、女性やシニアなどの再スタートになってもらいたいという願いも込められています。

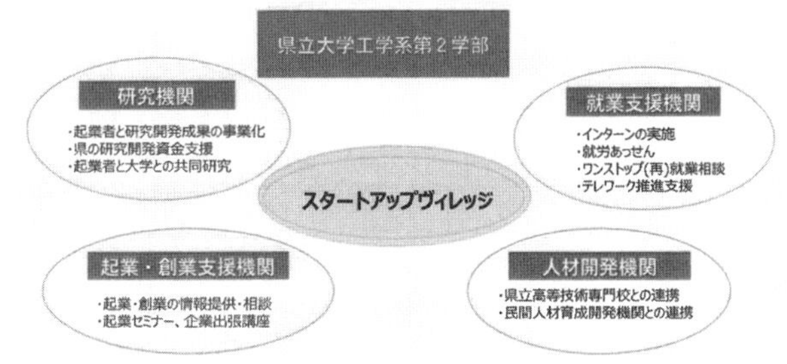

スタートアップヴィレッジの概要

（出典：奈良県）

――確かに、大学のターゲットを、若者だけでなく、女性やシニア向けに広げていくというアイデアは素晴らしいですね。

荒井　そのため、今回のプロジェクトには、イノベーションを自然発生的に生み出しているアメリカ・スタンフォード大学のノウハウを生かす狙いで、有識者として慶應大学名誉教授の矢作恒雄氏とスタンフォード大学循環器科主任研究員の池野文昭氏をお招きすることにしました。矢作名誉教授は、スタンフォード大学経営大学院でMBAを取得され、豊富な人脈をお持ちだと聞いていますし、池野主任研究員は、スタートアップ企業の育成講座などにも造詣が深いそうです。お二人の知見をぜひ「大和平野中央スーパーシティ構想」に反映させてもらいたいと希望しています。

ウエルネスタウンをつくり、令和版の「田園都市」構想の実現へ

――本書籍のテーマにも関わるウエルネスタウンの構想についても詳しく教えていただきたいと思います。

荒井　ウエルネスタウンのコンセプトは、全ての地域住民が健康に、楽しく暮らせるにぎわいのあるまちづくりを行うということです。そのために、本県では、2031年に開催予定の国民スポーツ大会・全国障害者スポー

地域住民の健康を維持し、健康寿命を延ばすため、地域包括ケアを充実させ医療提供体制のパフォーマンスを向上させる。地域住民に、社会福祉サービスが、滞りなく行き渡るための仕組みをつくる。
これらを地域で一体的に推進できる体制を整える。

地域の医療、地域包括ケア、地域の健康の状況の全体像を把握し、「見える化」を図る

地域の健康寿命

磯城郡３町の健康寿命の現状　　健康寿命 ＝ 平均余命 － 平均要介護期間

健康寿命（年）	川西町（H30(H29-R1)）	三宅町（H30(H29-R1)）	田原本町（H30(H29-R1)）
男性（市町村順位）	19.43（1位）	19.40（2位）	18.26（20位）
女性（市町村順位）	19.96（32位）	20.19（29位）	21.24（12位）

平均余命（年）	川西町（H30(H29-R1)）	三宅町（H30(H29-R1)）	田原本町（H30(H29-R1)）
男性（市町村順位）	21.18（4位）	21.61（1位）	19.83（23位）
女性（市町村順位）	23.56（32位）	24.52（18位）	24.44（25位）

平均要介護期間（年）	川西町（H30(H29-R1)）	三宅町（H30(H29-R1)）	田原本町（H30(H29-R1)）
男性（市町村順位）	1.75（23位）	2.21（37位）	1.56（12位）
女性（市町村順位）	3.60（17位）	4.33（33位）	3.20（8位）

医療、地域包括ケア、健康増進、社会福祉の一体的推進

（出典：奈良県）

ツ大会のための主要なスポーツ施設を田原本町に建設したいと考えています。同時に、「スイムピア奈良」、「まほろば健康パーク」に隣接する川西町にもスポーツ施設を建設する計画で、これらの県スポーツ施設を、大会後にも県民の皆さんに常時供用して、運動面からの健康増進を進めていきます。

また、健康寿命延伸のための施策についても、コンソーシアムで議論した上で、具体的に詰めていく予定です。私は、地域の健康状況の全体像を把握するために、プラットフォームや健康アプリなどを作ってみても面白いと考えています。３町の住民の皆さんの健康状態が「見える化」されれば、民間企業などが、さらなる健康増進のための実証実験を行ったり、データを蓄積しやすくなるのではないかと思っています。

――では、これからコンソーシアムで具体的な健康増進についての施策を進めていくという流れになるのでしょうか。

荒井　その通りです。健康増進施策については、地元のニーズや有識者の方たちのご意見も伺い、コンソーシアムで大いに議論していくことになるでしょう。さらに2022年６月には、本県で「第７回 UNWTO ガストロノミーツーリズム世界フォーラム」が開催されることになっています。この

イベントは、「食と歴史文化を楽しむために訪れる」ことをコンセプトにしており、これを機会に、食と健康についても探求していきたいと考えています。

――先ほど、荒井知事は、大平元総理が提唱された「田園都市構想」を具現化した令和版の田園都市を構築してみても面白いとお話されていましたね。新たなテーマを設定してもよいとのことでしたが…。

荒井　例えば、私は、エネルギーの面からドイツで実践されているシュタットベルケ（地域公共サービスを担う公的な会社組織）を整備してみても面白いのではないかと考えています。県南部には森林資源も豊富にありますので、バイオマスなど再生可能エネルギーを利用した地域発電を実施したり、地域での発電を地域住民の電気代節約のため、還元していくシステムを構築しても良いと思いますね。さらに再生可能エネルギーによって、水素を製造し、その水素によって水素発電を行う実証実験工場を建設してみるとか、夢がどんどん広がりますね。

――一方、2021年９月に、国ではデジタル庁がスタートしました。スーパーシティを目指すのであれば、地域のデジタル化とデジタルトランスフォーメーション（DX）の推進ということも政策課題として挙げられるのではありませんか。

荒井　ご指摘の通りです。３町の意向も十分にヒアリングしていく必要がありますが、前述した地域住民の健康増進のための地域デジタル化の推進は必須になるでしょうし、これを機会に、全県的にさまざまなDXを進めていくことが肝要だと思います。

――このプロジェクトは、奈良県立大学はもちろん、アカデミアの協力も得られるのでしょうか。

荒井　はい。本県には、奈良県立大学をはじめ、奈良県立医科大学（細井裕司学長）をはじめさまざまな大学がありますので、県内のアカデミアの皆さんにも積極的に協力してもらう体制を構築したいと考えています。いずれにせよ、地域住民、ひいては県民の皆さんに還元していく施策にしていきたいと考えていますので、ぜひご支援、ご協力をお願いします。

福島県会津若松市

市民生活の「見える化」をキーワードに、デジタル化を推進

オプトインを基に、医療・介護を一元的に担うバーチャルホスピタルの構築へ

――福島県会津若松市は、デジタルによって、健康増進施策などさまざまな施策を推進していると聞いています。まずは、概要から教えてください。

室井　本市は、2015年からデジタル情報プラットフォーム「会津若松＋（プラス）」という情報基盤を市民生活の利便性向上を図るという観点から運用をスタートさせています。ちょうどその時期は、地方創生がうたわれた頃で、ICT の活用によって地方行政が抱えるさまざまな課題を解決する狙いがあり、ヘルスケアもそのテーマの一つに入っています。

われわれは、デジタル化を進めるに当たって、重要なキーワードを「見える化」としました。と言うのも、市民の皆さんがもっと健康になりたいとか、よりよい生活をしたいと変容していくためには、今の自分の状況を把握してもらうことが何より重要だと考えたからです。

――つまり、人々の行動が変容したり、自分の努力の方向性が見えるためには、「見える化」させる必要があるというわけですね。

室井　はい。よく皆さん、デジタル化という点に着目されるのですが、極端な言い方をすると、デジタル化とは、住民の皆さんが「行動変容してもらうために現状認識をしてもらうための道具に過ぎない」と考えているの

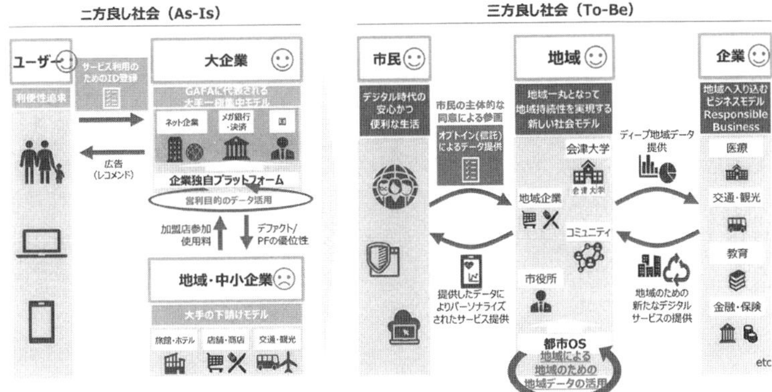

市民によるオプトインを起点とした三方良しの地域社会のイメージ
オプトインを起点に個人情報が提供されてこそ、市民・地域・企業の三方良しの地域社会が成立するとの考え方が大きな特徴だ。
（出典：会津若松市）

です。

――やはり、「見える化」という目的があってこそのデジタル化だ、ということですね。ここで、注目されるのが「オプトイン」という住民同意の仕組みでしょう。特に個人情報の取り扱いが、デジタル情報プラットフォーム「会津若松＋（プラス）」では非常に上手くいっている印象ですが、いかがお考えでしょうか。

室井　個人情報の取り扱いについては、非常にデリケートな議論をされがちなのですが、われわれとしては、本人が了解するという前提のもとに、

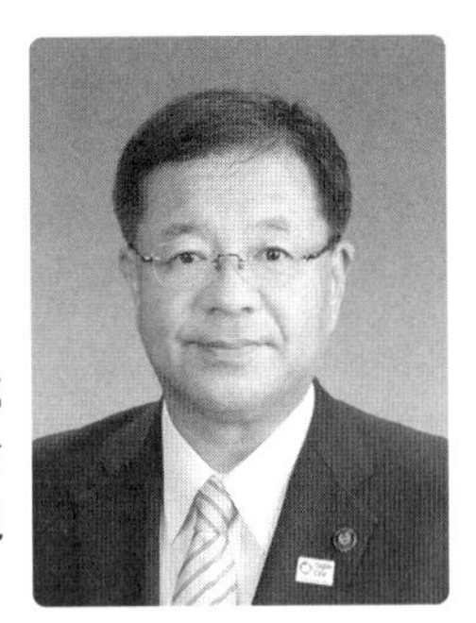

福島県会津若松市長
室井　照平（むろい　しょうへい）
1955年９月28日生まれ、福島県出身。東北大学経済学部卒業後、1978年北海道拓殖銀行入行。1999年会津若松市議会議員、2006年福島県議会議員、2011年８月より現職。（現在、３期目）

得られた情報をどう使っていくかということがより重要になると考えています。ただ、自分のデータは、本来自分のもので、自分の意思や同意によって、本来自分が使いたいところで利用できるというのが、理想だと思っています。そういう観点から、「会津若松＋(プラス)」において、オプトインという本人同意の仕組みを作りました。

進化するデジタル情報プラットフォーム「会津若松＋(プラス)」

――デジタル情報プラットフォーム「会津若松＋(プラス)」は2015年からスタートされたとのことですね。ここに至るまでさまざまな進化の過程があったかと思うのですが、室井市長はどのように捉えておられますか。

室井　まず、「会津若松＋」は、時系列的にどんどん進化しているということをご理解いただきたいと思います。恐らく今後も「会津若松＋」は、同様の過程を経ることでしょう。最初の段階は、ホームページの側面もあり、個人の嗜好を入れてもらうことによって、市民の皆さんが必要とするような情報を優先的に出してもらうという形態をとりました。具体的には、年齢、性別、家族構成、趣味嗜好など属性情報と言われているものを登録すると民間企業からの情報も含め、優先的に表示させるレコメンド型ポータルサイトというところからスタートしたわけです。

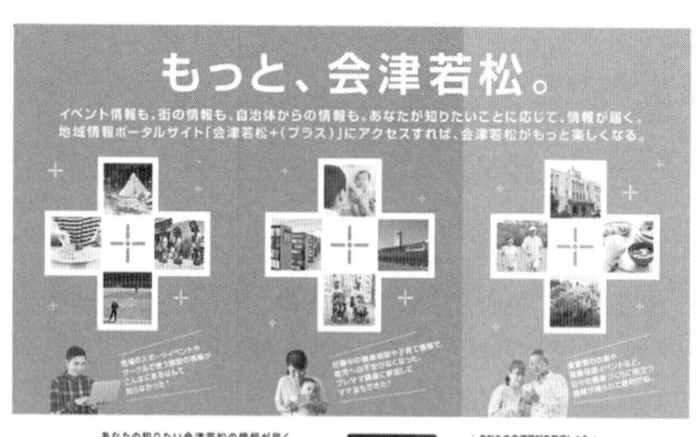

会津若松市で実装されている地域ポータルサービス「会津若松＋(プラス)」
スマホと連動し、オプトインを通じて、パーソナライズされた行政・地域情報が提供されている。
(出典：会津若松市)

――次の段階では、どのようになっていったのですか。

室井　その後、データ連携情報基盤という流れにつながっていくのですが、例えば、除雪車の位置情報や稼働情報をアウトプットしました。会津

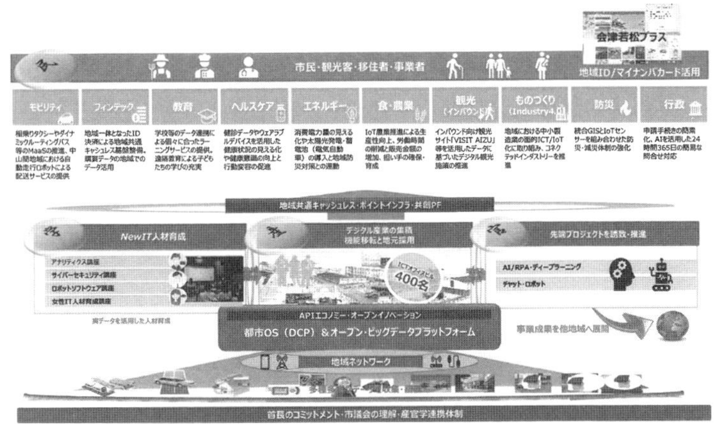

スマートシティ会津若松の全体像

ヘルスケアをはじめ、エネルギー、観光、教育、防災など10の領域でデジタル化を展開する。

（出典：会津若松市）

は雪国なので、どのように除雪がされているのかという情報は、住民の皆さんにとって生活に直結する情報になるためです。そこで、除雪状況を「見える化」する狙いで、「除雪車ナビ」という運用を始めたわけです。

次に「母子健康情報サービス」という母子手帳を電子化したサービスや学校の学級通信や緊急のお知らせなど主に学校情報を配信する「あいづっこ＋」の運用もスタートさせました。「あいづっこ＋」を見ると、学校でどんな宿題が出たのかがガラス張りになっていますので、家に帰ってもご両親が全て把握できる状況になっています。

――会津の子どもたちは、家に帰って「今日宿題なかったよ」とうそがつけないわけですね（笑）。

室井　そうですね。ただ、これが思わぬ効果をもたらしました。孫の学校の状況が見たいと、おじいちゃん、おばあちゃんの「会津若松＋」へのアクセスが大きく伸びたのです。高齢者がデジタルを敬遠するのは、関心のあるコンテンツが少ないためだと実感しました。

このほか、行政に対するサービスについては、サイト上で各種申請を一括して作成できる「申請者作成支援サービス」をこの段階で実装しましたし、サイトへの問い合わせについても「LINE でちゃチャット問い合わせサービス」などで対応しました。

――現在、市民の皆さんはどれくらい「会津若松＋」を活用されているのでしょうか。

室井　現在、サイト上 ID 登録された方は、約 1 万2000人になります。ただ、ID 登録せずに閲覧できるようになっていますので、現在、年間約19万5000人の皆さんにアクセスいただいています。

デジタル技術をフル活用した予防医療の仕組み構築に向けて

――「会津若松＋」で、徐々に市民の利用も増えてきている中で、今回の主要テーマであるヘルスケア分野についての施策は、具体的にどのように進めておられるのでしょうか。

室井　市民の健康寿命を延伸させていく施策、まさにヘルスケア分野は、これからの行政にとって不可欠のテーマだと位置付けています。現在、本市は、国が進める「スーパーシティ」構想に応募していますが、ヘルスケア分野を重要な柱に据え、地域全体の医療・介護を一元的に担う「バーチャルホスピタル会津若松」を構築したいと考えています。

――詳しく教えてください。

室井　「バーチャルホスピタル会津若松」とは、デジタル上での仮想的な総合病院を意味します。その中で、例えば AI（人工知能）などのデジタル技術をフル活用した予防医療の仕組みも創り上げていきたいと思っています。

――現段階で、AI をフル活用した予防医療の仕組みとは、どのようなイメージをされているのでしょうか。

室井　ここで、先述したオプトインが関わってきます。本人同意を得た上で、各個人の健康診断のデータを市内の複数の医療機関で共有し、地域全体で PHR（パーソナル・ヘルス・レコード）を構築していけるプラットフォームを目指したいと考えているわけです。仮に、PHR が構築できれば、例えばウエアラブル端末などを活用し、脈拍、血圧、体温などのバイ

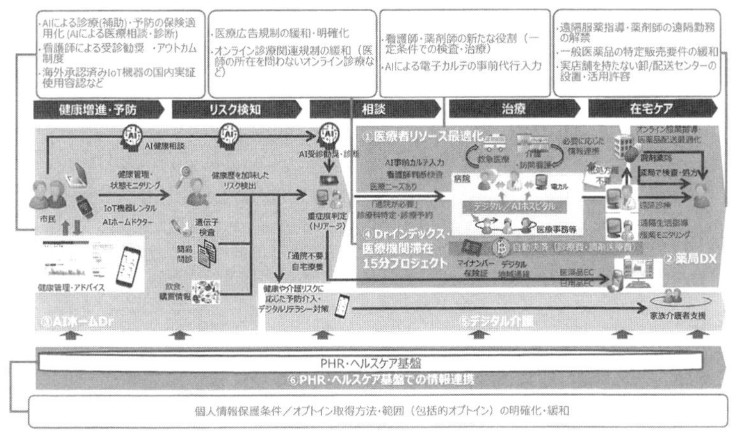

会津若松市が企画するバーチャルホスピタルのイメージ
市民の利便性向上と医療改革の双方を意識した医療 DX を目指したいとしている。
（出典：会津若松市）

タルデータも常時取得して、AI がモニタリングして、リスクのある人に受診や服薬を促していく仕組みが可能になると見ているわけです。

――なるほど。

室井　さらに本市には、中山間地域がありますので、そうした地域から通院するだけで、半日から１日かかるという状況もあります。そこで、われわれは「病院滞在15分プロジェクト」と呼んでいるのですが、事前に予約していただければ、患者さんはすぐに受診できる仕組みにしたい、と。決済は全てキャッシュレスで行い、薬も通常時では、後から送付される仕組みを想定しています。

――今、室井市長から説明いただいたヘルスケアサービスや医療サービスの充実で、市民の皆さんの利便性はかなり上がりそうですね。

室井　ありがとうございます。さらにもう一つ、市民の皆さんが主体的に納得していただける医療サービスを提供していくために「ドクターインデックス」という仕組みも導入していくことも検討しています。

――インデックスとは、通常、指数などを意味しますが、「ドクターインデックス」とはどのような仕組みをイメージされているのでしょうか。

室井　ドクターの情報をインデックス化して公開していく仕組みで、市民の皆さんは診療を受けたいドクターを自分自身で選ぶことが可能になるというものです。

──ただ、こうした仕組みがうまく運用されるには、病院側とのコミュニケーションや地元医師会との連携が不可欠と思えますが、どのように運用されているのでしょうか。

室井　現在、市内に大きな三つの中核病院がありますが、その病院や医師会の役員の方々には、スーパーシティ申請の段階でこの構想の概略を説明し、方向性についてのご理解をいただいています。

地方のDXを進めていくには、「標準化」が必要条件

──スーパーシティの実現に向けては、恐らく行政のできる範囲は限りもあるでしょうから、病院や医師会のみならず、大学などのアカデミアや民間企業とさらに大きな連携の仕組みも重要だと思えます。

室井　これまでの動きを振り返りますと、本市は、2013年にスマートシティの推進を掲げ、2014年に国の地域活性化モデルケースに採択されました。本市には、会津大学という県立のICTを専門とする大学があります。ここから大学発のスタートアップ企業も生まれています。加えて、2019年4月にオープンしたオフィスビル「スマートシティ AiCT」があり、ここにはわが国のみならず国際的にも著名なICT関連の企業37社（2021年9月末現在）に入居してもらって、地元企業を巻き込み、会津大学とのオープンイノベーションが盛んに行われています。スマートシティ会津若松の成果のほとんどは、この産学官の連携から生まれたものだと言えるでしょう。

　スーパーシティの実現に向けては、このスマートシティでの連携スキームに加え、前述した医師会や薬剤師会など関係団体とも連携しながら連絡会議などの組織を立ち上げ、地域の皆さんのご協力も得ながら推進していきたいと考えています。

──貴市の場合、「スマートシティ AiCT」の存在がデジタル化に向けて、

非常に大きな役割を果たしている印象を持ちます。

室井　おかげさまで「スマートシティ AiCT」は、コロナ禍においても満室の状態が続いており、ここでのネットワークが本市にとっても大きな財産になっていると言えるでしょう。やはり、「データを重視する」「見える化」という考え方が評価されているのではないかと思います。

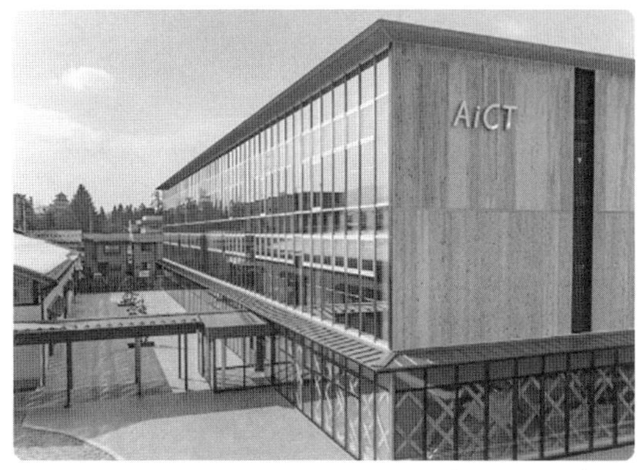

会津若松市に建設されたオフィスビル AiCT ビル
内外を代表する IT 企業37社が入居する
（出典：会津若松市）

――最後に、基礎自治体を担う室井市長のお立場から、国に対するメッセージがあればぜひお願いしたいのですが…。

室井　ヘルスケアにも関連しますが、デジタル技術というのはできる限り「標準化」していくことが必要だと思います。

われわれ地方自治体は、例えば人口規模で見ても大小さまざまで、都市部に近いとか、本市のように地方の中核的な都市など、条件が全く異なるわけですね。こうした中で、自分のデータを積極的に出すことが自分たちの生活に役立っていくというオプトインの考え方が市民に浸透していくことが、例え条件が異なっても行政の現場にとっては役立っていくはずですし、最終的に国のためにもなるのではないでしょうか。現在、国では DX（デジタルトランスフォーメーション）に向けて17項目にわたって、「標準化」に向けて動くと聞いていますが、ぜひ「標準化」というキーワードを大切にしていただき、できれば世界標準のようなものを構築していただければさらによいのではないかと考えています。

――ありがとうございました。

第５章

浜松ウエルネスフォーラム2021　レポート

「予防・健幸都市 浜松」実現に向けて

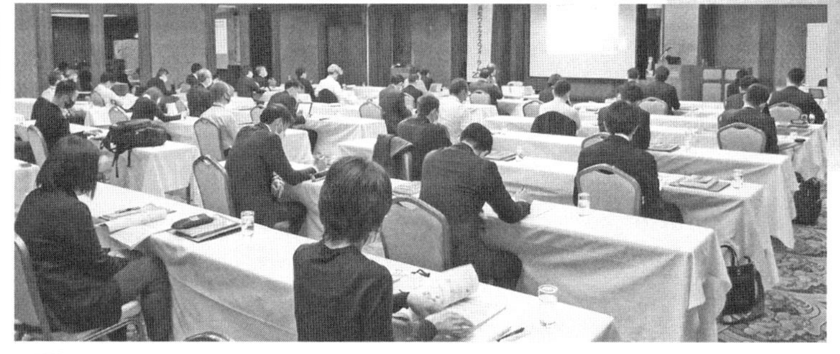

2021年３月17日、浜松市と株式会社時評社は、「浜松ウエルネスフォーラム2021・予防健幸都市　浜松を目指して」を同市内の「グランドホテル浜松」（浜松市中区東伊場1-3-1）とオンラインで開催した。当日、新型コロナウイルス感染予防のため東京都など首都圏は、２回目の緊急事態宣言下にあった（１月８日～３月21日）ため、会場入場者は静岡県内在住者に制限。密を避けるため、200人収容の部屋を入場者50人に限定し、首都圏など他県（米国・カリフォルニア州含む）の参加者は、講師を含め全てオンラインでの参加となった。

今回のフォーラムは、厚生労働省保険局医療介護連携政策課長・山下護氏、経済産業省商務・サービスグループヘルスケア産業課長・稲邑琢馬両氏による基調講演のほか、同市で実践されているウエルネスラボプロジェクト参加企業による実証実験報告など盛りだくさんのメニューで構成。なお、当日の様子は、「浜松ウエルネス・ラボ」公式 HP（hamamatsuwellnes-slab.jp）でも視聴できる。

“予防健幸都市”という新たな都市像を提唱し、全国でも注目を集める浜松市のフォーラムだけあって、50人の会場入場者に加え240人を超えるオンライン参加者が集まり、フォーラムは熱気に包まれていた。

＊本フォーラムレポートは時評社のまとめです。なお講演内容や講師の役職については、フォーラム開催時のものになります。

浜松ウエルネスフォーラム2021
「『予防・健幸都市』実現に向けて」のポイント

主催：浜松市　㈱時評社　　後援：経済産業省　厚生労働省

▶浜松市は、人生100年時代を見据え、「予防・健幸都市」という新たな都市像を実現していくため、新たに「浜松ウエルネスプロジェクト」を立ち上げた。「浜松ウエルネスプロジェクト」の推進体制として、「浜松ウエルネス推進協議会」（地域の推進機関・現在117の企業、団体が参加）と「浜松ウエルネス・ラボ」（地域外企業７社、浜松医科大学、聖隷福祉事業団などが参加）の二つの官民連携プラットフォームをエンジンに市民の健康寿命延伸を推進していく。

▶マイナンバーカードによる健康保険証利用は、自分の健康・医療の情報を医療機関と共有されることによって、医師や薬剤師などプロに伝わる仕組みで、診療内容や問診の質向上に役立つ。さまざまなプラットフォームと組み合わせることによって、最終的に市民に有益なアドバイスができるアプリケーションを提供するなど、さまざまな可能性が広がる。

▶自分の健康をどう生かしていけるかという点で、経済産業省・厚生労働省・総務省はPHR 利用に関する新たなルールを作っている。ルールをクリアした事業者のみが公的なPHR を利用できる。また、健康経営が、ここ数年でかなり浸透しており、特に地方では、地方自治体が健康経営を行う企業を表彰する動きも広がっている。

▶「浜松ウエルネス・ラボ」では、2021年度から参加企業が実証事業で蓄積したデータや行政が公開しているさまざまなデータを収集して分析をするデータプラットフォームを構築、実装していく。

▶浜松市は、男女ともに全国の政令指定市のうち健康寿命がトップを誇る。そこで、「浜松ウエルネスプロジェクト」の一環として、その要因を解明しさらに延伸させていくための共同研究「健康ビッグデータによる分析」を、浜松医大・静岡大学・聖隷福祉事業団・浜松市の四者で行うことになった。

▶「浜松ウエルネスプロジェクト」の素晴らしい点は、浜松市が実行部隊として、大学・病院・民間企業とともに汗をかき、プロジェクト自体を動かしている点にある。また、「浜松ウエルネス・ラボ」の実証事業において、期待すべき点は「予防の見える化・可視化」にあると言え、おそらく今後はこうしたモデルが増えていくと予想される。

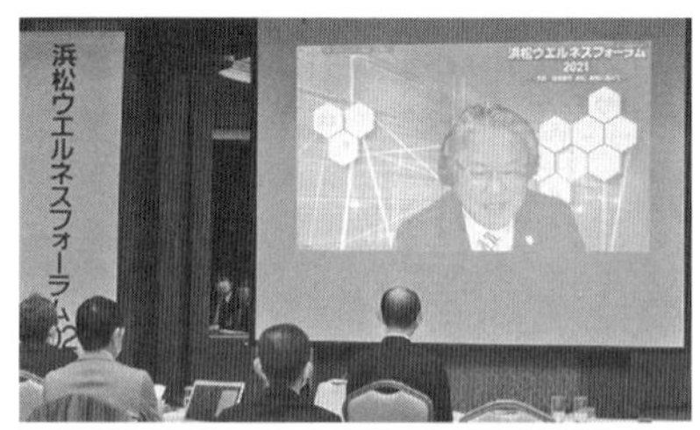

中央省庁はじめ民間企業、学識経験者などは全てオンラインで参加した。（スクリーン上は、米国カリフォルニア州から参加した池野文昭スタンフォード大学循環器科主任研究員）

開会あいさつ

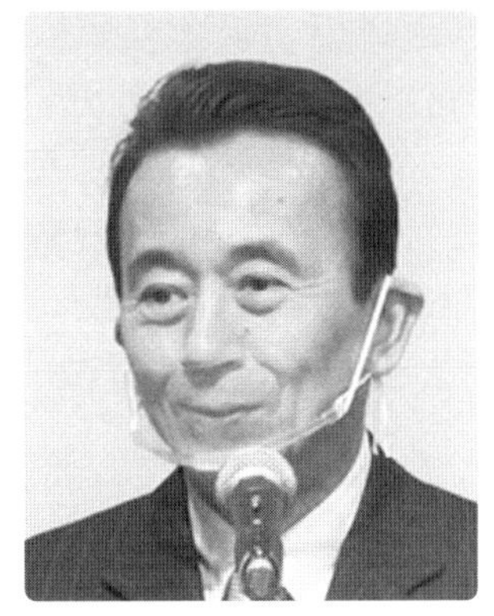

浜松市長
鈴木　康友

新型コロナウイルスの感染症がまだ終息を見ない中、「浜松ウエルネスフオーラム2021」に会場とオンラインで多くの皆様にご参加いただき、厚く御礼申し上げたい。

ご案内の通り、日本は人生100年時代を迎えると言われている。実際に、寿命が伸びてくると、やはりどれだけ健康で長生きできるかという健康寿命が大変重要になってくる。厚生労働科学研究班が３年に１度、大都市別の健康寿命の調査をしているが、おかげさまで浜松市は2010年、2013年、2016年と３期連続で男女とも１位だった。

そこで、本市は市民の皆様の健康寿命をさらに延伸させて、市民がいつまでも健康で幸せに暮らすことのできる「予防・健幸都市」を目指そうということで、「浜松ウエルネスプロジェクト」を立ち上げた。同プロジェ

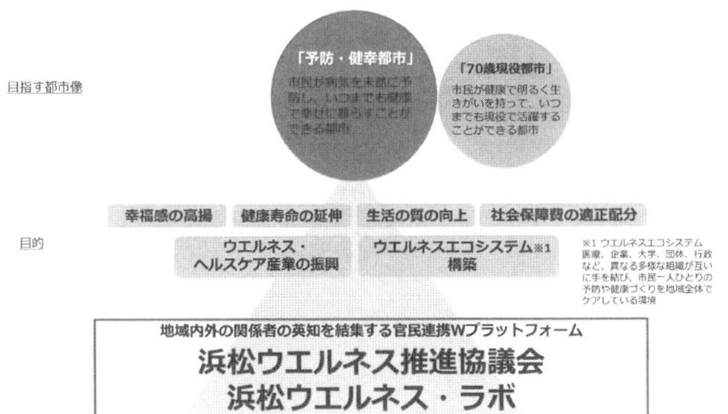
目指す都市像
「予防・健幸都市」
「70歳現役都市」
市民が健康で明るく生きがいを持って、いつまでも現役で活躍することができる都市
目的
幸福感の高揚
健康寿命の延伸
生活の質の向上
社会保障費の適正配分
ウエルネス・ヘルスケア産業の振興
ウエルネスエコシステム※1構築
※1 ウエルネスエコシステム 医療、企業、大学、団体、行政など、異なる多様な組織が互いに手を結び、市民一人ひとりの予防や健康づくりを地域全体でケアしている環境
地域内外の関係者の英知を結集する官民連携Wプラットフォーム
浜松ウエルネス推進協議会
浜松ウエルネス・ラボ
課題
生活習慣病対策、超高齢社会対応（介護対策）、
社会保障費（医療費等）の適正配分、成長産業の育成・・・

浜松ウエルネスプロジェクト　OUR GOALs　～私たちが目指すこと～
（出典：浜松市）

クトは、「浜松ウエルネス推進協議会」と「浜松ウエルネス・ラボ」という二つの官民連携プラットフオームから構成され、この二つのプラットフォームには、多くの医療機関や関係者の皆様、大学あるいは市内外の企業の皆さんに参加いただき、さまざまなプロジェクトが進められている。今回はそうしたさまざまなプロジェクトの進捗状況や成果を発表していただくということが中心になるが、それに先立ち、厚生労働省医療介護連携政策課の山下課長と経済産業省商務・サービスグループヘルスケア産業課の稲邑課長に基調講演をいただくことになっている。年度末の大変お忙しい中、両課長にはご出席を賜り厚く御礼申し上げたい。

このような今回のフォーラムが、参加された皆さまにとって大変有意義な場となることを心から期待申し上げたい。

最後に、浜松ウエルネスプロジェクトの進化と発展を心から祈念し、冒頭に当たってのご挨拶とさせていただく。

「浜松ウエルネスプロジェクト」の全体像について

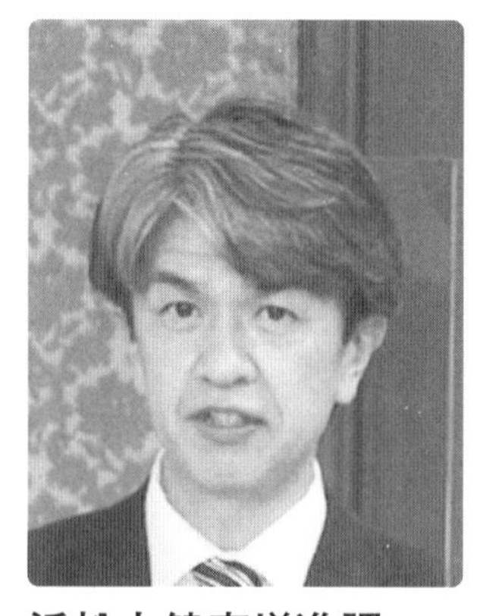

浜松市健康増進課
副参事
鈴木久仁厚

「「浜松ウエルネス・ラボ」の活動報告の前に、「浜松ウエルネスプロジェクト」の全体像について、補足説明しておきたい。

「浜松ウエルネスプロジェクト」は、健康寿命第一位などの本市の強みを一層磨き上げて、人生100年時代を見据え掲げた「予防・健幸都市」という新たな都市像を実現させて行くための官民連携プロジェクトであり、今年度からスタートした。本プロジェクトのターゲットは、医療の手前の予防や未病、ウエルネスの領域で、官民が連携して、市民のための健康づくり、疾病・介護予防などさまざまな事業を実施している。

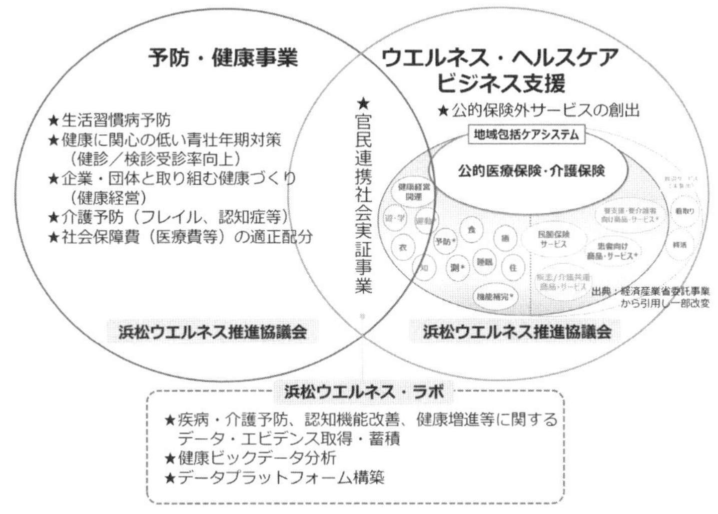

浜松ウエルネスプロジェクト概要　　　　（出典：浜松市）

「浜松ウエルネスプロジェクト」の推進体制として、「浜松ウエルネス推進協議会」と「浜松ウエルネス・ラボ」という二つの官民連携プラットフォームを設置している。両プラットフォームをエンジンに市民の皆さんの健康寿命の延伸と生活の質の向上を図り、「予防・健幸都市」を実現していくというのが、本プロジェクトの目指すゴールとなる。

「浜松ウエルネスプロジェクト」は、市民の皆さんに対する予防・健康事業とヘルスケアサービス・ビジネスの支援事業を二本柱に掲げている。

「浜松ウエルネス推進協議会」は、ウエルネスプロジェクトの地域の推進組織として、地元の医療機関や大学、関連団体、企業など117社・団体が参加し、官民連携によるヘルスケア事業や健康経営の推進、ウエルネス・ヘルスケアサービスの創出などの事業を進めている。

一方、「浜松ウエルネス・ラボ」には、地域外の企業７社と浜松医科大学、聖隷福祉事業団、浜松医療公社、浜松市が参加し、生活習慣病予防や認知機能の改善などに関わる官民連携社会実証事業などを通じて、データやエビデンスの取得・蓄積などを行っている。

浜松市では、こうしたプロジェクトの実施体制として、医療担当部長を責任者に、健康福祉部と産業部の二部五課によるプロジェクトチームを設置し、部局横断で取り組んでいる。

基調講演①
マイナンバーカードの健康保険証利用について

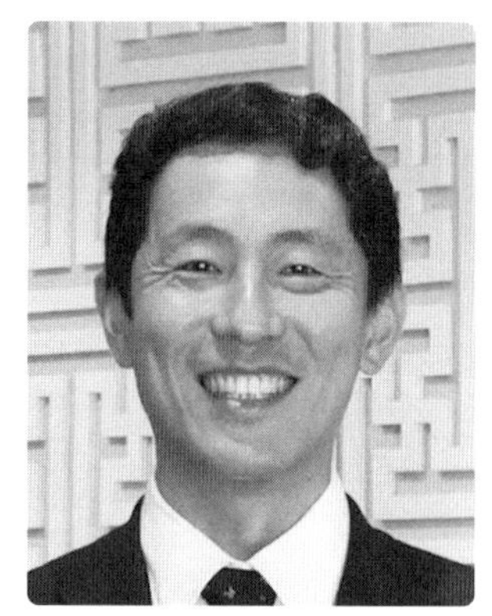

厚生労働省保険局
医療介護連携政策課長
山下　護

マイナンバーカードの健康保険証の利用に関して説明したい。現在、厚生労働省では、日本国民全員をカバーする全国3000以上の健康保険の保険者と結んだデータベースを構築している。この一元的に構築されたデータベースは、見方を変えると、国民一人ひとりの健康・医療に関する私書箱とも言える。その私書箱には、番号が振られていて、さらに健康保険証の被保険者番号と１対１で対応している。例えば、年齢が40歳以上であれば、メタボ健診の結果の情報も入っており、身長・体重はもちろん、血糖値や血圧など、の情報が入るとともに、過去、どの医療機関でどんな治療を受けたのかという情報やどんな薬が処方されたのかという健康・医療の履歴情報が蓄積されていくことになる。その健康・医療の履歴情報がマイナンバーカードを通じて、自分の情報として自分で管理するという仕組みだ。

こう説明すると、「健康保険証でもできるのではないか」という疑問を持たれる方もおられるかもしれない。ただ、健康保険証には被保険者番号は書いてあっても、写真が入っていないので、本人確認ができない。一方、マイナンバーカードは、顔の写真もついており、IC チップを通じて電子的に本人確認ができるため、結果として、４桁の番号を通じてマイナンバーカードによる健康保険証の利用ができる。

すると、「自分のカードに、自分の健康状態や治療を受けたのかという履歴情報が入ってしまうとセキュリティ上、恐ろしくて持てない」というような意見も出てくるのではないか。従って、「実はそうではない」ということをきちんとお伝えしたい。

■マイナンバーカード健康保険証利用の仕組み

まず、皆さんの財布の中にある、普段一般的に使用しているクレジットカードを例に説明したい。そもそもクレジットカードを使って支払いができるのはなぜだろうか。現在のクレジットカードには、ICチップがついており、利用者が支払いするときに、カードリーダーにクレジットカードを差し込むとカードリーダー側から4桁の暗証番号入力するように指示を受ける。利用者が暗証番号を入力すると、クレジットカード会社に対して本人であることが電子的に伝わり、同時に、利用店舗に対し、購入金額を引き落とすことを承認することが伝わる。

それから、クレジットカード会社は、その信号を受け取ると、期日に利用者の銀行口座の口座から購入金額を引き落とし、支払いを代行するというのがクレジットカードの仕組みだ。つまり、クレジットカード自体には口座残高や口座番号などの情報は入っておらず、唯一入っているのは、カードの保有者を証明する4桁の番号になる。

同様に、マイナンバーカードの場合も、カード自体には、健康情報や年金、税金などの情報は一切入っていない。一方、データベースには、先ほどのクレジットカードの事例と同様、個人の健康・医療の私書箱に情報が入っており、マイナンバーカードで4桁の番号がきちんと入力された情報が信号で伝わり、本人確認ができると、利用者自身の情報がフィードバックされる仕組みなので、心配はない。もちろん万一、落としてしまうと、4桁なので、1万分の1の確率で理論上、アクセスできることになる。従って、落とした場合は、クレジットカード同様、止める必要がある。

なお、クレジットカードとマイナンバーカードによる健康保険証の違いを言うと、病気やケガをした場合に、「いちいち4桁の暗証番号を押すのはどうか」という指摘も受ける。それはもっともな指摘で、4桁の番号を毎回入力しなくても、マイナンバーカードに登録されている顔写真と本人の顔の情報で、本人確認をする仕組みを採っている。そのために顔認証付きカードリーダーを医療機関に設置してもらうように取り組んでいる。

では、顔認証付きカードリーダーというのはどういうものだろうか—。これまでは、医療機関に行くと、健康保険証を窓口に渡す。それに代わり、マイナンバーカードでは、自分でカードリーダーにマイナンバーカードを置くと、マイナンバーカードにある写真の情報を読み取る。そして、ご自身の顔と照合して、照合されれば本人の健康保険の情報が医療機関の窓口に届けられる仕組みだ。待ち時間は短くなるだろう。ちなみに、顔情報は、照合が終わると、すぐに消される仕組みなので安心していただきたい。

さらに、この仕組みを使うと、皆さんの診療内容、診察室での問診の質が高くなる。

これがどういうことかについてもお伝えしておく。マイナンバーカードを置き、患者として自らの情報を医療機関に提供することについて同意すると、データベースに入っている服薬した薬の情報が受診する医師に伝わる。健康診断の内容についても、本人の同意に基づき、伝達されることになる。

例えば、抜歯するときに、歯科医から薬を常用していないか聞かれた経験がある人もあるだろう。普通の人だとその問いに対しあまり意識せず、「大丈夫」と言って歯を抜いたとする。仮にそのときに血液がさらさらになる薬を服薬していた場合、歯を抜いてしまうと出血が止まらないという症状が起こる。そうした場合、歯科医の立場からすると「服薬の情報さえあれば」ということにもなるはずだ。つまり歯科医に通院する場合にも、他の医療機関でどんな薬を飲んでいるのかを歯科医と共有しておけば、歯科医は予め患者の状況に合わせて治療に対応できる。自身の健康のためにも、マイナンバーカードを使って自分の情報を信頼できる医師と共有することによって、より安心して診療を受けることができるというわけだ。

■マイナンバーカード健康保険証利用の展望

では、今後、そうした情報は、どのような形で進めていくのだろうか。データベース内には、日本国民一人一人の健康保険の被保険者番号や投与された医薬品の情報、1年に1回受ける健康診断などの情報やいつどの医療機関でどんな手術を受けたのかといったレセプト情報が入っている。また、資格情報として、例えば75歳以上の高齢者では現役並みの3割負担なのか1割負担なのかなどの情報も入るし、所得に応じた高額療養費の限度額情報も含まれる。

加えて、処方せんについても、マイナンバーカードを通じて電子処方せんという形で医療機関、薬局と情報共有されることになる。

つまり、利用者のマイナンバーカードという鍵を使って、自分の健康・医療の情報を信頼できる医療機関と共有されることによって、自分の健康・医療の情報が医師や薬剤師などのプロに伝わる仕組みと言い換えることもでき、これが、マイナンバーカードによる健康保険証の利用の今後の発展の可能性とも言えよう。今回は、浜松市の皆さんを中心に健康に関するビジネスをされている事業者の皆さんもおられると聞いているが、将来は、皆さんで構築された情報と私たちが構築している情報と組み合わせて、最終的に市民の皆さんにとって有益な健康のアドバイスができるアプリケーションを提供するという可能性もあるのではと期待している。

基調講演②
健康寿命の延伸に向けたヘルスケア産業の創出

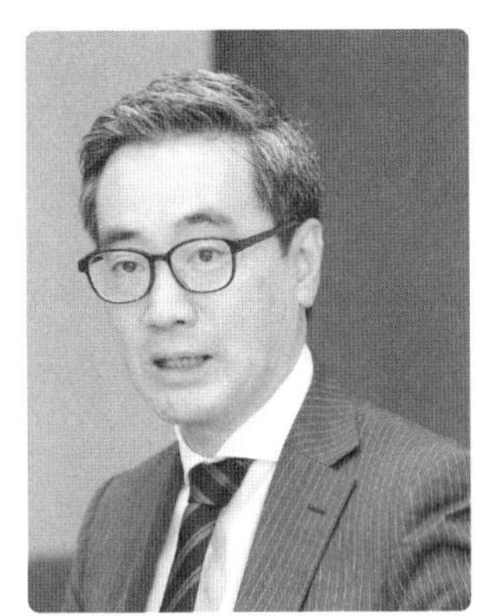

経済産業省
商務・サービスグループ
ヘルスケア産業課長
稲邑　拓馬

政府は、健康・医療戦略本部という組織を、内閣総理大臣が本部長となる体制で作り、関係する省庁が連携して、研究開発や新産業育成を実施している。そこで、今回は、現在、政府が取り組んでいる健康寿命の延伸に向けたヘルスケア産業を創出について説明したい。

■三つの背景

まず、背景として3点を挙げてみよう。最

初に健康寿命の延伸について説明しておく。わが国の人口は、1900年初頭から急速に上昇し、2010年をピークに急激に人口が下がっている状況にある。現在の高齢化比率は、27～８％くらいだが、これからどんどん上がっていく。こうした中で、経済社会を維持しながら、活力ある国を維持していくためには、国民一人ひとりの健康寿命の延伸が欠かせない。

例えば、一般的な「65歳まで働いて、リタイア」というケースを考えてみよう。現在は、15～64歳の生産年齢人口当たり、二人で一人の高齢者を支えているのだが、このペースで高齢化率が進むと、2065年には、1.3人で一人を支えることになる。だが、仮に75歳まで元気で活躍できる社会を実現すれば、2065年時点では2.4人で一人を支える構図になり、状況は改善される。実際、今の高齢者の体力は、昔と比べ、ほぼ10歳は若返っており、日本老年学会などは、現在は65歳とされている高齢者の定義を「75歳以上に見直したらどうか」と提言している。もちろん、体力面だけが、健康で長生きできるわけではない。社会的にも健康で長生きして、社会に参画する仕組みを創っていくことが、国に求められる大きな課題と言えよう。

二つ目の背景として、足元のコロナ禍の影響も指摘される。運動不足で肥満になったり、

メンタルヘルスやストレスなどの事例が報告されている。欧米では、都市がロックダウンされた影響で、１日当たり6000歩くらい歩いていた人が、3000歩くらまで下がってしまっているという報告もある。日本はそれほどではないものの、外出を控えるために総じて下がってしまっているというのが実情だ。高齢者では、認知機能の低下などの課題もある。

さらに三つ目の背景として、デジタル化の必要性が高まっていることも挙げられる。数年前にOECDが各国の医療ビッグデータの基盤構築のレベルを示した調査によると、残念ながら日本は、先進国の中で最もデジタル化が遅れているという結果が報告されている。コロナ禍で、各国がデジタル化を加速させている。元々遅れていた領域ではあるが、国として、大きく取り戻していくというのが、現政府の方針だ。

■デジタルヘルスについての課題と政策的なアプローチ

では、足元、コロナ禍でデジタルを使って健康長寿を実現するために、論点を三つほど整理し、それぞれどのような政策的な動きをしているのかについて説明してみたい。

まず、最初の課題として、自分の健康情報をどう生かしていけるかという領域において、PHR（パーソナル・ヘルス・レコード）を利用する上でどのようなルールを作っていけるかということが挙げられよう。日本では、国民皆保険のおかげで、生まれてから学校生活、職場と生涯にわたって健康のデータが確保できる。ただし、例えば事業主健診データだと企業が持っていたり、メタボ健診だと保険者、学校健診だと、学校が持っているなど主体がバラバラになっているので、マイナポータルという仕組みを使って、個人のアプリに全部入れられるようにしようとしている。これが、実現されると、過去の健康診断のデータと併せて、日々の健康管理や食事、運動などの活動要素と掛け合わせることでアプリから有効なアドバイスを受けることが可能になる。

現在、こういうサービスを提供して受けられるような基盤を国として創り上げているが、幾つかのハードルもある。例えば、自分の健康情報が、悪意のある人たちに利用されてしまわないかという情報セキュリティなどの課題が挙げられる。そこで、経済産業省、厚生労働省、総務省の３省で新たなルールを作り、こうしたルールをクリアした事業者だけが、公的なPHR利活用の仕組みを利用できるようになるという方向で調整している。今、国の指針をパブリックコメントにかけているところだ。例えば、個人情報を第三者に提供する場合には、個人情報保護法に基づいて本人同意をとる必要があるが、利用者がほとんど読まないような長い文書で同意を取ることにならないよう、今回のPHRの利活用のルールにおいては、より丁寧で分かりやすい確認を事業者に求めていこうと考えている。

もう一つ、情報のポータビリテイと呼ばれる視点が挙げられる。例えば私がランニングとかの記録を管理する健康アプリＡを使っていたとする。そこに健康診断の情報なども入れていて、別の食事を管理する健康アプリ

Bにデータを移したいと考えた場合に、もともと使っていたA社がデータを抱え込んで、B社に渡せないとなると、利用者にとってすごく不便になるので、それをちゃんと移行できるような仕組みを前提としてルールにしたいと思っている。

二つ目の課題には、予防・健康増進の分野においてしっかりしたエビデンスがないと、それを訴求できないという問題がある。「健康にいい」と訴える商品はいろいろあるが、本当に効くかどうか分からないというものも多い。そこで、今年度から経済産業省と厚生労働省では、11のプロジェクトをスタートさせ、民間のヘルスケアサービス事業者が商品開発に参考になるようなエビデンスを整理する基盤を作り上げていきたいと考えている。

三つ目の課題は、予防・健康分野は、保険適用の外になるので、ここの分野でマネタイズできる仕組みを構築しておく必要がある。われわれが着目しているのは、企業が従業員の健康づくりに力を入れていくという健康経営への取り組みで、それによって、ヘルスケア産業創出の基盤になっていくものと考えている。従業員が健康であれば、企業にとってもいいことだし、生産性が高まり、活力のある職場が生まれる、それによって企業の価値が高まっていけば、企業が経営的視点で健康づくりに励んでもらえる好循環のサイクルが期待できるだろう。

代表的なものは、健康経営に取り組んでいる企業を健康経営優良法人として認定するということを経済産業省で実施している。企業と中小企業に分け、調査票から一定程度のスコアになった企業に対し、「健康経営優良法人」として認定する仕組みだ。大企業で一番スコアの高い企業を健康経営銘柄として業種ごとに選び、比較的スコアの高い500社程度をホワイト500として選定している。中小企業は、上位500社程度をブライト500として指定している。

健康経営の取り組みは、7年前から実施しているが、毎年拡大し、大企業の場合、例えば東証の大型株の「TOPIX100」の約8割の企業が健康経営に参加している。今年度は、コロナ禍の中でも中小企業を中心に増加していて、健康経営がここ数年でかなり浸透してきたのではないかと実感している。

一方、地域を通じても健康経営の視点が加速しつつある。特に地方自治体が、健康経営を行う企業を表彰するような動きが拡大している。今年度は全国94の自治体で表彰・顕彰制度を持っている。ユニークな事例として、例えば長野県松本市など18の自治体は、健康経営を実施している企業が公共工事などの入札を行う場合にポイント加算をするということも行っているということだ。目に見えるインセンティブがあれば、参加する企業の力も入るので、こういった自治体の動きもわれわれの方で把握していきたい。健康経営という視点で、いろいろな企業が参画し、それによってヘルスケア産業が大きく伸びていくということを期待している。

官民連携社会実証事業の紹介①
聖隷 MCI スタディ

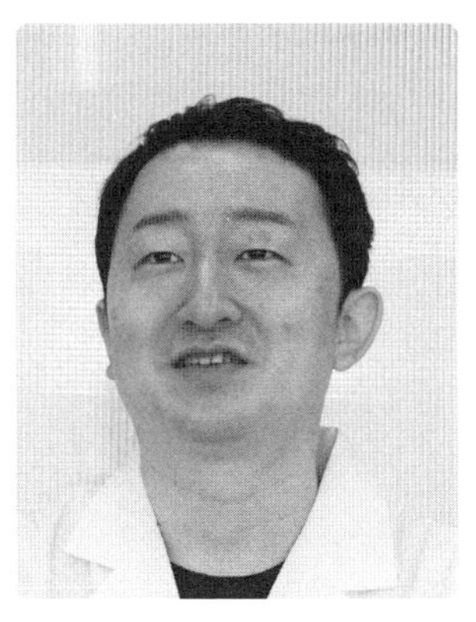

キリンホールディングス株式会社
キリン中央研究所主任研究員
阿野　泰久

私からは、社会福祉法人聖隷福祉事業団と共同で実施している「聖隷 MCI スタディ」について説明したい。この研究は、乳由来の「βラクトリン」と呼ばれる認知機能改善につながる食成分を活用した脳の健康サポートに関する実証事業となる。

まず、当社の概要について簡単にご紹介させていただく。キリンホールディングス株式会社は、創業1907年で、東京に本社機能を置いている。グループの中核には、主にビール、酒類を製造・販売するキリンビールやメルシャンや清涼飲料水を扱っているキリンビバレッジなどがあるが、医薬・ヘルスサイエンス事業にも近年注力している。医薬事業については協和キリンが、ヘルスサイエンス事業についてはファンケルや協和発酵バイオと連携し、さまざまな事業開発を進めている。

当社では、伝統的に発酵・バイオテクノロジーをコア・コンピタンスとして有しており、これらの技術を健康課題の解決に生かし、経済的または社会的な価値を創出していきたいと考えている。このためには、ヘルスサイエンス領域において、発酵・バイオテクノロジーを活用しながら、①免疫領域②脳領域③腸内環境領域の三つを重点領域として進めている。今回、「浜松ウエルネス・ラボ」と連携するのは、主に②の脳領域だ。

脳領域に取り組む背景として、日本は平均寿命が伸び続けており、国民の４人に１人が高齢者という超高齢社会を迎えているからにほかならない。2025年には、MCI（軽度認知機能障害）が584万人、認知症患者数が730万人にまで増加するとも言われており、65歳以上の高齢者のうち５人に１人は認知症になるという予測もある。

認知症をもたらす認知機能の低下は、発症してから治療するという方法論が現状では十分に開発されていない中、早い段階から日常生活を通じて予防対策を講じておくことが非常に重要になる。特にMCIやその前の段階から適切な日常生活、特に食習慣を改善させることで、認知機能はサポートできるということが最近の研究から分かってきた。脳の健康が維持されていることは、心も満たされた豊かな生活を送る上でとても重要である。

前述の通り、日本人対象の疫学調査によると牛乳や乳製品の摂取が認知症のリスクを下げるという報告に着目し、東京大学や協和キリンとの連携を通じて「βラクトリン」と呼ばれる乳由来の認知機能改善成分を独自に見出している。「βラクトリン」は、カマンベールチーズなど発酵や熟成の進んだ乳製品に多く含まれる成分だ。これまでの非臨床試験で、「βラクトリン」は脳の老化やアルツハイマー病の予防効果を示すことが確認されており、健康な方を対象とした臨床試験では、記憶力や集中力といった認知機能が改善するというエビデンスが取得されている。

しかしながら、認知症のような脳の健康課題は、とても一企業では解決できない。MCIのエビデンスが不足していることと、日常生活を通じて脳の健康を知る機会や把握できるようなソリューションも期待されていることから、産官学の実証実験が可能な「浜松ウエルネス・ラボ」に参画させていただくことになった。

同ラボのスキームによって、聖隷福祉事業団や浜松医科大学と連携でき、特定臨床研究としての倫理審査を実施。昨年から臨床試験もスタートしている。

「βラクトリン」のMCIの方を対象とした臨床試験だが、聖隷事業団に提供していただくMCIドックは、通常であれば有償になるが、臨床試験に参加いただくことで、無償で受信可能だ。浜松市民の皆さんにも趣旨をご理解いただき、試験に参加いただけそうな方がおられるようであれば、ぜひ参加をお願いしたい。また、今後も当社は、脳の健康サポートに取り組んでいる企業や団体とも積極的に連携していきたいと考えている。

官民連携社会実証事業の紹介②
中高齢者対象の嗅覚機能と気分・ストレスに関する調査研究

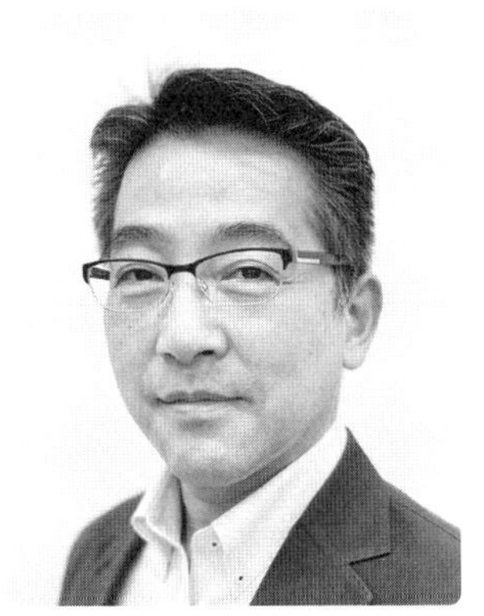

株式会社ファンケル
総合研究所
ヘルスサイエンス研究センター長
由井　慶

「浜松ウエルネス・ラボ」において、健康増進に向けた新たな研究として、嗅覚機能と気分・ストレス状態に関わる実証実験をキリンホールディングス株式会社と一緒に進めている。今回は、その内容を説明したい。

まず、当社について概要を紹介しよう。無添加化粧品および健康食品を中心とした研究開発に力を入れた製販一体型企業で、設立は、1981年。昨年創業40周年を迎えた。世の中の「不」を解消するために、「もっと何かできるはず」という会社理念のもとに事業を進めている。現在は、2015年にスタートした機能性表示制度のもとに機能性表示食品の開発に注力しており、2019年8月からキリンホールディングス株式会社との資本業務提携を行っている。われわれの研究開発の拠点として、横浜市の南に位置する戸塚区に総合研究所を設置しており、研究員は約200名となっている。ここでは、化粧品と健康食品の基礎研究から応用研究を中心に、顧客が求める幅広い研究に取り組んでいる。

昨今、心の健康が社会的に大きな課題となっている。一般企業でも特に中高年齢層で病気にかかる人が増えており、厚生労働省から各企業に対し、メンタルヘルスに対するケアが示されている。さらには、新型コロナウイルス感染の影響で、コロナうつやコロナ疲れといった気分状態の悪化に対するケアも必要になっている。

一方で、高ストレスにさらされていながら、本人の自覚が伴わずに悪化してしまうということがよく挙げられる。これは自覚症状と客観指標が乖離するために起きる。従って、今後、客観的に確認できる指標が求められていると言えよう。また、昨今の研究において、嗅覚機能、唾液成分と気分状態の関連性についても研究が進んできている。

そこで、私たちは、気分・ストレス状態を簡便かつ客観的に把握し、日常生活を通じて改善する手段を開発することを目指して研究をスタートさせた。主観・客観的な指標による気分・ストレス、健康状態の把握に向けた研究として、具体的には嗅覚テスト、主観アンケート、唾液成分、自律神経機能などを見ている。研究の規模は、40～75歳の浜松市民から360名が対象になる。なお、本研究は、人を対象とする医薬系研究に関する倫理指針にのっとり、倫理審査を経て実施している。

本研究を通じ、浜松市民の皆さんに対して、嗅覚機能や気分やストレス、健康状態に関する最新の情報を提供し、日常を通じての気付きなどの啓発を行っていきたいと考えている。実際に、研究にご参画いただいた方からは「参考になった」とか「その数値に対して、今後どのように対応すればよいのか」といったご意見も寄せられており、こうした実際のコミュニケーションの中から「健康に対する気付きを持っていただいている」と実感しているところだ。

次の段階では、気分・ストレス、健康状態を改善するためのエビデンスを取得していきたいと考えている。そのエビデンスに基づき、直接的あるいは間接的に、香りを介したソリューション開発につなげていければと考えている。

具体的には、第二弾として、今年から来年に向けて、香りによる介入研究も計画していきたい。香りについては、やはり安全ということ、それから日常という点を考慮して、食品由来の成分を選んで実施していきたいと考えている。

最終的には、気分・ストレス、健康状態のチェックという視点、さらにはそれに対するソリューションを組み合わせることによって、健康改善活動に役立てていただくことを目指している。

官民連携社会実証事業の紹介③ デジタル技術＆ヒューマンタッチによる血糖コントロール

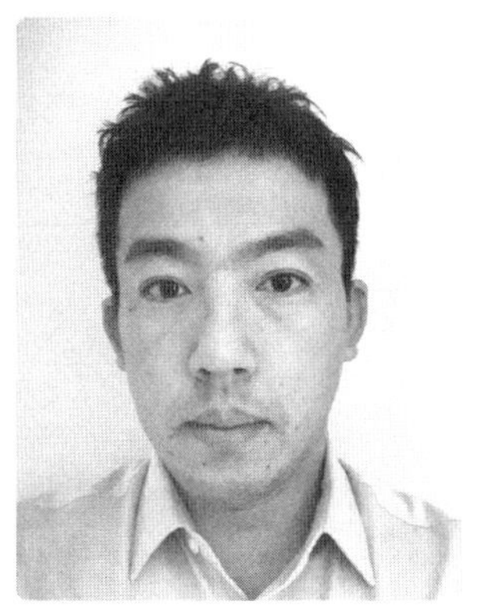

SOMPOひまわり生命保険株式会社
事業企画部サービス企画グループ課長代理
鈴木　敦

われわれSOMPOひまわり生命は、生命保険の提供だけではなく、お客様や国民の皆様が健康になることを支援、サポートする健康応援企業となることを目指している。そこで、新しいヘルスケアサービスの開発や展開を目指すために、「浜松ウエルネス・ラボ」に参加し、2020年11月から2021年２月まで３カ月間にわたって実証実験を実施した。今回は、われわれが実施したデジタル技術＆ヒューマンタッチによる血糖コントロール事業について報告したい。

本事業では、糖尿病予備群の意識変容と行動変容に寄与することを目的に、能動的なサイクルと行動継続により、血糖値を改善して、糖尿病発症予防を実現する３カ月間のプログラム、大きく分けて、前半の４週間と後半の８週間の介入を行った。

前半の４週間は、デジタルによる介入で、参加者に「フリースタイルリブレ」という自動で常時血糖測定ができる機器を装着してもらう。自身の血糖の動き、変化、食事記録などをアプリに登録し、記録することによって、血糖との関連をより見える化させ、血糖変動の原因に気付いていただく。さらに、デジタルによる介入プログラムも行い、改善行動を自分で決めていただき、行動に移していただく。

後半の８週間は、行動継続の面で、市内の杏林堂薬局に協力いただき、薬局・管理栄養士による対面フォローを行った。参加いただいた対象者は、30～65歳の市内在住または勤務の糖尿病予備群の人たちを選び、直近２年間の健診結果で、空腹時血糖が126未満、HbA１cが5.6～6.5未満の、まだ糖尿病にかかっていない方々に参加してもらった。また、デジタルによる介入もあるので、スマートフォンを日常的に使用している方も選定基準とした。

実証の結果報告だが、当初われわれは60人を想定していたが、浜松市や医療機関、健保組合の協力もあり、69人が応募。そこから条件の絞り込みを行い、最終的に59人の方に参加いただいた。さらに注目すべき点が途中で実証をやめてしまう離脱者で、３カ月のプログラムを通してわずか１名に抑えることができた。これは、何と言っても、管理栄養士のフォローが、大きく寄与したと見ている。

リブレによる計測データから各項目の結果についても掲載しておいたが、参加者のデータの多くの項目で大きな改善が見られた。特に血糖値の項目の中にある推定HbA１c、平均血糖値が、実証の開始時、平均5.84あった数値が同5.66まで下がる結果になった。参加条件の下限は5.6なので、その下限値に限りなく近付くまで平均HbA１c値を抑える結果が得られた。時期的に年末年始をまたぐ、比較的暴飲暴食がされる厳しい期間といったことも考慮に入れれば、大きな成果が得られたと考えている。

参加者のアンケート結果も紹介しておきたい。実証終了後のアンケートだが、「行動変化を与えたきっかけは、どんなものだったか」といった質問に対し「リブレで測ったことによって血糖が見える化したこともあるが、薬局での管理栄養士との面談が行動変化に大きく影響した」「管理栄養士の方が数値の改善結果を親切に教えてくれて励みになった」といった声も数多く聞かれた。つまり、デジタルによる介入だけではなくて、管理栄養士つまり、ヒューマンタッチによる介入が参加者の意識、行動変化、行動継続に大きく影響を与えていたといったことを見ることができた。

最後にこの実証実験を通じて、来店の予約の調整や通常業務との兼ね合いで、薬局にかかる負担が大きいと改めて実感した。また、糖尿病予備群の皆さんが個人レベルで改善行動を続けることも現実には厳しいので、企業や健保などを通じて、B to B to C のサービスモデルを早急に検討する必要があると感じている。

官民連携社会実証事業の紹介④ 健康増進・口腔ケアに関する社会実証報告

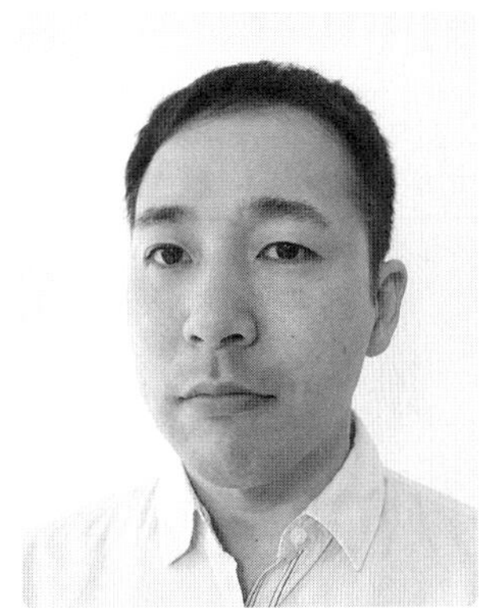

第一生命保険株式会社
イノベーション推進部イノベーション開発課マネジャー
小沼　亮太

当社からは、現在実施中の健康増進アプリを活用した社会実証の経過報告と口腔ケアに関する計画について説明したい。

まず、第一生命グループでは、病気や万が一などに対し、経済的に保証するという従来の生命保険の役割から、疾病の予防や早期発見などの分野へも力を発揮していくことが必要だと考えている。また、当社グループでは、保険ビジネス（Insurance）とテクノロジー（Technology）の両面から生命保険事業独自のイノベーションを創出する取組みを“InsTech”と銘打ち、よりよいサービスの提供や人々の Well-being（幸せ）の実現に向けて、テクノロジーの活用を積極的に推進している。「浜松ウエルネス・ラボ」においては、デジタル技術を活用して、市民の皆さんに疾病の予防や早期発見などに資するサービスを提供することで、健康寿命の延伸に向けた行動変容を起こせるかという観点で、社会実証を進めている。

では、まず「健康増進アプリによる行動変容に関する社会実証」についての経過報告を行いたい。当社では、従来から、健康活動をサポートしたり、自身のリスクを予測したりしながら楽しく健康について意識していただける健康増進アプリ「健康第一アプリ」というサービスを提供しており、同アプリを活用して健康意識にどのぐらい変化が生じるかということを検証していきたいと考えている。

今回の社会実証では、約200名の市民、市内在勤者の皆さんに参加いただき、①国民健康保険に加入していて、特定健診を普段受けていない方を対象に、健康診断を受けるようになるのか②市内の企業、団体の協力のもと、従業員の皆さんが定期的に健康行動を実施するようになるのか―といった行動変容がもたらされていくかを検証している。2021年２月までの経過では、同アプリを登録した約150名のうち、毎月６割ほどの方に、アクティブにアプリを利用いただいている状況だ。今後、参加者の健康意識・行動がどのように変わっていくのかということを、検証し、報告していきたい。

また、2021年度は、「スマート歯ブラシを活用した口腔ケアによる歯周病予防への行動変容に関する社会実証」を進めていく。「歯周病は万病のもと」と言われているが、歯周病は虫歯と合わせて歯を失う二大要因であり、糖尿病をはじめ生活習慣病と相関関係があることが分かっている。生涯十分な数の歯を維持し、カラダ全体の健康維持につなげるためには、歯磨きなどのセルフケアはもちろん、歯周病検診や予防歯科通院で専門家によるケアを定期的に行うことが理想とされている。しかしながら浜松市の歯周病検診の受診率は全国の受診率推計と同等の５％程度にとどまり、歯周病検診や予防歯科の受診率の低さが課題となっている。本社会実証では、口臭を測定できる世界初のスマート歯ブラシ「NOVENINE SMASH」（以下、SMASH）を活用し、歯周病を予防するための行動変容を起こせるかについて検証していく。

SMASHは、電動歯ブラシの中に備わった口臭センサーに、息を吹きかけると、口臭レベルが確認できる。また、専用のスマホアプリと連動させると、具体的な口臭数値や歯磨きした時刻、時間を把握できるほか、ガイダンスに合わせて口腔内の写真を撮影する機能が備わっている。さらに、取得される口腔データを活用し、アプリ上で歯科医師にチャット相談をすることもできる。自宅にいながら手軽に専門家からのアドバイスがもらえるメリットは大きく、その中で歯科受診が後押しできれば、行動変容に結びつく可能性は高いと期待している。

本社会実証は、2021年6月から3カ月間にわたっての実施を予定している。参加者には、毎日SMASHを使った歯磨きや口臭測定、オンライン歯科相談などを行ってもらい、その後、歯科受診などの行動や意識の変化を検証していく。

官民連携社会実証事業の紹介⑤
スミセイ“Vitality Action”

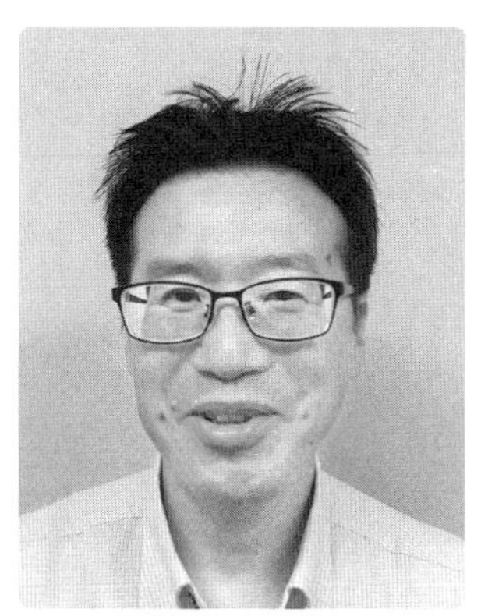

住友生命保険相互会社
企画部兼営業企画部ウェルエイジング共創ラボ部長代理
阿部　伸彦

当社は、「浜松ウエルネス・ラボ」において、オンライン版スミセイ“Vitality Action”という親子スポーツイベントを実施した。元サッカー日本代表、福西崇史氏を講師に招き、2020年12月5日に午前・午後の2回開催した。参加対象は、小学生親子で、参加費は無料。福西氏は、ジュビロ磐田でも活躍されたので、浜松の皆さんはよくご存じだと思う。

このイベントは、「日本の健康寿命の延伸」という社会的課題の解決のために、当社設立110周年記念事業として、2017年から開催している。競技は、サッカーだけでなく、野球、卓球、柔道、バドミントン、バレーボールなど幅広い枠で実施している。それぞれの種目のトップアスリートを講師に招き、参加者とスポーツを通じて、触れ合い、運動する楽しさや大切さを感じることで、運動を継続するきっかけとしていただいている。その上でコンセプトを「たいせつな人とカラダ動かそう」とし、大切な人（家族）と一緒に運動することでもっと健康にもっと幸せになってもらいたい、という願いが込められている。

20年度は、新型コロナウイルス感染がまん延したため、開催が危ぶまれたが、自宅でオンラインを通じて参加してもらう「オンライン版スミセイ“Vitality Action”」という形式を採用した。これまでに全国７カ所で開催した。

イベントの所要時間は、約１時間。まず、開会式が行われ、参加者への説明と諸注意などを行い、当社の代表が挨拶して、親子のスポーツイベントがスタート。アスリートが、参加者の出欠確認をし、学校のような和気あいあいとした雰囲気で行われるように工夫した。本イベントは、親子で触れ合える機会ということも重要な要素としており、トップアスリートによる「上手ですね」「頑張っていますね」とか、「もっとこうした方がいいですよ」といったアドバイスのもと、親子で楽しくカラダを動かす仕組みだ。

さらに、運動終了後、15分ほどＱ＆Ａコーナーを設置し、トップアスリートとのコミュニケーションが図れるようにした。浜松開催の際も、福西氏がジュビロ磐田に在籍された当時の思い出などを語っていただき、非常に和やかな雰囲気だった。最後に、閉会式を経て、参加者全員による記念撮影を行い、終了といった流れになっている。

スミセイ“Vitality Action”の、これまで４年間の実績としては、オンライン版、リアル版を含めて、全国111箇所にて、5862組、１万2432名（2021年３月末時点）の親子に参加してもらっている。

今回、浜松で開催したオンライン版スミセイ“Vitality Action”には、私も参加したが、参加された親子の皆さんが、笑顔で楽しそうに触れ合う機会を見ることができ、非常に良い雰囲気で開催できたと思う。ただし、健康増進という意味では、１回きりのイベントだと、十分な効果が得られないため、参加者には継続して運動していただけるように、健康増進のためのカレンダーを配布している。

また、今回のイベント開催にあたり、準備段階から浜松市の皆さまに特にお世話になった。広報誌への募集案内掲載はもちろんだが、教育委員会を通じて小学校でチラシを配付してもらったり、市役所・保健所・市のスポーツ施設や各企業の健康保険組合をはじめ、浜松ウエルネス推進協議会会員の企業などに幅広く協力いただくなど、方法論・チャンネルの広さを実感した。この場を借りて、改めて感謝申し上げたい。

われわれ住友生命は今後もさまざまな事業・取り組みを通じて、浜松市の市民の皆さんの健康増進のため、明るい未来のために貢献したいと考えている。

データプラットフォーム構築

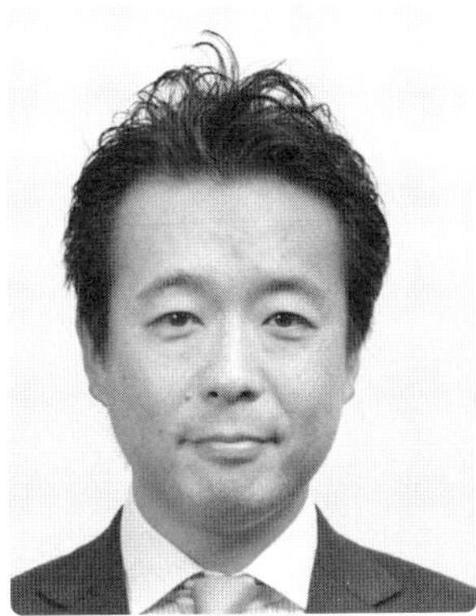

SAP ジャパン株式会社
トランスフォーメーション・オフィス・トランスフォーメーション・オフィサー
長阪　数馬

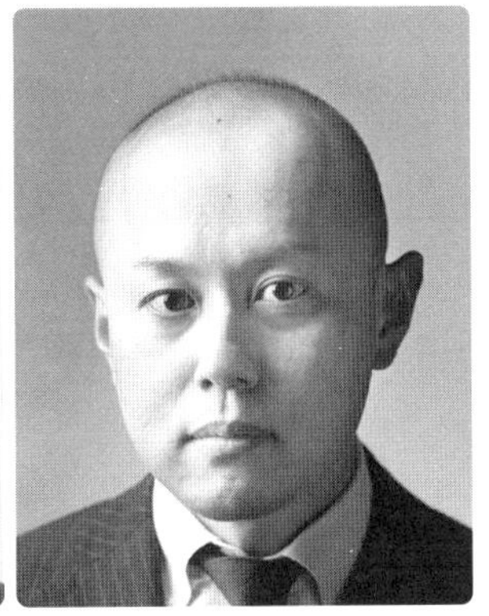

SAP ジャパン株式会社
ソリューション統括本部
エンタープライズ・アーキテクト
佐宗　龍

今回、われわれからは「予防・健幸都市浜松」実現に向けたヘルスケア・データ・プラットフォーム構築に向けて」というテーマで、説明したい。

まず、SAP ジャパンについて、簡単にお話したい。われわれは、ドイツが本社の、いわゆるソフトウェアの日本法人で、主にビジネスアプリケーションや、業界向けのソフトウェア、今回のように、データ・プラットフォームと言ったデータを蓄積・分析するようなソフトウェアを販売している。

では、なぜヘルスケア・データ・プラットフォームが必要なのか——。

これまでさまざまなプロジェクト参画企業の皆さんから説明があったが、こうした参画企業の皆さんが実証事業活動によって蓄積したデータを、「浜松ウエルネス・ラボ」参画企業や浜松市はもとより、今後の可能性として、例えば静岡県や医療機関などにもより付加価値の高いデータとして提供できるようにしていく視点が重要になるのではないか。

また、何より浜松市民の皆さんにとっては、自分自身のヘルスケア・データを網羅的に理解し、ヘルスケアに関する最適な情報をフィードバックしてもらうという機会創出が重要になってくるし、何よりウエルネス・ラボ参画企業の皆さんの立場では、個人情報など十分に注意すべき点はあるものの、自社の実証事業から得られたデータだけではなくて、データプラットフォームを活用することで、新たな商品やサービスにフィードバックしたり、開発していける可能性が広がるのではないか。何より、浜松市の皆さんにとっては、市民の健康寿命を延ばすことに資するというのが大きなメリットになるのではないだろうか。

データの分析の技術は、かなり進んでいて、これまでは、専門家がデータを集めて整理して、いろいろな技術を駆使してやらなければならなかったことが、さまざまな人たちが直感的にデータを投入することで、多角的な分析が可能な世界が現実に起きている。併せて、今までのデータの蓄積をもとにして、機械学習の力を使うことによって、今まで気付かなかったアイディアや将来的にどんなことが起きるのかといった予測モデルを、統計手法を使って現実に反映できることが起きている。われわれは、こうした手法をまさしくヘルスケア・ウエルネスの世界で使わない手はないと考えており、ヘルスケア・データ・プラットフォームを、データを溜めるだけではなく、どのように使っていけるかについて、2021年度から実装したいと思っている。

ヘルスケア・データ・プラットフォームの概念だが、「浜松ウエルネス・ラボ」参画企業、公開されたオープンデータをもとに蓄積する層、そして、利活用しやすいようにデータを蓄積する共通基盤、最後に溜めたデータを、参画企業や浜松市の皆さんがより活用していただけるためのデータを公開する「Open Service API」の3層でデータを蓄積、格納、見やすい形にして提供するというイメージで進めている。

実際にわれわれがプラットフォームとして提供する範囲だが、一つは、ヘルスケアのデータを格納するデータ・プラットフォーム自身で、これは、「浜松ウエルネス・ラボ」参画企業の公開可能なデータだけを格納する。さらには、行政が公開しているさまざまなオープンデータや統計データなどを収集して分析をしていくための基盤も構築し、あとは、集められたデータを、「浜松ウエルネス・ラボ」参画企業が実際にデータ分析として使えるような分析基盤も併せて提供していく。さらには、われわれ自身が、サービスの提供者という形で、データを取得していくことも検討中だ。これは、「Active One for Hamamatsu」と呼称しているが、市民参加型の活動支援ソリューションという形態でサービスを展開しようと考えている。

健康ビッグデータ分析

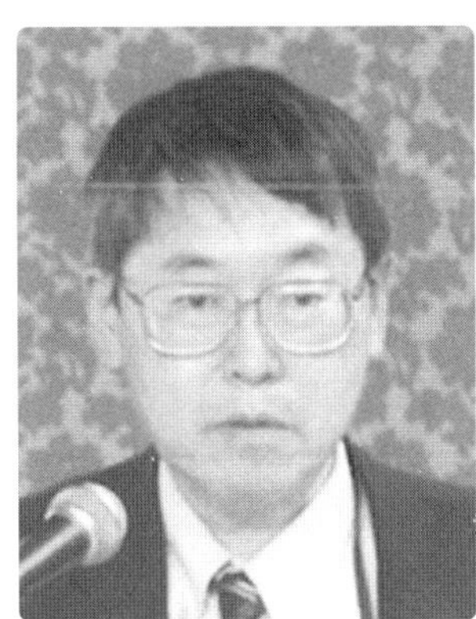

国立大学法人
浜松医科大学
健康社会医学教授
尾島　俊之

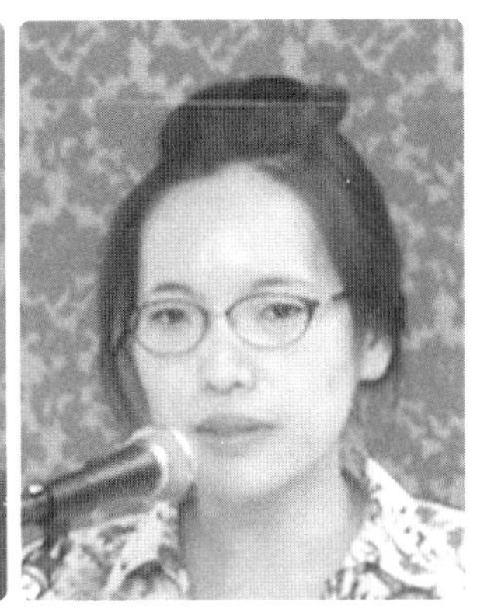

社会福祉法人聖隷福祉事業団
聖隷健康診断センター医師
国立大学法人　浜松医科大学
健康社会医学講座特任研究員
赤松　友梨

今回の「健康ビッグデータによる分析」は、私と浜松医科大学健康社会医学講座の特任研究員で、聖隷福祉事業団の聖隷健康診断センター医師の赤松の共同で報告する。

まず、この分析の背景だが、ビッグデータの活用状況が非常に注目されていて、直近の「骨太の方針2020」を初め、さまざまなところで、ビッグデータの収集・分析による科学的かつ効果的なアプローチによる保健医療施策の推進が求められている。

浜松市でも、既に国民健康保険の保険者として、第２期のデータヘルス計画が策定・公表されていて、国民健康保険のビッグデータの分析などにも着手している。また、静岡県は、35市町の国保における特定健診データを網羅した報告書なども作成している。

さらに重要な要因として、健康寿命の延伸が挙げられよう。浜松市は、健康寿命が政令指定都市の中でトップであることが知られているが、その要因を解明していくとともに、良好な健康寿命を保持して、さらに延伸させていくためにはどのような施策を打ち出していくのがよいのかという知見が求められている。

そこで、浜松ウエルネスプロジェクトの一環として、予防・健幸都市の実現に貢献すべく、聖隷福祉事業団が所有する健康ビッグデータの解析を浜松医科大学と聖隷福祉事業団、静岡大学、浜松市との共同研究というスキームで実施することになった。四者の役割分担として、浜松医大は共同研究の進行管理や横断的な分析などを担当し、聖隷福祉事業団は、健診データの整理と基礎的な分析などを担当。静岡大学情報学部は、AI などを使った高度な分析を行い、浜松市には、この共同研究のプラットフォームを作ってもらう。

従って、本研究は、浜松市民の健康寿命が良好な要因を明らかにしていくことを主要目的とし、さらに、市内地域ごと、属性ごとの特徴や生活習慣の要因の有無による検査異常や疾病発生などのリスクについても明らかにしていきたいと考えている。

なお、聖隷福祉事業団の人間ドックや健康診断のデータを用いているが、強みとしては、非常に規模が大きいということが挙げられよう。現在分析中のものでは、合計約56万人となっており、浜松市民のカバー率が高く、特に働き盛りの年代、若い人たちのデータが比較的多い。また、人間ドックの詳細なデータが網羅されていたり、経年的なデータ蓄積があるため長年の変化なども見ることができるというのも特長と言えよう。

分析の方向性として、現在、実施しているのが、静岡県外、静岡県内の浜松市外、浜松市内の三者の比較というアプローチで、性別や年齢階級別の分析なども進めているところだ。

現在までの分析の結果、浜松市においては、生活習慣の面で、喫煙習慣のある人、飲酒の頻度が多い人、就寝前に夕食を取りがちな人、20歳から体重が10キロ以上増えた人たちが、全国や静岡県内の他市と比較して、少ない傾向にあるということが分かった。また、健診データで見ても、浜松市においては、肥満の人、血圧が高い人、肝臓や糖の一部項目が高い人の割合が、全国や静岡県内他市と比較して少ない傾向にあるということも判明した。

今後の研究の方向性についてだが、例えば、市内の地区別の比較や、将来の健診異常を予測するための因子の検討や、人間ドックの助成を行っている事業所とそうでない事業所を健康状態がどうかという視点で比較していくなど、人間ドックの特殊な項目の分析なども実施していきたいと考えている。

浜松ウエルネス推進協議会
令和２年度活動報告

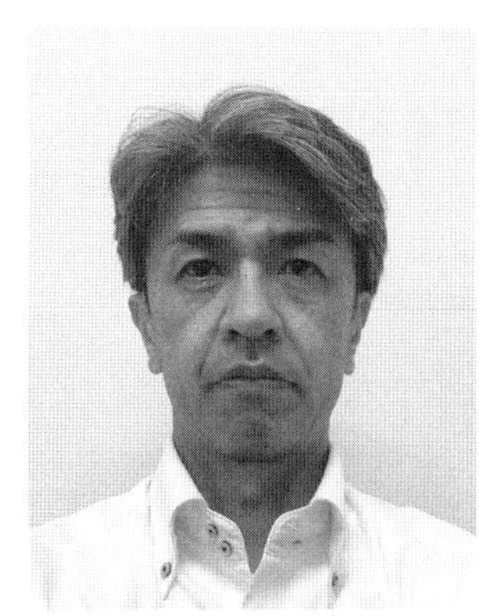

浜松市健康増進課
副参事
鈴木久仁厚

「浜松ウエルネスプロジェクト」の地域推進組織、「浜松ウエルネス推進協議会」の活動報告をさせていただく。

現在、推進協議会には地域の企業・団体の計117社・団体が参画している。

推進協議会の役割は、①参画企業や団体の皆さんが取り組む独自のヘルスケア事業をサポートしていくこと、②参画企業・団体による新しい枠組み、新しい形でのヘルスケア事業を展開していくこと、である。

現在、予防や健康づくりに関する市民ニーズが大変多様化しているため、こうしたニーズに対応していくためには、行政サービスはもとより、官民連携、民間企業による新たなヘルスケアサービスを提供していくことが大変重要だ。2020年度において推進協議会では、官民連携によるヘルスケア事業の推進、健康経営の推進、ヘルスケアサービスの創出など、大きく六つの柱を立てて事業に取り組んできたが、改めて各事業ついて報告したい。

まず一つ目の事業が、官民連携による「予防・健康事業」で、20年度は、さまざまなコラボプロジェクトを実施した。例えば、高血圧や糖尿病など生活習慣病予防のために浜松市医師会が主催する減塩・低カロリープロジェクトの一環として、市内の調剤薬局「杏林堂薬局」と連携し、自宅で簡単にできる減塩レシピを季節ごとに作成した。また、急激な血糖値の上昇を抑えることに有効なベジファーストのPRおよび実践を促進する集中キャンペーンとして「浜松パワーフードベジファーストキャンペーン」を1カ月間実施し、約1200人の市民の皆さんに参画いただいた。5大がんの検診受診率向上を目的に、聖隷福祉事業団や杏林堂薬局など10社の会員企業の協力を得て、「がん検診受診キャンペーン」も実施した。期間中、がん検診受診でプレゼントが当たる企画やヘルス&ビューティーチェックなどのイベントも開催した。「Go To デンタル」というデンタルケアの大切さを会員企業などに啓発するキャンペーン企画も実施し、市の歯科衛生士によるレクチャーや相談、さらに歯周病検診に関するアンケートなども行い、会員企業約80社に協力いただいた。

二つ目の事業が健康経営で、2020年度は、主に啓発を目的としたオンラインセミナーを中心に開催した。

三つ目の事業が「ヘルスケアサービスの創出・展開」だ。浜松市は、全国のスタートアップ企業が市内で実施する実証実験について、補助金交付と事業推進のサポートを行っている。2020年度は採択7件中4件がヘルスケア関係だったこともあり、推進協議会としても積極的にサポートをした。また、新たな「ヘルステック」やヘルスケアサービスの創出に向け、協議会の参画団体でもある、はままつ医工連携拠点と「浜松ウエルネス・ヘルスケア現場ニーズ情報交換会」なども開催した。同交換会では、浜松医科大学と聖隷健康診断センターによる医療機関側の現場ニーズを、地域内外の企業やスタートアップ企業に紹介・提供した。

四つ目の事業が官民連携体制の強化だが、2021年度は会員間の情報共有や会員情報の収集・発信などを目的に、毎週金曜日にメルマガを配信したり、ホームページも開設した。今年度ホームページは暫定的に開設したが、来年度は、ページをリニューアルし、内外への発信をさらに進めていくことにしている。

五つ目の事業が「ウエルネス・ラボ」が実施する社会実証事業への参加・協力になる。地域企業には、健康経営の一環として、これからも積極的に参加・ご協力をいただきたい。

六つ目の事業が、事業報告・活動成果の共有で、今回のフォーラムの開催などが挙げられる。

われわれとしては、2021年度それぞれの事業において、新たな事業が複数立ち上がってきたことが大きな成果だと考えている。「予防・健幸都市」を実現していくためにも、こうした取り組みを息長く発展させながら進めていくことが大変重要だと考えている。

浜松ウエルネス推進協議会　民間連携事業事例報告①
～(社福)聖隷福祉事業団・浜松パワーフード学会・㈱遠鉄ストア

私からは、浜松パワーフード学会と遠鉄ストア、そして聖隷福祉事業団保健事業部による「浜松パワーフードフレイル予防プロジェクト」についてご報告したい。

聖隷福祉事業団は、「保健」、「医療」、「福祉」、「介護」の４事業を運営する社会福祉法人だ。昭和初期に結核患者を治療した診療所からスタートし、その後、病院設立につながった。

また、結核の予防対策として始まった結核検診事業の仕事は、疾病予

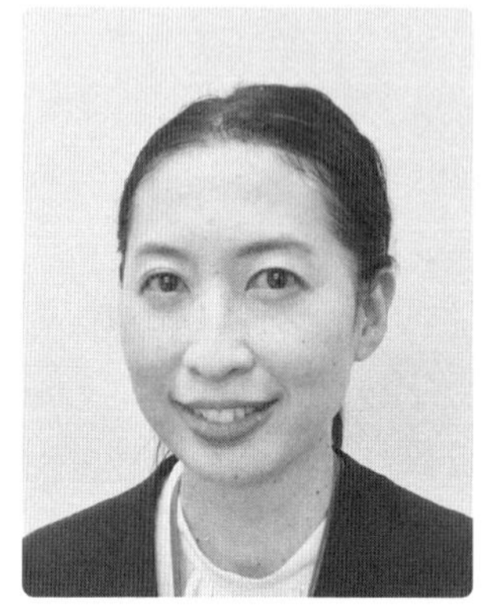

社会福祉法人聖隷福祉事業団保健事業部
聖隷予防検診センター健診看護課管理栄養士
池谷　佳世

防、健康増進事業となる保健事業部へと発展した。

また、介護保険対応の入所施設や在宅サービス、有料老人ホームなど、「保健」、「医療」、「福祉」、「介護」サービスの四事業を柱とした総合的なヒューマンサービスを提供している。

最初に、フレイルについて触れておきたい。フレイルとは、2014年に日本老年医学会が提唱した言葉で、食事の質や量が不十分になった高齢者の栄養状態がきっかけで心身機能が低下することを意味し、いわゆる要介護になる前の状態と定義している。フレイルの特性は、可逆性、つまり適切に介入を行うことにより健康な状態に戻すことが可能で、そのためには予防や改善が重要になる。つまり、フレイルになったとしても、栄養状態を確保することで健康な状態に戻ることができるわけだ。現在、シニア世代に対する国の施策は、メタボ対策からフレイル予防へとシフトしており、浜松市でも健康課題の一つに掲げられている。

そこで、今回、私たちは「浜松ウエルネスプロジェクト」の一環として、このフレイル予防に着目。食事面からアプローチしたフレイル予防弁当を共同開発することした。狙いは、フレイルの認知度を上げるためだ。ある調査によると、フレイルについて、きちんと理解している人の割合は、全体の２割程度に過ぎないとの報告もある。実際、現場にいる私自身もフレイルの認知度の低さを実感している。従って、フレイルという言葉の意味を知り、予防と改善の方法を理解し、それを行動に移していくことが非常に重要だと思っている。

概して、高齢者の皆さんは、調理の煩わしさから、食事の品数が少なくなることが多く、そのため、筋肉維持に必要なたんぱく質量の不足や栄養が偏りがちになる傾向がある。宅配やスーパーの弁当やお惣菜を利用している家庭もあり、今後、こうした傾向は増えていくと懸念している。

そこで、フレイル予防弁当の販売にあたり、例え、毎日食べられないとしても、栄養素を充足させる回数を増やせるように工夫を重ねた。ポップなどを活用し、フレイルを啓発していくことにも注力した。

食材の調達は、浜松産の畜農産物の魅力を発信している浜松パワーフード学会の生産者の皆さんに要請。弁当の製造については、浜松パワーフード学会の会員で、今回、この企画に賛同いただいた有限会社竹泉が担い、販売及び販売促進は遠鉄ストアが担当することになった。お弁当には、23品目の食材が使用され、そのうち６割の14品目に浜松産の食材が用いられている。

フレイル予防は、多様な食品、特に10食品群の食品を１日で摂取することが重要と言われている。浜松産のパワーフードをふんだんに使用することで、筋肉維持に必要な１食分のたんぱく質だけでなく、何とこの１食で同時に10食品群も摂取できるようになっている。

フレイル予防弁当は、現在、「スマートミール」に申請中だ。「スマートミール」とは、主食・主菜・副菜がそろった健康的な食事のことで、日本栄養改善学会を初めとした複数の学協会からなる「健康な食事・食環境」コンソーシアムが審査・認証を行っている。認定されれば、中食部門で静岡県西部地区初の認証になる。

高齢者の元気を応援する食材と私たちの思いがぎゅっと詰まったこのお弁当は、遠鉄ストア全店にて「23品目の風味豊かな栄養はなまる弁当」として販売されている。ぜひ、皆さんにご賞味いただきたいと心から願っている。

浜松ウエルネス推進協議会　民間連携事業事例報告②
～㈱杏林堂薬局・大塚製薬㈱

私からは、杏林堂薬局管理栄養士と大塚製薬が協働する「健康支援サイ

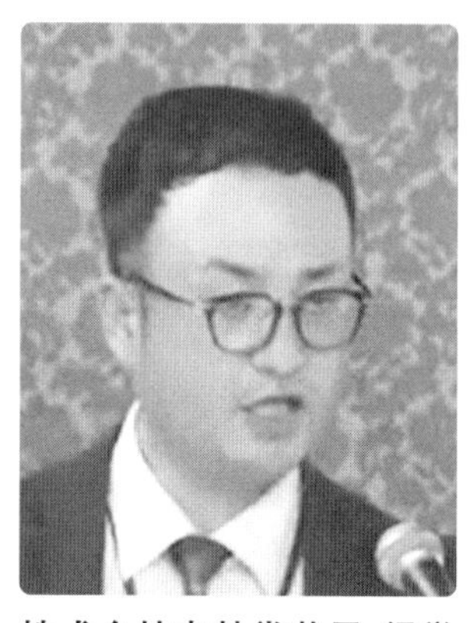

株式会社杏林堂薬局 経営企画室 健康医療ネットワーク推進室 ニュートリション事業リーダー
内山　貴雄

トを活用した未病分野の取り組み」について報告する。

まず杏林堂薬局の企業理念から説明したい。当社は、「ヘルス＆ビューティーの専門性」に加えて、食品・日用雑貨品などもメインカテゴリーとして、強力に展開する「総合生活者ストア」を、さらに医療を軸とした「健康医療法人」として、総合的に地域医療に貢献する企業を目指している。

近年、従業員の健康と企業が各個人の健康増進に介入・支援することが注目され、健康経営優良法人を取得する企業も、年々増加している。そうした中で、まちのドラッグストアが地域の健康プラットフォームになり、健康相談、健康情報の発信、専門家の派遣のほか、地域、企業、研究機関と協働することで、地域の健康増進に対し大きな役割が果たせると考えている。

具体事例として、大塚製薬が開発したサプリメントチェックと当社の共同企画についてご紹介したい。サプリメントチェックは、１日に摂取した食事内容を入力しただけで、摂取カロリーや不足している栄養素を算出し、自分に足りない栄養素を確認できる仕組みだ。「大塚製薬サプリメントチェック」で検索し、新規登録をするだけで、誰でも無料で使用できる。最新鋭の食事解析ソフトを使用し、毎食の画像を取り込むだけで簡単に栄養バランスが確認可能だ。

コロナ禍における生活リズムや運動習慣、栄養バランスの乱れが問題になっている中、常に今できることを模索している当社としては、無料で手軽に食事チェックができるサプリメントチェックの普及、周知につなげていくことが、健康支援に貢献できると考えた。

現在は、登録企画に注力しているが、今後は、当社の強みでもある専門資格を活用した継続的な健康支援やサイトを活用し、関連商品の紹介、健康食品やサプリメントの販売などにもつなげていきたいと思っている。例えば、一口にレトルト系と言っても、健康軸で付加価値の高い商品が各メーカーより数多く発売されており、今回の共同企画によって、周知のきっかけになることが期待できる。さらに、人材の介入として、独自の健康相談、食事指導、特定保健指導後の継続支援にも活用していきたい。

健康事業は、エリアごとにサービス、環境が異なり、抱えている課題も大きく違う。当社は、地域密着、静岡県内に数多く店舗展開している強みを生かし、県内の健康プラットフォームを目指し、健康事業にスピード感を持って対応。第一線で地域の健康増進に寄与できる体制を構築していく。さらに、診療や検診後、在宅医療において切れ目のない健康支援の実現も目指したい。

実際の施策では、"健康"を自分事化して、対従業員という面では、AI（人工知能）を有効活用した食事指導、そして当社は、セグメントによる健康課題の抽出、支援を行う。次のステップとして、対従業員においては、行動変容・健康情報収集、そして当社は健康情報発信・健康増進サービスの向上につなげていく。

健康増進は、日ごろの食生活が最も重要な要素であることは言うまでもない。しかしながら、各健康ツールをうまく活用することで、地域の皆様の健康増進、未病分野での貢献がさらに可能になるはずだ。

最後になるが、健康経営に取り組まれている企業向けに、特定保健指導の受付や当社独自の健康支援プログラムを用意している。今回のサプリメントチェックの事例もそうだが、それぞれ強みを持つ企業と協働することで、プログラムのカスタマイズや、希望に沿ったプランニングも可能だ。これを機会にぜひ、気軽にお声掛けいただきたいと思っている。

浜松ウエルネス推進協議会　民間連携事業事例報告③
～(一社)ブレス浜松・SOMPOひまわり生命保険㈱

ブレス浜松は、Vリーグに所属して活動する女子バレーボールチーム

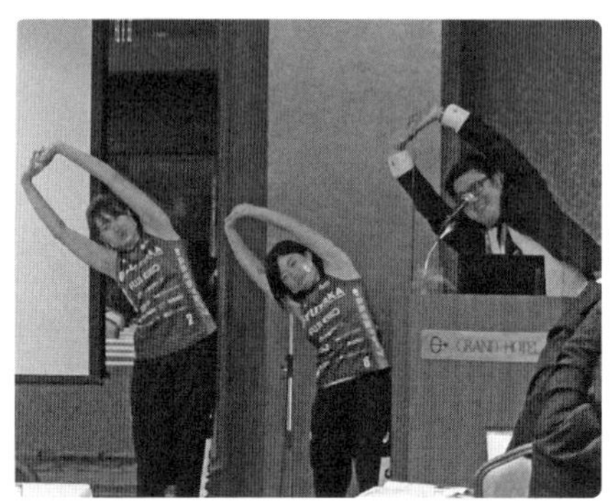

一般社団法人ブレス浜松
事業部長
山岸　真智

だ。今期は、先週末までリーグをやっていたが4位だった。実は、最終戦まで昇格の可能性を残しながらも、最後、残念ながらちょっと足りなかったというところだ。ただ、少しずつではあるが、成績は伸ばしてきている。引き続き、バレーボール競技を通じて、地域の皆さんに元気を送り届けたいと思っている。

チーム理念は、市民球団でもあるので、「地域貢献」と「健康増進」、それから重要なのが「人財育成」に注力している。また市民の皆さんをつなげていく「ハブとしての役割」も期待されていると感じているし、何より浜松・遠州地域の特性でもある「やらまいか精神」を発揮して、地域の皆さんと一緒に歩んでいきたいと思っている。

今回、「予防・健幸都市　浜松」を目指す上で、われわれは、SOMPOひまわり生命保険と業務提携し、われわれの持っているスポーツ資源、リソース、ノウハウ、アスリートによる訴求力を生かした形で、浜松ウエルネスプロジェクトに参加することになった。

SOMPOひまわり生命保険の健康増進に関するリソースや保険会社の豊かで幸せな人生を具現化するためのライフプランニングなどを掛け合わせて、「予防・健幸都市　浜松」の実現と、市民の健康増進と企業の健康経営の支援を展開していく。

例えば、ブレス浜松に属する3人の常勤スタッフは、全員が健康経営アドバイザー認定資格を所有している。先ほど、経済産業省の稲邑課長の基調講演にもあったが、われわれは地域の企業・団体に、スポーツを実践するという切り口で健康経営を広げるサポートも展開していきたいと考えている。具体的には、企業向けの健康体操を稼働したり、チームトレーナーがさまざまなストレッチプログラムを各企業に提供することなどを想定している。

選手も既に講習・セミナーを受け、知識をブラッシュアップしているが、市民球団の選手として、単にバレーボールをやっているだけではなく、社会のためにいろいろな形で活動している。具体的には、SOMPOひまわり生命保険㈱と連携した健康増進、ライフプランニングのためのセミナーやイベントを共同で行ったり、浜松市も交えた形の市民向け健康イベントも積極的に開催したいと考えている。

先般、浜松商工会議所で調印式を済ませ、共同記者会見も行ったが、特に、中日新聞や静岡新聞など地元メディアからも大いに注目された。コロナ禍ではあるが、これからもどんどん活動していきたい。

また、SOMPOひまわり生命保険との連携事業だけにとどまらず、われわれは、健康増進分野の事業パートナーの開拓・マッチングを他の企業や団体の皆さんとも、積極的に展開したいと考えている。先ほど㈱杏林堂と一緒にコラボしていた大塚製薬ともいろいろ話をして、同社のリソースは、「食の栄養」の領域。われわれの強みの運動との連携についての話し合いを進めている。ざっくりと一緒に展開していくところまでは、基本合意したので、今後については、例えば健康経営アドバイスガイドの無償配布だとか、健康経営の法人取得に向けたサポートサービスなどの部分で活動していくことになるだろう。

これからも、健康増進に基づいて、浜松、そして静岡県の皆さんに、健康、そして元気をお届けできるようにどんどん情報を発信していく。これからも、ブレス浜松の応援をよろしくお願いしたい。

浜松ウエルネスフォーラム総括

私は、故郷の浜松を離れ、渡米して約20年になるが、昨年、アメリカは新型コロナウイルス感染がまん延し、緊急事態宣言が出ていたこともあり、ほとんど外出できなかった。今回の「浜松ウエルネスフォーラム2021」をずっと拝見してきたが、素晴らしいプロジェクトが進んでいる。

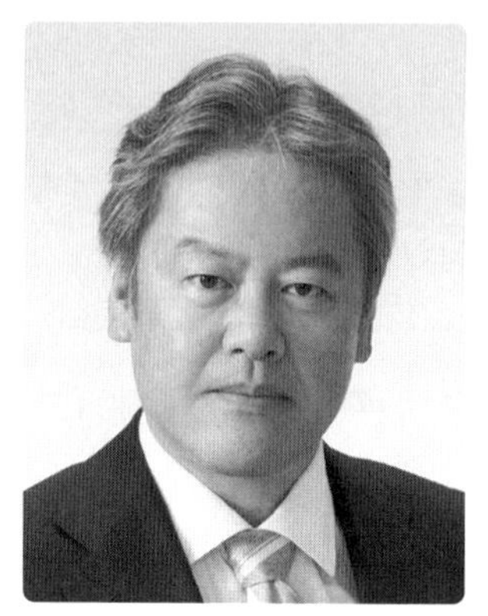

スタンフォード大学
循環器科主任研究員
池野　文昭

厚生労働省の山下課長、経済産業省の稲邑課長と日本の健康戦略を練っておられるお二人にも参画いただいたことは、浜松が期待されているということだし、大変意義深いと感じている。

日本の潜在的価値は健康である―。私は、アメリカ在住の視点からずっとこのように提唱してきたが、先日、ある県で同様の趣旨を話したところ、「そんなはずはない」「そんなバカな」と失笑された。もちろん、私の考えとは真逆の、「日本人は不健康だ」と考えている人もあるだろう。

健康と不健康の違いは、なかなか定義がはっきりせず、人によって評価が違い、非常に難しい。ただ、はっきり言えるのは、指標として、健康寿命が挙げられるだろう。2019年のデータだが、世界第１位はシンガポール（76.2歳）。第２位が日本（74.8歳）という状況だ。ただし、60歳時から数えて、どれだけ健康でいられるかという平均健康余命という指標もWHOから出されているが、これによると、日本がダントツの１位で20.39歳。第２位のシンガポールが19.95歳なので、日本は60歳をプラスして80.39歳となり、世界トップになる。これらのデータを見る限り、日本が健康であるという事実は、間違いないと言えると思う。

ただし、冷静に見ると、日本の健康寿命が世界でもトップクラスにあるのは、戦前、戦中生まれの皆さんが一生懸命頑張ってくださった結果であって、今後、現在の水準まで健康でいられるかどうかはわれわれ世代が今から努力しないと、駄目なのかなと実感している。

医療において、ウエルネスとかウエルビーイングは、「何をアウトプットすればよいのか分からない」という声をよく耳にする。まずは、いかに行動変容を起こせるかということがエンドポイントだと言える。行動変容のための仕組みを構築し、行動変容を促すことで、皆の健康が保たれていくわけだが、行動変容させるというのは、正直非常に難しい。

ただし、昨今のセンサー技術やデジタルテクノロジーの進化で、自分の状態が見える化しできるようになっている。それらのデータを基づいて個別化し、予測、予防に結び付け、的確な指導、または行動変容のためのきっかけを作ることも可能になりつつある。

浜松は、大都市の中では健康寿命が全国1位ということなので、世界トップクラスの健康寿命を誇る都市であると言え、浜松は、健康を売りにする資格は十分にあると思う。だが、単に健やかな健康に留まらす、われわれの最終的なゴールである健やかで幸せに暮らしていける都市を目指すためにも、今回発表いただいたような実証実験をどんどん進めていくべきだと思っている。まさしくウエルビーイングをすることで、浜松市民が健康で幸せに暮らせ、「浜松に行けば、健康になれる」「浜松で暮らせば、健康寿命が保証される」というような評判が立って、浜松のプロジェクトが企業横断で広がっていけるようにすれば大成功と言えるだろう。そういう意味でも、浜松のプロジェクトは、日本の将来にとっても非常に重要だと考えている。

浜松ウエルネスフォーラム総括

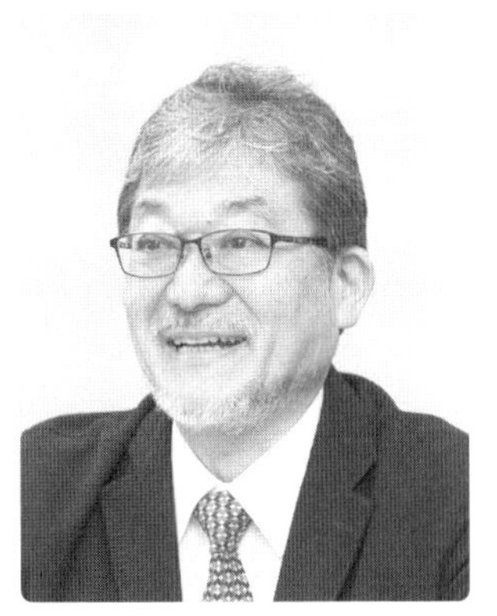

国立大学法人
浜松医科大学
理事・副学長
山本　清二

私からは、「浜松ウエルネスプロジェクト」に一年間関わってきて、感じたことと、これから期待したいことについてお話したい。

最初に、官との関わりについてだが、皆さんもよく産学官連携とか官民一体という言葉を聞かれたことがあると思うが、往々にして、官の立ち位置が良く分からなくなるケースが多い。いつの間にか実態が分からなくなったり、場合によっては、「同じ方向を向いていないな」と感じてしまうことさえある。

だが、浜松市の場合は全くそういうことがない。常に、われわれと同じ方向を向いて、一緒になって汗をかくというスタンスを貫いている。冒頭、お話された鈴木康友市長もこうしたお考えで、この「浜松ウエルネスプロジェクト」に臨んでいただいている。まさに、行政がわれわれと一緒になって、実行部隊としてこの「浜松ウエルネスプロジェクト」を動かしている、私はこの点が、このプロジェクトの非常に素晴らしいところだと思う。

何より、「浜松ウエルネスプロジェクト」の主役は浜松市民だ。市民参加型の実証事業、あるいはプロジェクトが推進されているので、その中にあって、浜松市が全然別の方向を向いていることはあり得ない。ぜひ、今後ともこの姿勢を続けていただきたいと思うし、私がこのプロジェクトに大いに期待するのもこの点だと申し上げたい。

次に、「浜松ウエルネス・ラボ」の実証事業において、私が期待している点についても触れておきたい。ウエルネスラボの実証事業は、まずサイエンティフィックであるべきだ。つまり、実証事業なので、科学的なデザインに基づいて科学的なデータ収集をして、科学的な分析がされなくてはならない。また、人を対象にした研究が大部分なので、臨床研究の対象になる。当然、クリアしなければならない倫理的なハードルが数多くある。参加企業にとっては、これらのハードルを全てクリアしなければならない。

そのため、実証事業に当たっては、池野先生やこの後お話をされる福田先生、それから私を含めて、実証事業のプロトコルあるいは事業スキームの審査をする段階で、当該企業の皆さんに対し、相当厳しいことや無理なことを申し上げている。

この理由は、実証事業をしっかりしたモノにして、世界中の研究者から「浜松のデータは参考になる、浜松から出たデータは、信用できる」と思ってもらいたいからにほかならない。恐らく、これからも相当厳しいことを言うだろうが、こうした思いがベースにあるので、ご容赦願いたい。

私は、専門が脳神経外科なので、「予防に勝る治療はない」と言うことを常に実感してきた。

特に、脳神経外科では血管障害を扱うことが非常に多いのだが、発症してからなかなか難しく残念なことになる場合も多い。だからこそ、予防が大事なのだ。従って、「どうやって予防すればよいのか」という命題に対し、多くの関係者が努力を積み重ね、エビデンスを集積してきたし、さまざまな研究が実行されてきた。

では、これから、「まだまだ足りないことは何か」と聞かれると、私は、「ポイントは、予防の見える化・可視化だ」と答えることにしている。と言うのも、実際に自分の身体のことを考えて、予防しようと取り組んでみても、自分がどれくらい位置にいるのかが分からないと効果が望めるのかがなかなか分からないからだ。

現在、実施されている実証事業やこれから取り組まれる「浜松ウエルネスラボ」の実証事業は、恐らく予防の見える化・可視化を実現するようなモデルが増えていくだろうと見ている。

まさしくそこが、非常に重要なポイントだし、必ずやらなければならないテーマになるだろう。だからこそ、浜松市の役割は非常に大きいと言える。真の意味での、官民一体事業が浜松で具現化されていくことを大いに期待したい。

浜松ウエルネスフォーラム総括

私ども聖隷福祉事業団保健事業部の第一のスローガンは、「予防は治療に勝る」というものだ。予防の効果というのはエビデンスとしては難しいものがある。私も医師として、30年近く予防医療に携わってきたが、振り返ってみれば、本当に手探りのような状態で進んできたように思える。

だが、時が巡り、今や、世の中の方がむしろ予防ということに対し、真摯に向き合おうとしている。そういう中で、浜松市が全国に先駆けて「予防健幸都市」という新しい都市像を提唱し、行政が主体となって、さまざまな民間企業や学術団体などが心を一つにして、「浜松ウエルネスプロジ

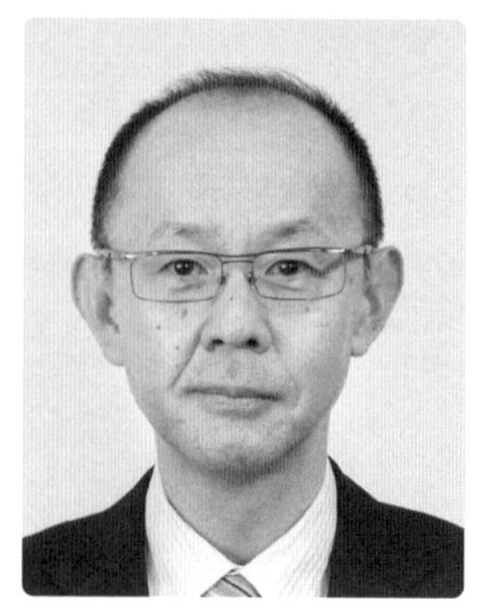

社会福祉法人
聖隷福祉事業団
専務執行役員・保健事業部長
福田　崇典

ェクト」という素晴らしい取り組みが進んでいるのは大変素晴らしいことだと思っている。

ただ、予防を担ってきた、現場の医師の立場からすると、ややもすると、こうした取り組みは総花的になってしまったり、一過性のブームで終わってしまう可能性もあるということをあえて指摘しておきたい。

一見華やかに見えても、こうした素晴らしいプロジェクトをきちんと実装していくためには、時には泥臭くて、地道で草の根的な検証を積み重ね、市民の皆さんの健康に資するような仕組みを構築していくことが非常に重要なのだ。換言すると、われわれが、今持っている新しい技術と熱い情熱がうまくかみ合ってこそ、継続性があって、意義のあるプロジェクトに昇華されていくと言えるだろう。

手前ごとで恐縮だが、われわれ聖隷福祉事業団保健事業部は、2021年４月からゲノムを用いた健康診断に対応していく。また、AI（人工知能）を用いた画像診断も早晩、実装化されることになっている。

これからの予防医療を見据えると、こうした最先端的な技術を活用していくことは、不可欠と言えるのだが、先ほど申し上げた通り、地道で、フェイス・トゥ・フェイスの、言わば手作り的な健康づくりも非常に大事だと思っている。こうした中で、今回、コロナ禍の中で開催された「浜松ウエルネスフォーラム2021」や「ウエルネスプロジェクト」は、最先端的のテクノロジーを取り入れつつも熱い思いを持って進んでいけばきっといいものになるし、浜松の財産になっていくと確信している。

私も微力ながら、池野先生、山本先生とともに、このプロジェクトに専心していきたいと思っている。皆さん、どうもありがとうございました。今後ともよろしくお願いいたします。

第6章

有識者に聞く

一般社団法人 浜松市医師会

「浜松方式」を背景に、地域の医療向上に貢献していく

――2020年から2021年にかけて、コロナ禍で「都市部の医療体制が崩壊するのでは」という不安の声が上がりました。こうした中で地域の健康増進にとって、医師会の役割が大きいと分かり、「浜松ウエルネスプロジェクト」を支えていただいている滝浪實会長にお話を伺うことになりました。

滝浪　浜松市医師会は、静岡県内最大規模の地区医師会として、市民の健康増進に努めています。夜間救急室の運用や病診連携の充実など、地域の医療機関が連携し、役割を分担することにより、さまざまな問題解決を図ってきています。

――こうした総合病院や救急救命センターと浜松市医師会との連携は「浜松方式」と呼ばれ、全国的にも高く評価されていると聞きました。

滝浪　「浜松方式」とは、1974年から全国に先駆けて構築された救急輪番体制のことで、本医師会が主導して運用されています。１次救急（入院や手術を必要としない軽症患者）をわれわれ開業医（かかりつけ医）が毎日当番制で担当し、２次救急を市内七つの総合病院も輪番制で担当します。さらに、三つの救急救命センターが３次救急を担当する体制で24時間365日運用されています。ちなみに、耳鼻科、眼科、産婦人科も1.5次待機として毎月夜間待機する運用を続けています。

――「浜松方式」の運用には、かかりつけ医の先生同士はもちろん、総合病院、行政との連携がスムーズに運用されていないと、実際にはなかなかうまくいかないのではありませんか。

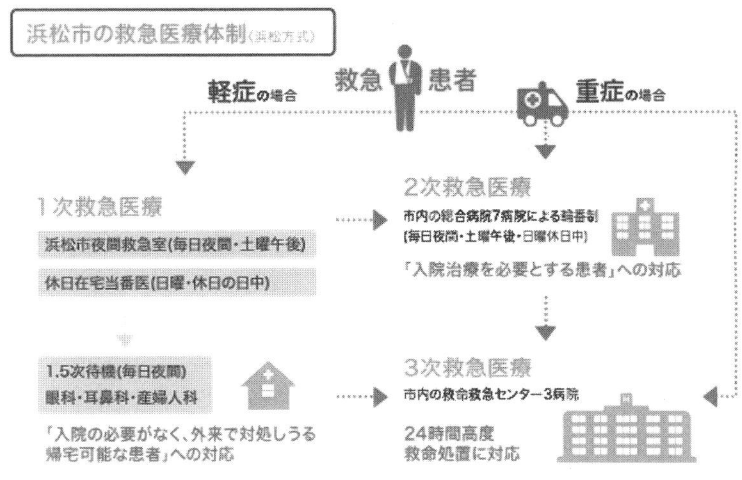

浜松市の救急医療体制

「浜松方式」と呼ばれる24時間体制救急輪番システムで、全国に先駆けて導入された。コロナ禍で、全国各地で医療崩壊が懸念される中、改めてその存在がクローズアップされている。

（出典：浜松市）

滝浪　そうですね。「浜松方式」導入のきっかけは、「患者のたらいまわしをゼロにしよう」という狙いで、当時の浜松市長と総合病院の院長先生方、医師会とで、病院・開業医の役割分担の運用体制が決められたわけです。行政との連携という意味で、まずお話しておかねばならないのは、本医師会が医師会立病院を1964年に設立していましたが、1974年から同病院

一般社団法人 浜松市医師会会長

滝浪　實（たきなみ　まこと）

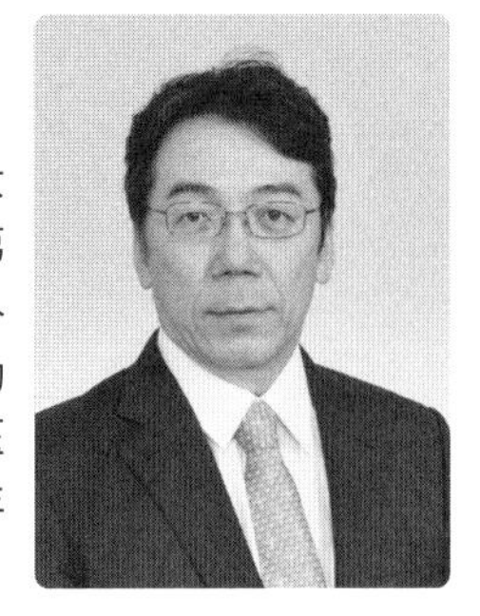

1957年10月13日生まれ、静岡県出身。1982年浜松医科大学医学部医学科卒業後、浜松医科大学医学部附属病院第一外科勤務、1983年県西部浜松医療センター外科胸部外科勤務、1984年国立循環器病センター心臓血管外科勤務、1986年浜松医科大学第一外科助手、2004年浜松市医師会理事、2007年滝浪ハートクリニック理事長、2008年浜松市医師会副会長、2013年より現職。

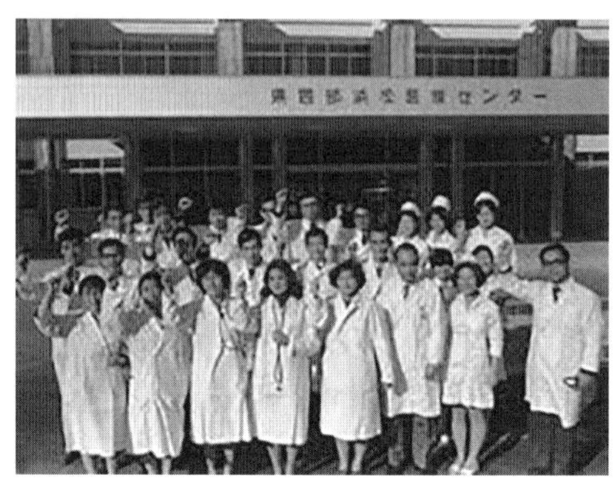

1973年当時、オープンシステムの病院として開業した「県西部浜松医療センター」
（出典：浜松市）

が、県西部浜松医療センターという100％開放型病院（オープンシステム）の病院としてリニューアルしたことでしょう。これは、言わば行政との半官半民で設立され、以来、浜松市がオープンシステムという中で、病院経営に関与することになった事例です。

今では、わりと当たり前のようになってきていますが、オープンシステムという意味では、当時はかなり画期的で、「県西部浜松医療センター」が起点になって、浜松医科大学、労災病院、赤十字病院、聖隷浜松病院、聖隷三方原病院、遠州病院などのさまざまな運営母体の病院が全てオープンシステムを導入することになりました。従って、その運営会議や共同診療会議には、本医師会会長である私を含めて、副会長、理事など開業医メンバーが常に参加していますので、病院とわれわれ開業医との連携は、非常に円滑な状況が保たれています。また、行政にも、会合に出席してもらい意見を聞く体制を整備しています。

地域の医療情報が、マクロな視点で共有

――「浜松方式」が50年近くにわたって、円滑に機能しているのは人的なネットワークによるところが大きいわけですね。

滝浪　その通りです。ただ、前述の会議のみならず、本医師会が主導してさまざまな問題点が共有できる連携づくりを心掛けています。具体的には、病院長会といって、総合病院の病院長の先生方と医師会長の計８人が２カ月に１回程度、常時会合を持ち、さまざまな問題点を互いに開示することにしています。病院長会にも行政にも参加してもらい、問題点を共有

しています。

――しかし、失礼ながら同じ病院長会といっても、それぞれ母体も規模も違うわけですよね。ある意味、競合関係にもなると思いますが…。

滝浪　とは言え、患者を一刻も早く助けるという意味では、救急医療体制を整えている病院の思いは、一緒なのです。つまり、互いの情報を共有するということは、「この病院の施設はこれくらい、あの病院はそれくらい」と、浜松地域の医療情報がマクロな視点が共有されていることを意味しています。ですから、今回の新型コロナウイルス感染のような緊急時には大変役立つわけです。

――なるほど。

滝浪　もう一つ、本医師会では、私的病院長会という組織も設立しています。この組織は、例えば、われわれ開業医が救急病院や慢性期の病院、精神科の病床を持つさまざまな病院長同士が互いに情報を共有し、交流を持てる機会が必要と判断し設立されたものです。例えば、急性期の病院からしますと、「連携、送り、送られ」という患者の動きがありますから、できるだけコミュニケーションが円滑にとれる環境が構築されていると言えるでしょう。

実はこうした組織は、病院長だけでなく副院長会や部長会などポスト別の会、さらには、事務長会などの連携など多くの職種でさまざま用意されています。つまり、横並びで一緒に、同じような立場で、自由に話ができる環境があるので、医師同士、さまざまなネットワークが構築できているわけですね。こうした連携体制や気風の良さが、病院の規模に関係なく、いざという時に有効に機能するのだと感じています。

緊急時に、瞬時に対応できるかがポイント。平時の連携が有効に機能

――ところで、新型コロナと言えば、ワクチン接種においても、浜松市医師会では、早くからかかりつけ医によるワクチン接種を組織的に行い、静岡県内でもトップレベルの接種率だったそうですね。

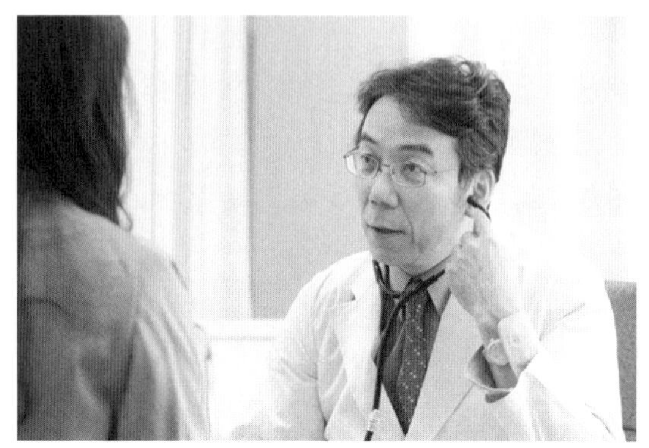
現場最前線で患者の診断をする滝浪会長
（出典：浜松市医師会）

滝浪　国がコロナワクチンを接種するときに、菅総理（当時）から、「2021年7月いっぱいに高齢者は完了するように」との目標が立てられ、目標に向けての協力体制を地域でも実施していくことになりました。ワクチンに関して、接種に慣れているのは、やはり開業医です。そもそも本医師会の開業医は、年間約15万人もの皆さんに接種している実績があります。ですから、協力の担い手として最適なのは、われわれ開業医だろうと考えていました。ところが、当初の県の指令は、個別接種医療機関に関しては、三つのサテライト施設でしか認めないというものでした。そこで、浜松市の協力のもと、改めて本医師会から県にお願いをして、現在、約400施設で個別接種が可能な体制になりました。

――結果として、高齢者へのワクチン接種が非常に効率的に行われたわけですよね。

滝浪　もちろん、県としても「これ以上感染者を増やさないように」という配慮だったとは思うのですが、浜松市の人口80万人のうち、高齢者が占める割合は、ほぼ4分の1ですから、約20万人に接種していくには、「開業医が参加して多くの施設で接種をした方がより効率的ではないか」と申し上げ、浜松市保健所がキーになって、本医師会が対応したということになります。

――今回の新型コロナウイルス感染については、全国的に見ても、現場最前線を担った保健所の負担は相当なものであったと言われていますし、地域によってはその負担は現在も継続している状況です。やはり、行政が当該医師会と緊密な関係を保っておくことは、さまざまな面でメリットがあ

るとの印象を持ちますね。

滝浪　今回の体制整備に関しては、問題が発生した際に、瞬時に対応できるかが問われていたと思いますし、ご指摘のように、市と総合病院とわれわれ開業医との連携が普段から構築できていたことが、スムーズに運用できた大きな要因だったと思っています。

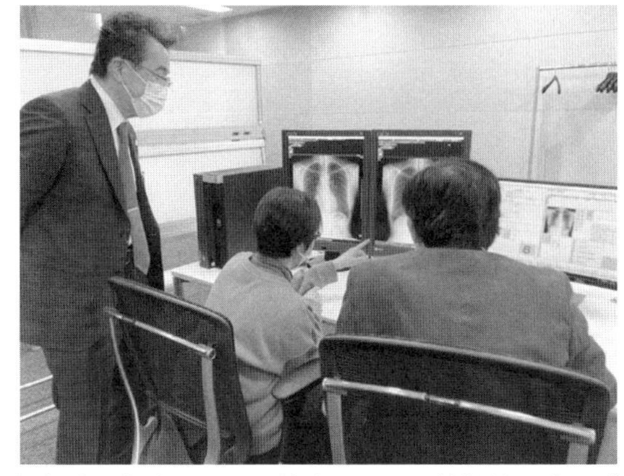

浜松市医師会は、がん検診について積極的に遠隔デジタル検診を推進している。（左は滝浪会長）

（出典：浜松市医師会）

デジタル化は、セキュリティーを担保した上で推進の立場

――これだけ人的ネットワークが有効に機能されている中で、デジタルの導入などについてはどのように見ておられますか。

滝浪　実は、本医師会は、肺がん、乳がん、胃がんに関しては、遠隔デジタル検診を10年以上前から実施しています。これは、開業医から撮影したレントゲン写真などのデータをインターネット経由で医師会に送り、医師会の場で、総合病院の部長クラスの先生に読影してもらっています。そういう意味で、この遠隔デジタルシステムの推進については、非常に興味を持っているわけです。

――では、基本的に進めていかれるという理解でよいですか。

滝浪　デジタルの活用に関しては、基本的に賛成の立場なのですけれども、セキュリティーの問題については特に注意深く行っています。と言いますのも、患者の個人情報保護という観点から、すごく強い意識をお持ちになる先生もおられるわけですね。そもそも医者というのは、ナイチンゲール誓詞もありますけれども、「個人情報を人に話してはならぬ」という

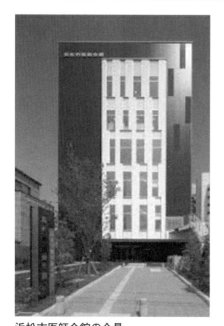

浜松市医師会館の全景
（出典：浜松市医師会 HP）

ことを強く教育されています。従って、実際の運用には、個人情報が非常に難しいところかなと思っています。一方で、若い世代になるとだんだんそういう感覚の中で「デジタル化をどんどん進め、共有した方が効率がいい」という意見もあるように思えます。

――失礼ながら開業医の先生は、比較的高齢の方もおられると思いますが、デジタルについての感覚はいかがでしょうか。

滝浪　年齢が高いからといって、デジタルの流れに参加しないということはありません。例えば、浜松市では、連携パスという病歴のパスポートを紙ベースで作っています。がんに対する連携パス、脳卒中の連携パス、大腿骨頸部骨折に対する連携パスや肺炎に対する連携パスもあります。患者さんは一つのパスポートで、さまざまな病歴が分かるようになっています。これが、デジタルで運用されれば、われわれにとっても非常にありがたいことで、高齢の先生たちもこうしたことには、非常に強い関心を持っていただいています。

――やはり、個人情報保護の部分なのですね。

滝浪　そうですね。従って、セキュリティー面の担保と共に、病院によってどうしてもシステムが異なる面がありますので、いきなり全ての情報を個々の病院に開示していくのではなくて、運用の部分で、ある程度複数の病院が共同で管理していける段階があるのが望ましいと感じています。

――浜松には、浜松医科大学や静岡大学工学部、光産業創生大学院大学などのアカデミアが集積していますが、こうしたアカデミアが地域のデジタ

ル化に果たす役割も強いと思われますがいかがでしょうか。

滝浪　浜松医科大学や静岡大学など、地元のアカデミアの動きには非常に期待しています。特にデジタルの面でわれわれを引っ張ってもらいたいし、常に教えていただきたいですね。われわれは、診療する立場ですが、最先端の研究や情報は持ち合わせていないわけで、こうした地元のアカデミアの皆さんの動きには高い関心を持っています。

医者という目線でお話すると、同じ大学の医局で傘下に、病院や診療所を多く抱えている地方都市はあると思うんです。しかし、浜松の場合、浜松医科大学が開学したのが1974年と比較的歴史が浅いこともあり、この地にはいろいろな医科系大学出身の人たちが集まっています。東京大学出身者もいれば、名古屋大学出身者もいる。京都大学出身者もいれば、慶應や慈恵出身者もいるという具合です。このほか、いろいろな地方大学出身の先生たちも数多くいます。ある意味、モザイク集団とも言えますけれども、こうしたカラーが非常に面白いし、いざという時の行動としては、一致団結できるのがわれわれの強みで、それがまさに「浜松方式」の原動力と言えるでしょう。

——ありがとうございました。

国立大学法人 浜松医科大学

「医工連携」を軸に、起業家精神を持つ人材の育成に尽力

――浜松医科大学は2022年度から、１～２年生の必須科目として、「起業家精神育成プログラム」を導入されると聞きました。

山本　そうですね。これは、単に医師が、医療イノベーションを起こすためにスタートアップ企業を立ち上げることを推奨していくという狭い視点ではなく、これからイノベーションを起こそうとする人材に対し共感できる、あるいは一緒になって取り組んでいける起業家精神（アントレプレナーシップ）を持った人材を育てていくという広い視野の教育が非常に重要だと思っています。現在、文部科学省に申請中ですが、採択されれば、アントレプレナーシップ醸成のための研究センターを設置したいと考えています。

――医師や看護師は、人体に関する専門知識を持ち合わせているため、例えば、ヘルスケアや健康増進領域など、人が関わる領域の多くの分野に貢献することができそうですね。

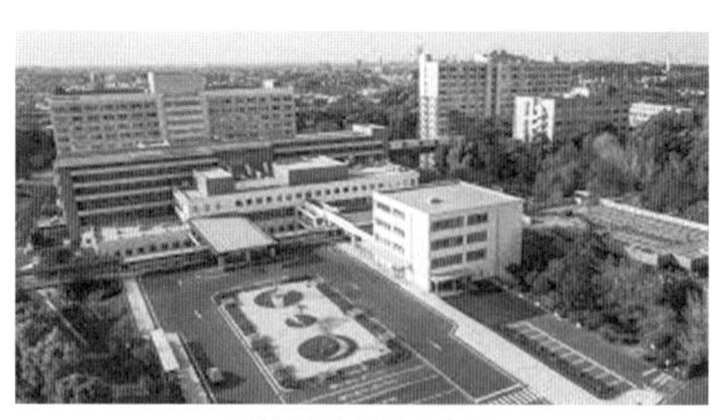

浜松医科大学の全景

（出典：浜松医科大学）

山本　まさにその通りで、将来は、大学発スタートアップのみならず、例えば病院発スタートア

第４期中期目標期間に向けた将来ビジョンに基づき、
地域や他機関との共創によりイノベーションの創出に貢献する

教育ビジョン　次世代のイノベーション創出を担う人材の育成

➢独創的な先端研究に取組み、成果を世界に発信できる研究者の育成
➢社会課題に挑戦し、新たな価値を生み出すアントレプレナーシップの涵養

・リサーチマインドを涵養する連続的な実験実習カリキュラムの導入
・光医学・光医工学教育の強化や工学・情報学の知見も取入れた看護学博士後期課程の設置など、大学院の高度化
・他機関等と連携し、医工連携教育研究センター（仮称）を設置し、アントレプレナーシップを醸成するための新たな教育プログラムの構築
・地域連携による科学技術イノベーションを創出する人材の育成と共同研究を展開する教育組織を新設

研究ビジョン　多様な研究、挑戦的な研究が継続できる環境の整備

➢イメージングコンプレックスを活用した先端的な光医学研究の進展
➢こころの病や遺伝性疾患等の基礎・臨床が一体となった研究の推進と治療法の開発
➢工学・情報学等との分野横断的研究の推進によるイノベーションの創出
➢新しい医療技術・システムの開発やビッグデータ解析によるウエルネスの創成

・こころの医学や遺伝性疾患等の研究に、本学の強みである光医学やナノスーツ分野のアプローチを応用し、社会課題の解決に向けた研究や治療法の開発を推進
・学内研究プロジェクト等により、優れた研究や挑戦的研究、有望な若手研究者へ継続的に支援
・工学・情報学分野も参画する研究組織を新設し、分野横断的研究を加速
・学内研究機器の共用化システムなど、機器の共用推進により効率的な研究基盤を整備

社会連携ビジョン　産学官金連携を推進する共創の場の構築

➢産学官金連携推進体制の強化による革新的な技術の創出とベンチャー企業の育成
➢地方創生・価値創造の中核として、地域や他大学と連携したインクルーシブで持続可能な「ウエルネス社会」の共創

・産学連携組織の外部法人化によるオープンイノベーションと機動的な研究開発の推進
・ベンチャー企業の創出と育成　・医工連携等の共同研究・共同利用の促進

浜松医科大学将来ビジョンに基づくイノベーション戦略

（出典：浜松医科大学）

国立大学法人 浜松医科大学
理事（教育・産学連携担当）・副学長
山本　清二（やまもと　せいじ）

1954年生まれ、和歌山県出身、1980年浜松医科大学医学部卒業後、1985年焼津市立総合病院脳神経外科科長、1991年米国コーネル大学医学部神経学神経科学研究員、1994年博士（医学）、2000年浜松医科大学光量子医学研究センター助教授、2011年産学官共同センター長、JST地域産官学共同研究拠点整備事業「はままつ次世代光・健康医療産業創出拠点」研究統括、2012年メディカルフォトニクス研究センター教授、2014年学長特別補佐、2016年より現職。

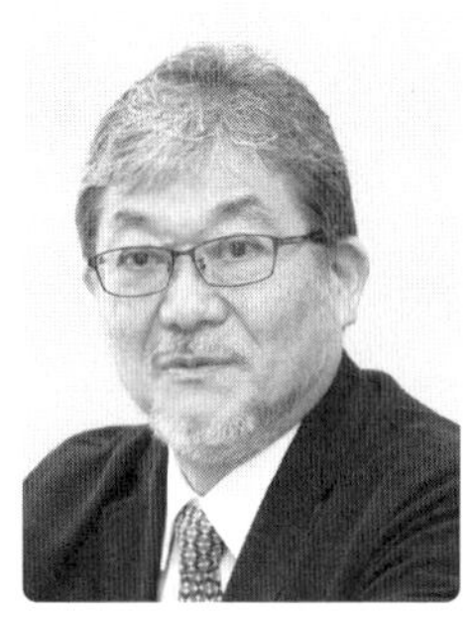

ップなども浜松から育てていきたいと考えています。浜松は、伝統的にモノづくりのまちで、光・電子技術やソフトウェアの技術に優れた企業と研究者が多く集まっています。本学は、1974年の開学以来、こうした企業や地域の皆さんと連携し、技術を育てながら新しいものをつくっていくという発想がありました。この発想に基づき、われわれは、例えば静岡大学工学部や光産業創成大学院大学などと「医工連携」を進め、2011年に「はままつ次世代光・健康医療産業創出拠点」（通称「はままつ医工連携拠点」）を立ち上げてきた経緯があります。従って、工学系・医療系の研究機関と大学、病院や産業界あるいは金融機関の人たちと共に、同拠点を中心にさまざまなスタートアップを創出して、健康・医療関連産業の一大集積地にしたいという思いでいます。

――健康・医療関連産業というのは、浜松市が提唱している「予防・健幸都市」の実現に向けて、同市が推進している「浜松ウエルネスプロジェクト」の考え方と合致するものでしょうか。

山本　はい。市民の健康寿命延伸に貢献していくという地域のニーズに基づくものです。また、「浜松ウエルネスプロジェクト」は、市民の皆さんが積極的に参加していただいているプロジェクトであるため、われわれにとってもサポートすること自体が大きなメリットだと認識しています。市が提唱する「予防・健幸都市」の実現に向けて、しっかりとサポートしたいと考えています。

浜松市と密接に産学官連携事業を展開

――浜松市とは、非常に良い関係を構築されているようですね。

山本　同市とは、「浜松ウエルネスプロジェクト」のほか、「はままつ医工連携拠点」を通して、企業との共同セミナーや情報交換会を開催するなど、密接に産学官連携事業を進めてきています。われわれが同市を高く評価する理由は、市民の声を結集し、拠点を整備しようとする方針にブレがない点と、本当に一緒に汗をかいて物事を動かすという姿勢ですね。一般的に、産学官連携とか官民一体と言うと聞こえはいいのですが、往々にし

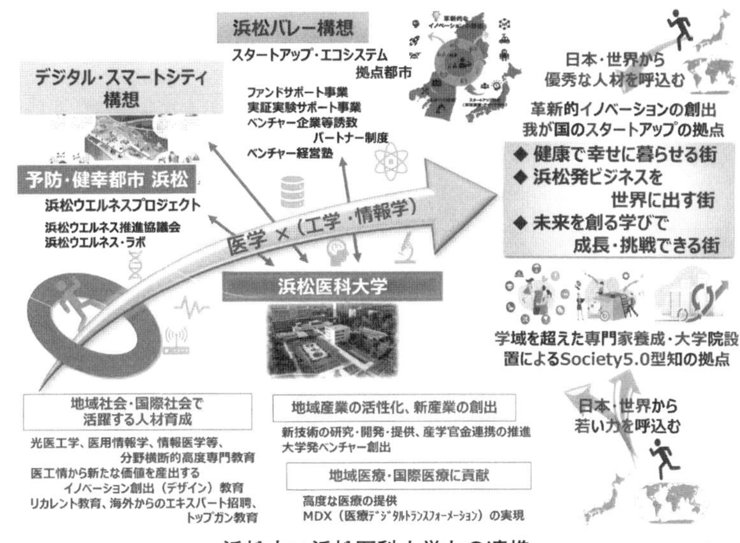

浜松市×浜松医科大学との連携

浜松医科大学は、地域貢献の意味から浜松市の予防・健幸都市の実現をはじめ、行政が進めるさまざまなまちづくり施策を積極的にサポートしていきたいとしている。
（出典：浜松医科大学）

て「官」の役割が分からなくなったり「同じ方向を向いていない」と感じることがあります。しかし、同市の場合は、全くそうしたことがないため、われわれも地域貢献に全力で取り組みたいと考えているわけです。

――起業家育成プログラムの開設以外に、健康・医療関連産業の一大集積地にしていくために、推進されようとしている考えなどがあれば教えてください。

山本　大学の中にある産学連携の組織は独立させて、外部法人化し産学連携を実施したいと思っています。これは、既に内閣府にも採択していただいているのですが、研究の出発点から民間企業と最初から協働して連携を進め、将来的にはどのように事業化するかというところまで、外部法人の産学連携組織で実践しながら運用していくことをイメージしています。実現していくプロセスの中で、大学の研究者は、研究に関係することだけクロスアポイントメントで入ってもらい、大学に下りる研究費以上のものを民間企業から頂戴する仕組みを想定しています。

光医学をキーワードに、静岡大学などと医工連携を進める

――では、民間企業との関係についての考え方も伺いたいと思います。先ほど、山本副学長は、浜松医科大学は、静岡大学工学部や光産業創成大学院大学などと「医工連携」を進め、「はままつ医工連携拠点」を立ち上げたと説明されましたが、もう少し、この「医工連携」について詳しく教えていただけますか。

山本　地域の有力企業でもある浜松ホトニクスが、1989年に「メディカルホトニクス講座」という寄附講座を出していただいたのをきっかけに、1991年、本学に「光量子医学研究センター」が設置されました。同センターは、文部科学省で認められた研究センターで、その後、名称が「メディカルフォトニクス研究センター」と変更されましたが、本学における光医学、つまり光をキーワードにした医学研究のバックボーンとして研究の中心になってきたわけです。

――なるほど。

山本　医療機器の開発についても、2009年に内閣府の先端医療開発特区（スーパー特区）の革新的な医療機器の開発を目指す課題の一つとして、本学を中心とする「メディカルフォトニクスを基盤とするシーズの実用化開発」が採択され、イメージング技術を用いた新しい医療機器の事業化を目標に、企業との共同研究開発を行ってきました。この流れから、行政を含めた浜松商工会議所など地域7団体の皆さんと医工連携あるいは光医学をキーワードに、本学は、静岡大学工学部や光産業創成大学院大学など共同研究ならびに地域連携を展開してきた経緯があります。

――こうした共同研究が積み重ねられた結果、2011年に「はままつ医工連携拠点」が立ち上がったというわけですね。

山本　そうです。光・電子技術とものづくり技術と医療・医学とを融合し、「光・健康医療産業」の開発を目指すことになりました。その後、本学は、浜松市、静岡大学工学部、光産業創成大学院大学とともに2013年に、浜松を光の尖端都市とする「浜松光宣言2013」を発表しました。

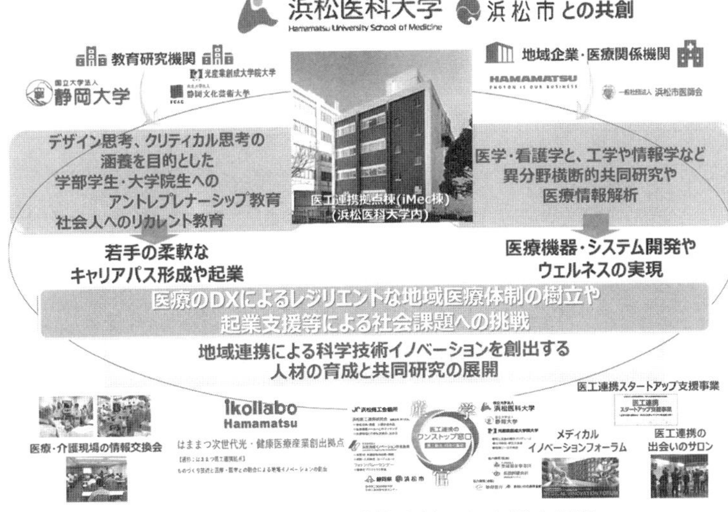
浜松医科大学
Hamamatsu University School of Medicine
浜松市との共創
教育研究機関
静岡大学
光産業創成大学院大学
静岡文化芸術大学
地域企業・医療関係機関
HAMAMATSU
浜松市医師会
デザイン思考、クリティカル思考の
涵養を目的とした
学部学生・大学院生への
アントレプレナーシップ教育
社会人へのリカレント教育
医工連携拠点棟(iMec棟)
(浜松医科大学内)
医学・看護学と、工学や情報学など
異分野横断的共同研究や
医療情報解析
若手の柔軟な
キャリアパス形成や起業
医療機器・システム開発や
ウェルネスの実現
医療のDXによるレジリエントな地域医療体制の樹立や
起業支援等による社会課題への挑戦
地域連携による科学技術イノベーションを創出する
人材の育成と共同研究の展開
医工連携スタートアップ支援事業
ikollabo
Hamamatsu
医療・介護現場の情報交換会
はままつ次世代光・健康医療産業創出拠点
メディカル
イノベーションフォーラム
医工連携の
出会いのサロン

浜松医科大学の医工連携を軸にした将来展望

「はままつ医工連携拠点」をベースに、健康医療関連の一大集積地を目指としている。

（出典：浜松医科大学）

アメリカ・ミネソタ州ミネアポリスが理想モデル

――貴大学が目指されている理想の都市モデルはあるのでしょうか。

山本　われわれが目指している理想モデルは、アメリカ・ミネソタ州ミネアポリスをイメージしています。ミネアポリスには、ミネソタ大学がありますし、ミネソタ大学附属病院もあります。それにすぐ近くには「メイヨー・クリニック」という、世界で最も名前が通っている民間の病院があります。さらに、ミネソタ大学の工学系あるいはものづくり企業と、さまざまな要素技術を持った企業が集積しています。もともとは同大学発スタートアップであった「メドトロニック」は、今、世界一の規模の医療機器メーカーとして成長し、今なお、同社を呼び水にさまざまな企業や関連産業が集まり、今なお成長を続けています。

――確かに、ミネアポリスは、浜松市と似たイメージがありますね。

山本　浜松には、アカデミアは本学のほか、静岡大学工学部や光産業創成

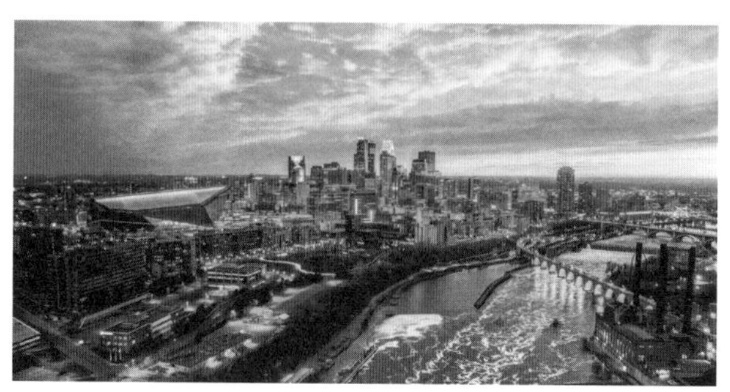

（出典：ミネアポリス市HP）

大学院大学、静岡文化芸術大学などがあり、病院も、地域密着型の浜松医療センターをはじめ、わが国最大規模の聖隷福祉事業団による聖隷浜松病院や三方原病院があります。企業も、上場企業だけで、浜松ホトニクス以外にもスズキ、ヤマハ、エフ・シー・シーなど11社、そのほか中小企業など約1400社が集積していると言われています。

――例えば日本国内で言えば、医工連携を掲げている地域は、福島県や静岡県東部地域などの事例がありますが、こうした地域と浜松地域が目指す方向性に違いはあるのでしょうか。

山本　今、ご指摘された地域は、総じて、企業城下町のスタイルを採っているのではないかと思えます。例えば、福島の場合は、オリンパス、静岡県東部の場合はテルモがけん引しています。つまり、大企業のリーダーシップの下に、さまざまな企業や関連する人たちが集まって、医療機器あるいは医療に関連する案件を新たに創出していくというスタイルだと思われますが、浜松には、そもそも規模の大きな医療機器メーカーはありません。従って、われわれは、城下町的な発想で医療機器関連を産業化しようという発想は、持ち合わせていないのです。

――浜松ホトニクスとの関係はいかがなのでしょうか。

山本　同社は、浜松を代表する世界的企業の一つですが、医療機器関連の部品あるいは技術を供給する部品メーカーという立場です。従って、われわれは、あくまで地域の企業全体と共同で進めていく方針を堅持したいと考えています。

——**今回、山本副学長から詳しくお話を伺い、貴大学の目指されている方向が分かってきた気がします。**

山本　大学の役割は、大きく分けると、教育・研究・社会貢献の三つがあります。われわれの場合は医科大学ですから、健康・医療関連でイノベーションを起こす方向で社会貢献すべきでしょうし、われわれはこうした方向を教育・研究にも役立てていくべきだと思います。

ただ、教育・研究・社会貢献という柱については、ちょうど医療現場で、医師や看護師などさまざまなスタッフが集まって、患者さんも含めメディカルスタッフが治療あるいは予防に向かっていくのと同じような感覚で、各パートを受け持つスタッフが責任を持って一体的に進んでいくべきだと感じています。

——**ありがとうございました。**

公益社団法人 日本医師会

資格確認や個人情報に配慮したデータヘルス改革の進展で、誰もが利用しやすいサービスへ

――最初に、日本医師会におけるデータヘルス改革の全体の流れをお話しください。

今村　日本医師会は、医療分野のIT化に対して、その指針として20年前の2001年という早い時期に「日医IT化宣言」を公表し、ORCAプロジェクトへの取り組みを始めました。

ORCAプロジェクトの中心は、オープンソースのレセプトコンピューターソフトである「日医標準レセプトソフト（通称ORCA）」の開発・提供です。この取り組みは、高価な専用システムであったレセコンの市場に風穴を開け、低価格化の実現につながりました。

そして、2016年には、5項目から成る「日医IT化宣言2016」を公表しました。その内容は次の通りです。①日本医師会は、安全なネットワークを構築するとともに、個人のプライバシーを守ります。②日本医師会は、医療の質の向上と安全の確保をITで支えます。③日本医師会は、国民皆保険をITで支えます。④日本医師会は、地域医療連携・多職種連携をITで支えます。⑤日本医師会は、電子化された医療情報を電子認証技術で守ります。

このように、私たちは時代に即して積極的かつ先進的に医療分野のIT化に取り組んできました。IT化の基本的方針としては、患者の皆さまと医療現場で働く方々にとって、安全・安心に利用でき、かつ、真に役に立つものであるべきと考えています。

健康保険証の資格確認を整備し、安心安全な医療提供へ

――データヘルスのための重要インフラとして、①オンライン資格確認と②医師資格証の２点を指摘されています。まず①について、くわしい内容を教えてください。

今村　オンライン資格確認のメリットは、患者さんの健康保険の資格確認を即時に行えることです。当初は、2021年３月に本格運用の開始を予定していましたが、システムの安定性確保や加入者データの正確性担保などの観点から、テスト的な位置付けのプレ運用が継続されてきました。その後、種々の対応によってデータの正確性が担保されたことから、ようやく2021年10月20日から本格稼働という運びになりました。

――オンライン資格確認を導入すると、何がどう変わりますか。

今村　患者さんが転職をした直後などで、古い健康保険証を持参された場合、診療報酬を違う保険者に請求してしまい、資格過誤で差し戻されてしまうことがあります。こういう場合、マイナンバーカードであれば保険証発行のタイムラグが少なくなるため、それを防ぐことができます。しかし、この資格過誤の防止は、医療機関にとっては、あまり大きな導入のインセンティブにはなりません。国がオンライン資格確認システムを整備したことにより、仮に古い情報を基に誤った保険者に請求してしまっても、審査支払機関側で自動的に正しい保険者に振り替えてくれる仕組みの稼働

公益社団法人 日本医師会 副会長
今村　聡（いまむら　さとし）
1951年７月31日生まれ。
秋田大学医学部卒業。静岡県立総合病院医長、浜松医科大学講師、今村医院院長等を経て、99年より（医社）聡伸会今村医院理事長。板橋区医師会監事、東京都医師会監事、東京都医師会理事、日本医師会常任理事等を経て、2013年より（公社）日本医師会副会長。

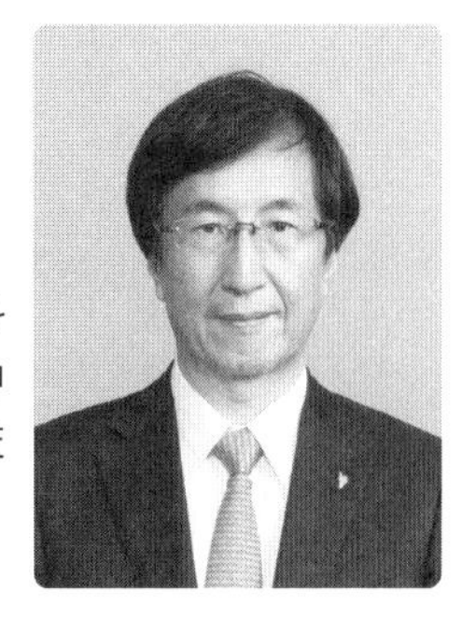

も始まったからです。この自動振替は、電子データで請求されたレセプトであれば、医療機関がオンライン資格確認を導入していなくても適用されます。

――では、オンライン資格確認の主なメリットは、どのようなところでしょうか。

今村　直接的なメリットとしては、従来、受付で健康保険証を見ながら手入力してきた患者さんの情報を、レセコンに自動的に取り込むことができるようになることが挙げられます。そして、資格確認そのもののメリットではないのですが、将来的に国内すべての医療機関にオンライン資格確認が導入されれば、医療機関が安全につながる医療専用のネットワークを構築することができます。このネットワークは、今後のデータヘルスの基盤として、医療機関がさまざまな電子情報をやり取りするために活用されていくことになります。その手始めが、患者さんの同意を元に、特定健診情報や薬剤情報を医師などが閲覧できる機能であり、現在検討中の電子処方箋もこの基盤を活用して運用される予定です。日本医師会としては、このネットワーク基盤の活用が、患者さんへの安全・安心で良質な医療提供につながるとの考えから、オンライン資格確認の推進に協力しています。

――現在、どの程度まで進んでいますか。

今村　病院、医科・歯科の診療所、薬局を合わせて、運用を始めている施設は約５％、準備が終わっている施設は約９％になります（2021年10月20日現在）。日本医師会としても、導入補助金の10割補助の条件を満たしている医療機関には特に、早期導入を前向きにご検討いただけるように呼びかけているところです。しかし、コロナ禍が予断を許さない状況であることに加え、現在、世界的な半導体不足により、システム事業者（ベンダー）が必要な機材を調達できないケースや、ベンダーの経験不足などで、導入に関する適正な見積もりが取得できないケースが発生しており、なかなか一気に普及とはいかない面もあります。

また、医療機関が導入・運用を開始すれば、ランニングコストも発生しますが、マイナンバーカードの普及率がまだまだ低く、コストに見合わないという面もあります。国としては、マイナンバーカードの普及と活用を考えているでしょう。そのためマイナンバーカードを保険証代わりに使わせたいという発想がありますが、それは順序が逆です。実際に私の診療所の患者さんでも、「マイナンバーカードを持ってきたのですが、先生のところでは使えますか？」と聞いてくる人は誰もいません。マイナンバーカードの保険証利用の普及に向けた「加速化プラン」による追加導入支援策は2021年３月末で終了し、現在は導入補助金の額も下がってしまっています。日本医師会としては、オンライン資格確認導入を希望するすべての医療機関が無理なく導入し、運用を継続できるよう、導入補助の拡充やランニングコストに関する支援を引き続き国に要望しているところです。

――運用上の問題点などはありますか。

今村　オンライン資格確認のネットワークは安全性が高いとは言え、クラウド型の電子カルテの利用など、今後、ネットワークを活用してさまざまな情報がやり取りされるようになれば、医療機関におけるサイバーセキュリティの重要性も増していきます。日本医師会と医療機器センターが実施した調査結果では、医療機関の規模が小さいほど、セキュリティ対応が難しい傾向にあるようです。保険医療機関は、一般企業のようにセキュリティ対策費をサービスなどの価格に転嫁することができません。医療の公益性を鑑みれば、セキュリティ対策に関する公費による支援は必要だと考えています。

厳密な医師資格証明で、改ざん、なりすましを防ぐ

――続いて、医師資格証についてもお聞かせください。

今村　日本医師会では、医師の職能団体としての使命を果たすべく、日本医師会認証局を運営しています。これは、医師などの国家資格を持つ医療関連職種が、公的資格の確認機能を有する電子署名や電子認証を行う基盤として厚生労働省が定めたHPKI（Healthcare Public Key Infrastructure）に準拠したものです。厳密な本人確認、医師資格の確認をした上で、HPKIを利用するためのICカード「医師資格証」を発行しており、その

発行数は1万9000を超えたところです。

——具体的にどのように使われていますか。

今村　医師資格証は、たとえば地域医療情報ネットワークへのログインや、電子的な診療情報提供書（いわゆる紹介状）や主治医意見書などを作成する時の電子署名等に利用されています。医師資格証で電子署名することにより、公的文書について確かに医師資格を持った医師が作成したことが証明できます。また、作成後に内容が書き換えられたりしていないか、改ざん検知が可能です。これらにより、電子文書の「改ざん」、別人による「なりすまし」、作成したことの「否認」を防ぐことができるのです。したがって、今後構築される電子処方箋を安全・安心に運用していく上でも、医師資格証は必須のものになっていくと考えています。

日本医師会では、最終的にはすべての医師に医師資格証を普及させることを目標とし、まず日本医師会員に会員証明として保有してもらう方針を決めました。そのため、日本医師会員については、発行・更新時とも費用は無料としています。また、非会員からは従来、利用料を毎年いただいていましたが、それを無料とし、発行・更新時に実費のみをいただくことにしました。さらに、本年以降、新たに医師免許を取得した医師には、非会員であっても無料で提供することにしています。

——今後、どのような文書に、医師資格証による電子署名が生かされていくことになるでしょうか。

今村　現在、私が研究代表者を務めている厚生労働科学研究で、死亡診断書の電子化に取り組んでいます。ここでも医師資格証を使って電子署名することで、死亡診断書の真正性を確保する形になります。電子版の死亡診断書を行政に送る方策についても実証を進めているところです。現状は、死亡診断書を紙ベースでご遺族に渡し、それを死亡届と一緒に1週間以内に行政に届けていただかないと、埋葬許可が出ません。行政は紙ベースでもらったものを職員が一部を電子化して厚生労働省に送ります。ところが縦割りになっているので、死亡情報は厚労省が統計に使っているだけで、ほかのいろいろなところには全然活用されていません。初めから電子化されていれば、多様な手続きの簡素化も期待できますし、情報の一元管理がしやすくなることで、活用の可能性も広がります。

個人情報にも配慮した予防の取り組みを進める

――病気の予防に貢献するシステムも各種ありますが、それらについても教えていただけますか。

今村　人生100年時代に向けた今後の医療では、予防が重要な役目を果たしていきます。主役はもちろん国民・患者の方々ですが、ここに「かかりつけ医」が一緒に関わることで、予防の有効性と安全性は大幅に向上すると考えています。これに貢献するITシステムとしては、次の三つがあります。

○一次予防（本人の情報把握に基づく健康管理のためのPHR）
○二次予防（地域医療連携ネットワークであるEHR）
○地域包括ケアシステムのための医療介護多職種連携ネットワーク

ただし、これらのITシステムは別々に用いるのではなく、相互連携が必要です。その要となるのが、患者に寄り添う、かかりつけ医による中継です。実証研究などを通じて、これらの相互連携を確実に実現していかなければならないと考えています。

――なるほど。それでは一次予防から、ご説明をお願いします。

今村　一次予防のPHR（パーソナル・ヘルス・レコード）については、民間PHR事業者の活用が全面に出された形で議論されています。個人がマイナポータルで参照できる自身の特定健診や薬剤情報などは、マイナポータルとのAPI（他製品やサービスとの通信）連携が許された民間PHR事業者のサービスに共有することができます。ただし、マイナポータルにどの程度の期間、保存されるのかなどは検討中です。ストレージ（補助記憶装置）のコストなどの問題もありますが、国民全員が民間サービスを利用するとは限らないので、こうした基本的なサービスについては、国が責任を持って提供すべきと考えます。

――個人情報の保護については、どのように考えておられますか。

今村　個人情報を守るためには、民間PHR事業者に、総務省、厚生労働省、経済産業省が合同で策定した「民間PHR事業者による健診等情報の取扱いに関する基本的指針」をしっかり遵守してもらうための方策が必要です。この指針では、セキュリティ対策や個人情報の適切な取り扱いという重要な観点と共に、保存や管理、そして相互運用性の確保が大きな柱となっています。PHRの情報は積み重ねてこそ意味を成すものですが、民間事業者にとって、サービスを永続することはハードルが高いでしょう。そのため、利用者が任意のタイミングで他のサービスに不利益なく移行できることが必須要件となります。また、利用者が意図せずに自らの個人情報を第三者提供される可能性や、レコメンド機能があるようなサービスで適切に行われているかなど、注視すべきポイントはさまざまあるだろうと思います。

――二次予防のEHR（地域医療連携ネットワーク）のメリットや課題はどのようなことでしょうか。

今村　EHRについては、上手に活用できれば病病連携、病診連携に大きな恩恵をもたらすことになります。一方で、ランニングコストをいかに捻出するかが全国的に共通の課題となっています。受益者負担の原則から言えば、最終的な受益者となる国民・患者さんが負担するということになるでしょうが、診療報酬上でわずかながら設定されている以上の負担を患者さんに強いることはできません。となれば、自治体や国が負担するべきと考えられますが、実際には参加医療機関が負担しているケースが大半です。中には、たとえば介護の主治医意見書の送受など、行政も当事者として関与する部分については相応の負担をいただいているケースもありますので、そうした好事例を全国に広げていければと考えています。

――ほかにも今後の課題はありますか。

今村　今後はオンライン資格確認で形成される全国のネットワークと地域医療連携ネットワークとの関係についての議論を深めていく必要があります。ここでは、バラバラに存在する一人一人の患者さんの情報を名寄せするための識別子、いわゆる医療等IDが重要なポイントとなります。

オンライン資格確認に関連して、健康保険の被保険者番号が個人単位化され、その履歴が管理されるようになりました。公的データベースであるNDB（レセプトデータベース）や介護DBといった別々のDB情報の連結解析には、この履歴管理システムを活用することで名寄せが可能になりました。地域医療連携ネットワークをまたぐ情報の名寄せについての議論は保留にされたままですが、このたび厚労省の検討会の下に、医療情報ネットワークの基盤に関するワーキンググループが設置されることになりましたので、これらの問題についての議論が再開されると思います。

「人に優しい」ITリテラシーの向上を願って

――新しく発足したデジタル庁への期待や要望もお聞かせください。

今村　デジタル庁は「誰一人取り残さない、人に優しいデジタル化を」をミッションとして掲げており、日本医師会としても大いに賛同します。実は、デジタルやオンラインなどの言葉を口にすると、「対面診療がオンライン診療にすべて取って代わられる」という誤解を招きかねない話をされる方たちもいます。医療とは当然ながら視診や触診、あるいは血液、尿などの理学的検査も、患者に対して直接行うことが基本です。それらがないと情報量が不足し過ぎて診療できないことも当然あるのです。限界を知ったうえでオンライン診療を進めていただければいいのですが、推進と反対、それぞれ両極端すぎる声もあって、困惑しているのも事実です。

――柔軟な対応が必要になるということですね。

今村　日本医師会では、2021年6月23日の定例記者会見において、「経済財政運営と改革の基本方針2021」に対する見解を述べましたが、その際に次のような指摘をさせていただきました。「データヘルス改革や医療のIT化を進めることで医療の質や安全性を高めることは非常に重要ですが、それに対応できない国民・患者や医療機関が取り残されてしまい、不利益を被るようなことがあってはなりません。たとえば、今回の新型コロナワクチンの接種予約についても、ITを活用した予約方法に対応できずに困る高齢者が多かったという問題が起こっています。従って、IT化を進めるのと同時に、対応できない方々への十分な配慮をすべきであり、IT 以外のアナログ的な方法の提供や、IT をより簡単に使えるようにする技術的な対応、国民全体の IT リテラシー向上の取り組みなど、きめ細やかな対応が必要であると考えます」。

医師の団体として、自ら「健康経営」を率先

――ところで日本医師会も「健康経営宣言」を打ち出して、一般企業と同じように健康経営に取り組んでおられますね。

今村　はい。健康や医療にかかわる医師の団体として、健康経営を率先するのは当然と受けとめています。取り組みが始まったのは2016年です。日本医師会健康経営宣言では、まず「日本医師会の使命は、国民の生命と健康を守ることです。その使命に向けた活動の展開にあたっては、職員が健康で働きやすい環境づくりが基本です。また、職員の健康増進に向けた種々の取り組みを中心に健康経営を推進します」と謳っています。そして、以下の３点を掲げています。１．職員とその家族の健康増進に向けた活動　２．相互の健康に心を配る地域づくりに向けた啓発活動　３．健康長寿社会に向けた社会貢献活動です。

以前より、メンタルヘルスを含めた健康相談ができる保健師さんと契約しており、最近では職員がリラックスでき、メリハリをつけられる休憩スペースを設けるなど、工夫をしながら健康的に働ける環境整備を事務局が中心になって考えています。

推進役となる健康経営プロジェクトチームは、組織を横断した中堅・若手メンバーで構成されています。それに加え、今年度からは人事課を統括部門として明確化した上、会長を筆頭に職員代表、衛生委員会、産業医、保健師および職員互助会などがそれぞれに連携し、役割を担うように体制を強化しています。

――健康経営について、今後の課題や展望をお聞かせください。

今村　本会の使命は国民の生命と健康を守ることにあります。新型コロナ感染拡大の第５波は落ち着きを見せましたが、第６波への備えなど、まだ

まだ予断を許さない状況です。こうした中では、組織のさらなる活性化が求められており、その基盤となる職員の心身における健康維持・増進が欠かせません。それを実現させるための組織目標として、定期健康診断受診率、喫煙率、有給休暇取得日数などの KPI（業績評価の指標）を定め、2022年度、2025年度までの中長期目標を設定し、取り組んでいます。

以前は仕事に傾注するあまり食事が不摂生になったり、健康を損ねているのに注意がまわらなかったりする職員もいました。でも健康を害してしまったら本来の仕事もできません。2020年 9 月の職員アンケートでは、80％以上が本会の健康経営について理解を示しているようでした。健康経営を行うようになってから、皆さんの意識も変わってきていると思います。

――**ありがとうございました。**

衆議院議員　上野賢一郎（明るい社会保障改革推進議員連盟会長）

人生100年時代に、全ての国民がいつまでも健康に活躍できる社会を目指す

――上野議員が会長を務められている自由民主党の「明るい社会保障改革推進議員連盟」について概要を教えてください。

上野　「明るい社会保障改革推進議員連盟」は、人生100年時代に、全ての国民がいつまでも健康に活躍できる社会を目指すことを目的に、自由民主党の有志議員による議員連盟として、2019年に発足しました。加藤勝信衆議院議員（前官房長官）と世耕弘成参議院議員を顧問として迎え、私が会長として、現在40人の議員によって運営されています。“健康”を社会保障の第5分野として位置付けられるように、「百年健幸」の国づくりを目指していくための政策提言を行うなど、積極的な活動を行っており、今年度も当議連として、①データヘルスのさらなる推進②デジタルヘルス製品の社会実装の推進③コロナ禍で顕在化した健康課題への対応④エビデンスに基づく予防・健康づくり――の四つで構成した提言を作成し、内閣に申し入れを行ったところです。

――「明るい」というネーミングが目を引きますね。

上野　これまでの医療・介護制度は、病気や要介護になってからの対応が中心で、社会保障改革に関する議論も給付カットや負担増など暗い議論になりがちだったかと思います。しかし、近年、ウェアラブル端末やビッグデータなどの最新テクノロジーを駆使することで、効果的に健康・予防をサポートする民間サービスが次々に生まれており、こうした民間の力を活用しながら、健康・予防を進めていけば、国民は元気になり、社会保障の

担い手が増加し、さらに成長産業も育成できるというまさに「三方良し」の明るい社会保障が推進できると考えたわけです。

――“健康”を社会保障の第5分野として位置付けると、どのようなメリットがもたらされるのでしょうか。

上野　例えば消費税の使途についてですが、現在は、年金、医療、介護、子育ての四つの分野に充当されることになっています。仮に、“健康”が第5分野に位置付けられると、健康予防についても、政府がある意味、お墨付きを出して思い切った予算措置が取れることにもつながってくるでしょう。これまでは、国民の“健康”はどちらかと言うと、個人任せの面もあったかと思いますが、第5分野に入ってくることによって、社会全体で国民の“健康”管理をサポートできる体制が構築できると考えているわけです。

――なるほど。

上野　われわれは、人生100年時代の安心の基盤は、国民一人一人の皆さんの“健康”にあると捉えています。つまり、100歳まで長生きしても、ベッドで寝たきりになってしまう時間が延びただけというのでは意味がありません。言い換えると、超高齢社会に達したわが国にとって、たとえ病気になってもさまざまなエビデンスに基づくデータを集め、重症化させず、元気に暮らすことが大変重要なのです。国民一人一人にいつまでも“健康”な暮らしを送っていただくためにも、正確なエビデンスに基づく

衆議院議員
（明るい社会保障改革推進議員連盟会長）
上野　賢一郎（うえの　けんいちろう）

1965年8月3日生まれ、滋賀県出身。京都大学法学部卒業後、1990年自治省に入省。2003年総務省自治税務局都道府県税課長補佐、05年9月衆議院議員に初当選。14年国土交通大臣政務官、17年財務副大臣、現在4期目。

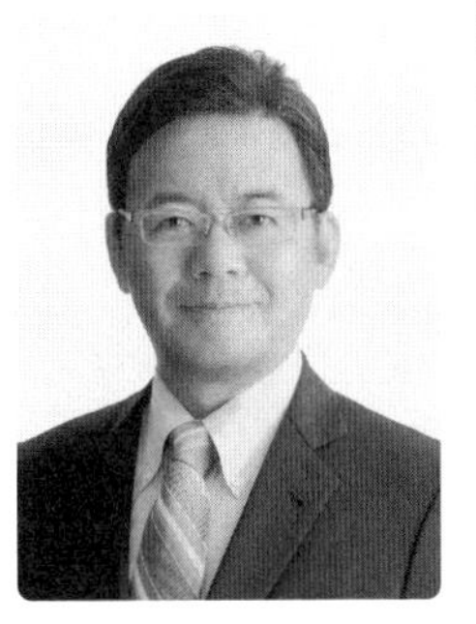

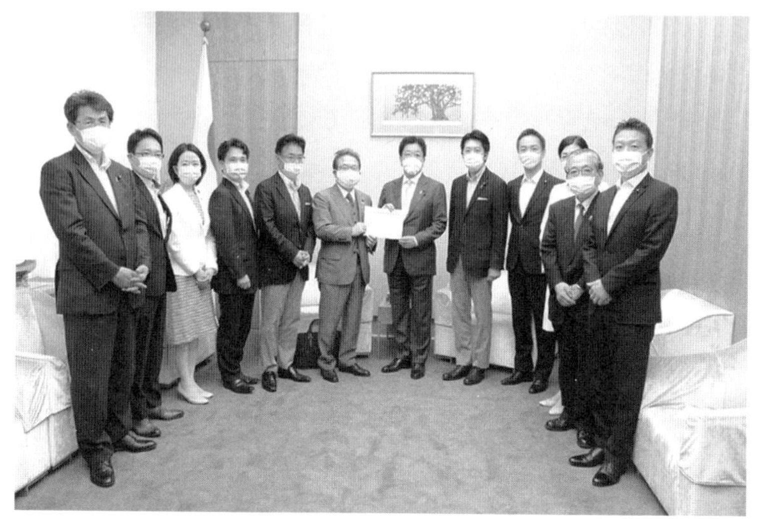

2021年6月加藤勝信官房長官（当時）に提言申し入れをする「明るい社会保障改革推進議員連盟」
上野会長（左から5人目）と同議連メンバーの国会議員。
（出典：明るい社会保障改革推進議員連盟）

データを利用していただけるような環境を整備していくことが非常に重要だと認識しています。

エビデンスの確立を重要な柱として位置付ける

——では、“健康”が第5分野に位置付けられるために、貴議連では、どのようなことをテーマに活動されているのでしょうか。

上野　われわれは、三つの活動方針を打ち出し、「改革のための三本の矢」と名付けています。まず、第一に重視しているのがエビデンスをいかに確立できるかという点です。われわれは、エビデンスを、「科学的に因果関係が確立されている」という意味で使っています。と言うのも、“健康”とは、われわれの生命に関わるわけですから、「この方法は、健康に効果があるのか」といった視点から科学的にしっかりと検証されたものでなくてはならないわけです。

——健康や予防に効果があるエビデンスを確立するために、厚生労働省と

明るい社会保障改革推進議連 提言のポイント（その１）

基本的な考え方

○人生100年時代の安心の基盤は「健康」であるとの考えのもと、全ての国民が健康に活躍できる「百年健幸」の国づくりを目指し、三方良し（個人の健康、社会保障制度の持続可能性、成長産業の育成）の「明るい社会保障改革」を推進してきた。
○新型コロナウイルス感染症の蔓延が長期化する中で、外出控え等の生活様式の変化による新たな健康課題が懸念され、また、コロナ禍に効率的・効果的に対応するためには、医療・健康分野におけるデジタル化の推進の必要性が再認識されている。
○こうした状況を踏まえ、ウィズ・コロナ／ポスト・コロナ時代における「百年健幸」に向けて、①データヘルスの更なる推進、②デジタルヘルス製品の社会実装の推進、③コロナ禍で顕在化した孤独や孤立、メンタルヘルスやフレイル（虚弱）への対応、④エビデンスに基づく予防・健康づくりの更なる推進等について政府へ提言する。これらを進めることで、産業界、医療界、保険者、国・地方公共団体など関係者が参画した予防・健康づくりの取り組みが地方をはじめ全国に一層広がることが期待される。

改革の４つの視点

①データヘルスの更なる推進	オンライン資格確認等システムの機能整備と利活用を促進するとともに、エビデンスに基づく医療政策立案の基盤となるNDB（レセプト情報・特定健診等情報データベース）の充実（地域・所得・医療機関や死亡情報とのリンク）と利活用の促進を図る。
②デジタルヘルス製品の社会実装の推進	技術開発のスピードが速いプログラム医療機器の実用化を促進するため、正式承認前のデータ収集を可能とするデジタルヘルスケア法を制定する。テクノロジーを活用した新たな福祉用具の活用を促進するため、介護保険の対象となる福祉用具の認定制度を改善し、予見可能性の向上を図る。
③コロナ禍で顕在化した健康課題への対応	孤独や孤立を緩和・解消する手法として「社会的処方」のモデル事業を拡充する。メンタルヘルスのエビデンスづくり、フレイル（虚弱）の実態把握と新たなフレイル予防の実証を進める。
④エビデンスに基づく予防・健康づくり	予防・健康づくりのエビデンス構築のため、大規模実証事業の実施を継続し、その結果を保険者インセンティブや健康経営、ＰＦＳ/ＳＩＢの取組等に反映する。また、エビデンスに基づく特定健診の項目の見直しとアウトカム重視の保健指導への転換を行う。健康経営に関する国際標準の策定を我が国主導で進める。

（出典：明るい社会保障改革推進議員連盟）

経済産業省では大規模実証事業を行っていると聞きました。

上野　ご指摘の通り、厚生労働省と経済産業省から継続的に予算措置を取り、2019年度から３年間にわたり、12のテーマで多くの地方自治体や民間企業に参加してもらって、大規模実証実験を行っています。この大規模実証実験事業は、当議連の活動の成果とも言えるでしょう。

――12のテーマについて、具体的に教えてください。

上野　12のテーマとは、①特定健康診断・保健指導の効果的な実施方法に係る実証事業②がん検診のアクセシビリティ向上策などの実証事業③重症化予防プログラムの効果実証事業④認知症予防プログラムの効果実証事業⑤認知症共生社会に向けた製品・サービスの効果検証事業⑥複数コラボヘルスを連携させた健康経営の効果検証事業⑦歯周病予防に関する実証事業⑧AI・ICTなどを活用した介護予防ツールなどの効果実証事業⑨健康増進施設における標準的な運動プログラム検証のための実証事業⑩女性特有の健康課題に関するスクリーニングおよび介入方法検証のための実証事業⑪食行動の変容に向けた尿検査および食環境整備に係る実証事業⑫健康にやさしいまちづくりのための環境整備に係る実証事業――になります。

――この12のテーマの大規模実証実験が行われ、健康や予防に効果的なエビデンスが得られた場合、次の段階としてどのようなことを考えておられ

明るい社会保障改革推進議連 提言のポイント（その2）

1．データヘルスの更なる推進

(1)オンライン資格確認等システムの機能整備と利活用促進
- ○マイナンバーカードと健康保険証の一体化の推進
- ○マイナンバーカードを活用したPHRの推進
- ○オンライン資格確認等システムの高度化（健康・医療情報の保険者への集約等）

(2)エビデンスに基づく医療政策立案の基盤となるNDBの充実
- ○地域情報、所得情報、医療機関情報等とのリンク
- ○ＮＤＢの研究利用の利便性向上
- ○死亡情報等とのリンクの検討

2．デジタルヘルス製品の社会実装の推進

(1)プログラム医療機器の実用化を促進
- ○ＰＭＤＡの審査部門の新設等によるプログラム医療機器の承認審査の充実強化
- ○薬機法に該当するか否かのポイントと事例の収集・公表
- ○プログラム医療機器の開発を加速化するデジタルヘルスケア法の検討

(2)生活習慣改善・健康機器（仮称）の実用化を促進
- ○ＡＭＥＤ等の公的機関による診療ガイドラインへの反映の支援

(3)テクノロジーを活用した福祉用具の活用促進
- ○介護保険の対象となる福祉用具の認定制度の予見可能性向上

3．コロナ禍で顕在化した健康課題への対応

(1)社会的処方による孤独・孤立対策
- ○社会的処方のモデル事業を拡充することによる孤独・孤立対策

(2)メンタルヘルス対策
- ○大規模実証におけるメンタルヘルス対策のエビデンス構築と利活用促進

(3)フレイルへ対応
- ○コロナ禍におけるフレイルの実態把握と新たなフレイル予防の実証

4．エビデンスに基づく予防・健康づくり

(1)大規模実証事業の着実な実施
- ○大規模実証事業の予算確保
- ○効果的な介入手法のポジティブ・リストを整理
- ○保険者インセンティブや健康経営、ＰＦＳ/ＳＩＢの取組等に反映

(2)特定健診・特定保健指導の見直し
- ○エビデンスに基づく健診項目の見直しとアウトカム重視の保健指導への転換

(3)健康経営の推進
- ○健康経営度調査の評価結果を偏差値で公表
- ○ＥＳＧ投資の判断等にも使われる日本発の国際的な指標の策定
- ○健康経営に向けたインセンティブ措置の拡大

（出典：明るい社会保障改革推進議員連盟）

るのでしょうか。

上野　実証実験事業の結果については、当議連としましてもしっかりとフォローしていきたいと考えています。得られたエビデンスについては、二つ目の方針にも関わるのですが、2023年度を目標に、国民健康保険や企業健康保険、協会けんぽなど全ての保険者の皆さんによる健康・予防事業への活用ということを想定しています。

――保険者を対象にしているのはなぜなのでしょうか。

上野　その理由は、保険者の皆さんが医療費を支払う主体だからです。つまり、われわれは、医療費を支払う保険者に対し、保険加入者が健康になってもらえるのかを主体的に考えて行動してもらうためのプログラムこそが必要不可欠だと考えているわけですね。そのための予算措置もしっかりと行っていきたいと思っています。

社会全体で健康増進を前に進める

――最後に三つ目の方針について教えてください。

上野　三つ目の方針は、社会全体で健康増進を前に進めていくという視点です。現在、多くの民間企業の間で、健康経営や健康投資という考え方が浸透していますが、これは企業が従業員の健康管理を経営的な視点で考

え、戦略的に実践することで、経産省が主導して進めており、われわれは、こうした動きをさらに加速化させたいと考えています。

――経産省は、2017年度から健康経営を行っている企業を「健康経営優良法人」として認定しており、さらに毎年、東京証券取引所とともに株式市場の「健康経営銘柄」の選定も行っていますね。

上野　2021年度の「健康経営銘柄」には、29業種48社が選定されました。また、「健康経営優良2021」には、大規模法人部門（ホワイト500）に1794法人、中小規模法人部門（ブライト500）に7932法人が日本健康会議より認定されています。これからの健康経営を進める企業が市場や顧客などから適切に評価される仕組みを構築していくことが、今後ますます重要になってくると考えています。

――今後はどのように前に進めていかれるお考えでしょうか。

上野　特に中小企業の皆さんにますます健康経営に取り組んでいただくためには、目に見えるインセンティブが重要だと思っています。このところ、地方自治体が、健康経営を進める企業を表彰する動きが拡大しており、昨年度は全国で94の自治体で表彰顕彰制度を持っており、さらに長野県松本市などの自治体では、健康経営を実施している企業が公共工事などの入札を行う場合、ポイント加算するなどの優遇措置を実施しています。

――つまり、地方自治体に対し、健康経営や健康投資を促進していくわけですね。

上野　そうですね。これからの時代は、まちづくりの視点においても健康や予防というウエルネスの視点が不可欠になってくると言えるでしょう。例えば、国土交通省では「歩きたくなるまちづくり（ウォーカブルまちづくり）」という都市計画という施策を積極的に進めています。中心市街地については、クルマ中心ではなく人中心に視点をおいたまちづくりで歩道やにぎわいのある街並みの整備に対し補助金などを交付しています。実際、兵庫県姫路市では、駅前をこのウォーカブルまちづくり施策によって整備したところ、地価の上昇につながったそうです。まさに健康と直結する施策なので、当議連としては、国交省に健康という要素を盛り込んでもらえるような働きかけを行っているところです。

コロナ禍によるメンタルヘルス対策とデジタル化推進が当面のテーマ

――今回の新型コロナウイルス感染拡大は、国民の健康という視点もさることながら、平時と有事の医療体制や国の在り方まで大きな影響をもたらしたと言えるのではないでしょうか。この点について貴議連としては、どのように考えておられますか。

上野　われわれは、今回のコロナ禍を通じて、社会全体を変えていくきっかけにすべきだと考えています。まず、コロナ禍の長期化によって、外出控えなどの生活様式の変化を余儀なくされ、メンタルヘルスなど新たな健康課題が懸念されています。当議連としましても、昨年から今年にかけて８回の会合を開催し、コロナ禍でさまざまな世代で生じている心身の新たなる健康課題について検討を重ねてきました。

また、皮肉なことではありますが、コロナ禍によってわが国のデジタルに対するぜい弱性が浮き彫りになりました。政府や地方自治体は、デジタル化によってイノベーションをもたらす「デジタルトランスフォーメーション（DX）」を率先して進めていくべきで、この課題は、広い意味で、医療・社会保障分野にも共通するものだと言えると思います。

――と、言いますと。

上野　病院は、個々の患者さんのカルテを紙で管理するのではなく、データによって管理するというのが、必要不可欠になってくるでしょう。実際に、患者さんが過去にどのような診療を受け、薬剤を投与されたのかというデータを速やかに取り出せる仕組みの構築が求められるはずです。しかも、重要なポイントは、病院や自治体ごとに異なる仕組みではなく、共通のプラットフォームでなければなりません。もちろん、個人情報の取り扱いについては十分注意を払う必要がありますが、個人の健康に関わるデータを用いることによって、国民の健康管理に関する効率的かつ効果的な利用は促進されるはずです。

――コロナ禍によって、オンライン診療は初診から可能になっていますが、これについてはいかがお考えでしょうか。

上野　これもコロナ禍によってもたらされた時限的な規制緩和と言えますが、患者さんが病院に受診に行く際の感染リスクを避けると同時に、医療従事者の感染リスクを低下させる効果が期待されています。われわれは、オンライン診療を時限的な措置ではなく、恒久化させて、積極的に医療インフラとして活用すべきだと考えています。

――2021年9月には、デジタル社会形成基本法が施行され、新たにデジタル庁が発足しました。

上野　デジタル社会基本法とは、デジタル社会の形成に関し、基本理念や施策策定の基本方針、国・自治体・事業者の責務、デジタル庁の設置、重点計画の作成について定めた法律で、デジタル社会を形成するための大方針として、①オープン・透明②公平・倫理③安全・安心④継続・安定・強靭⑤社会課題の解決⑥迅速・柔軟⑦包摂・多様性⑧浸透⑨新たな価値の提供⑩飛躍・国際貢献――という10の基本原則が提示されています。

　われわれも、デジタル化を医療・社会保障分野はもちろん、健康予防の分野にも十分活用していくべきだと考えて、さまざまな議論を積み重ねていますので、期待していただきたいと思います。

――ありがとうございました。

第7章

先進企業の取り組み

株式会社エヌ・ティ・ティ・データ

「Health Data Bank」や「遠隔ICU」など、健康から医療までソリューションを多元的に展開

健康長寿社会の実現にITで貢献

データ通信やシステム構築事業を行うSIer（エスアイヤー）であるNTTデータは、2007年に公共系のミッションクリティカルな社会基盤システムの提供を担う第二公共事業本部内に、医療領域や公的医療保険を支える事業と予防領域を対象とした事業の二つを統合し、ヘルスケア事業部を設置した。ヘルスケア事業部では主力となるシステム構築に加え、当該領域でのデジタル技術を活用したソリューションビジネスの展開に力を注いでいる。

とりわけ注目されるのは、医療サービスから生み出される各種データを活用する仕組みの構築に取り組み、健診データを管理する「Health Data Bank」や、医療機関と調査機関をセキュアに結んで検査データを交換する「L-AXeS」など、データ活用のための基盤構築や新たなサービスの構築を進めている点だ。

また、医療現場における働き方改革の要請と技術革新による医療サービスの高度化ニーズに応えて、「遠隔ICU」や日本歯科医師会会員向けレセコンASPサービス「レセック」、新薬開発のスピードアップを実現する治験トータルソリューションプラットフォーム「PhambieLINQ（ファンビーリンク）」など、AIを活用した業務効率化・高度化を実現するソリューションを開発し、商用化への道を開いている。さらに、近年では介護従

事者の負担軽減につながる見守りサービス「エルミーゴ」を開発するなど、介護・リハビリテーション領域へも展開の拡大を図っている。

メンタルヘルスケアを含む健康経営を支援

こうした取り組みの中でも、企業の従業員健康管理を支援するクラウド型健康管理サービスとして2002年から運用を開始した「Health Data Bank」には、健康経営の推進につながるサービスとして高い関心が寄せられている。これは、従業員の健診データを受領し、データ形式の変換・結合などを実施して、統一化された高品質なデータとして保健師・産業医へ産業保健の業務用として提供するもので、すでに3000団体、400万人超のデータを管理している。

このサービスの特徴として山根氏は、まず「健診データ流通サービスを

第二公共事業本部　ヘルスケア事業部
第三統括部　健康ソリューション担当部長
山根　知樹（やまね　ともき）
2000年東京工業大学原子核工学修士卒業。00年株式会社エヌ・ティ・ティ・データ入社、公共システム事業本部配属。13年ライフサポート事業本部ヘルスケアビジネスユニット課長を経て、19年より現職。

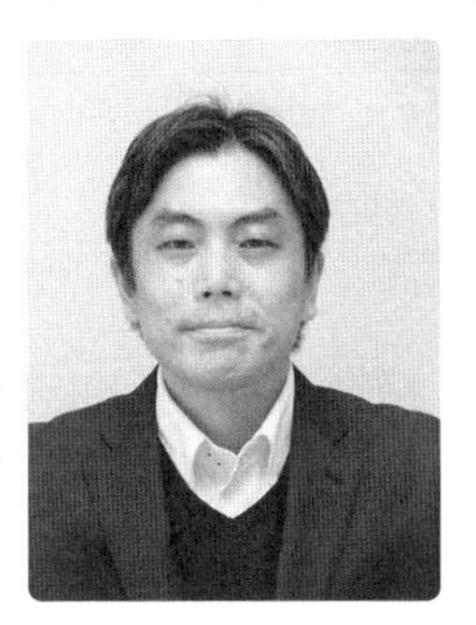

第二公共事業本部　ヘルスケア事業部
第一統括部　医療ソリューション担当課長
岩波　光太郎（いわなみ　こうたろう）
2000年拓殖大学政経学部卒業。09年株式会社エヌ・ティ・ティ・データ中途入社、公共システム事業本部配属。10年ライフサポート事業本部ヘルスケアビジネスユニット事業部所属を経て、20年より現職。

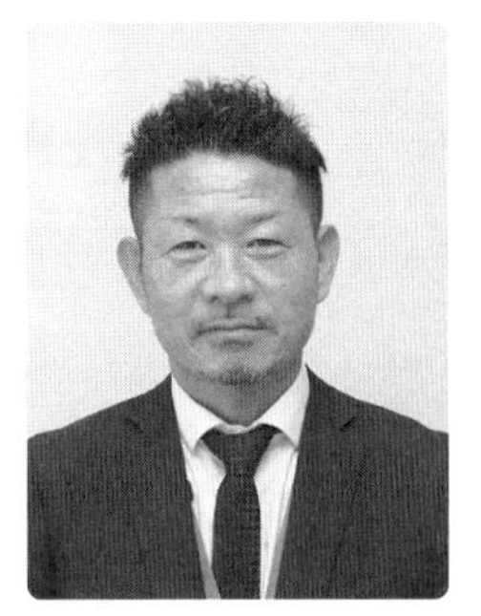

同梱していること」を挙げる。「健診機関からのデータは、企業が預かってシステムに入れるのが通常の流れですが、われわれは企業と健診機関の契約に基づいて、データを直接、健診機関から受領します。それを弊社の健診データ流通センターを通すことによって、健診機関ごとに異なるデータ形式を、医療知識保有スタッフが標準化したフォーマットに統一してデータベースに登録する。提供していただく病院・診療所などの実積は累計で約2000機関に及んでいます」

ベーシックな機能のブラッシュアップにも怠りはない。実装済みの疾病リスク予測分析は、健診データを活用して生活習慣病発症リスクをAIで予測し、企業の将来損失を見える化することで、企業価値の向上や事業継続性の確保にとって重要な健康経営における投資対効果の評価を支援しようというもの。さらに、2021年10月からはマイナポータルから特定健診データの取得が可能となった。発足まもないデジタル庁との折衝を経て、マイナポータルAPIを利用し「Health Data Bank」の画面上から特定健診情報を参照、ダウンロードする機能を2022年3月末にリリース予定だ。

COVID-19の感染拡大に伴って企業の健康課題も変化を余儀なくされた。ニューノーマル時代の従業員健康管理の課題解決支援策として、山根氏は「Health Data Bank ストレスケアソリューション」を提示する。在宅ワークが定着する中で、個人が問題を抱えていたとしても、職場で毎日顔を合わせないため、上司や周囲がその状況を察知することが困難になっている。「COVID-19によりメンタルストレスケアの重要性が増した。勤務形態に関わらずデジタル技術を活用することで個人の不調・変調のサインを取得し、リアルだけでは対応しきれない部分をカバーできると考えています」（山根氏）

このメンタルストレスに着目して実装したのが、パルスサーベイ機能である。これは簡易な調査を短期間に繰り返し実施する調査手法のことで、パルス（脈拍）のチェックをするように、組織と個人の関係性の健全度合（エンゲージメント）を測ることを目的としている。義務化されているストレスチェックのように「年に1回」だけではなく、週次・月次など高頻

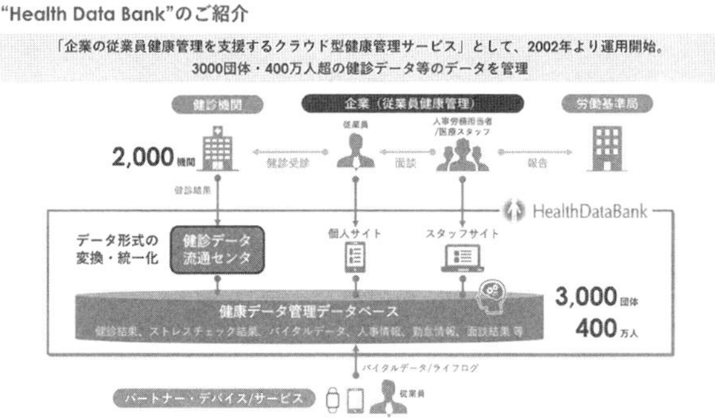

（出典：NTT データ）

度でも行うことで、社員の意識をリアルタイムで把握して予兆を把み、早期の対策につなげることができる。上司とのコミュニケーションツールとしてだけでなく、本人が自身のセルフケアツールとしても活用できる。そうしたメリットを強調した上で、山根氏は「2020年10月からNTT グループ約20万人を対象にサービスを開始しました。NTT グループ20万人で培った実績・ノウハウを踏まえて2021年からグループ以外のお客様にも展開しているところです」と語る。

PHR 利活用のバックヤードの仕組みとしても

健康情報の蓄積が進めば、そのデータをもとに新たな取り組みも可能になる。山根氏は次のステージとして「B to B to E から B to B to C への展開を考えているところ」と語る。企業の従業員対象から一般の個人対象への展開である。これまで、企業の健康経営を支援する業務システムとして進化してきたが、人生100年時代に向け、個人の健康管理を長期にわたって支援する生活者視点の生涯健康管理システムへの進化を目指す取り組みを行っている。

その一例が、個人の心身の健康状態を「見る」バイタル測定アプリである。スマートフォンのカメラで顔を30秒間、動画撮影するだけで、個人の健康状態を示す心拍数、呼吸数、血圧、ストレスレベル、BMI、肌年齢などの推定値を測定・表示する。さらに、この推定値に基づいて個人の日々の健康管理やストレスケアを支援する。山根氏は「健診結果やストレスチェック結果は年1回の通信簿です。一方、バイタルデータ・パルスサーベイは日々の活動で測定されるもので、これらを合わせて蓄積・分析していくことにより個人の長期にわたる健康管理に寄り添うことができると考えます」と語る。

「もちろん、こうしたサービス面の取り組みは弊社だけでできるものではなく、さまざまな信頼できるパートナーとの協業のもとに拡充を図っていきたいと考えています」という前置きのもとに山根氏が例示するのは、NTT ドコモの「d ヘルスケア for Biz」との協業とリンクアンドコミュニケーションの「カロママプラス」との協業である。

「d ヘルスケア for Biz」は「Health Data Bank」の健診結果と連動して、個人に合わせた生活習慣改善を目的とし、健康コンテンツやクイズの配信、さまざまなウェアラブル機器との連携による体重、血圧、脈拍などの管理、d ポイントやクーポン付与などモチベーションアップなどの機能を提供するサービス。NTT ドコモとは時間栄養学に基づいた生活習慣改善、メタボ予防などをゲーム感覚で楽しみながら整えることができる新しい e-Learning サービスも展開中だ。一方、「カロママプラス」は AI 管理栄養士による健康アドバイス・生活習慣改善アプリ。毎日の食事や運動・睡眠などのライフログが簡単に記録できるのと同時に、アルゴリズム・AI によるアドバイスがリアルタイムに提供される。

さらに「Health Data Bank/Next Generation」として山根氏は、企業や生活者が安心安全かつ身近簡便に PHR（パーソナル・ヘルス・レコード）を利活用できるエコシステムを紹介する。これは業界横断の取り組みである。「多種多様な PHR を収集・統一化して管理する“バックヤードの仕組み”として各企業のビジネスを支援する」ことに主眼を置く。「直近で事業化が特に進んでいる」例として挙げられたのが、第一生命保険との協業による企業健診レポートと三井不動産との協業による「柏の葉スマートシティ」である。

契約者の健康状態が収益に直接影響することから、保険業界は他業界に

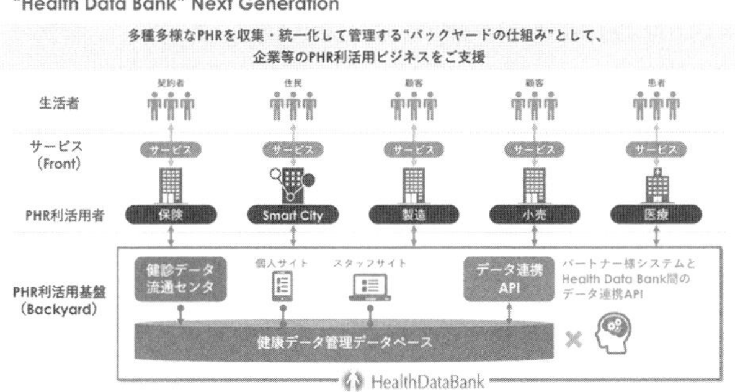

（出典：NTT データ）

先駆けてPHRを活用した商品・サービス開発に着手しており、第一生命は健康経営推進のためのサービス強化に向けてNTTデータと共同で企業健診レポートを開発。「Health Data Bank」で健診データを分析し、組織としての健康状態や循環器系疾患の発症リスク予測、BMI・血圧・血糖値を利用した優良者の判定結果を出力し、それに応じて保険料の割引などのサービスを提供するという、企業向け団体生命保険ではわが国初のシステムである。また、ヘルスケアは住民に訴求力があるテーマであることから、三井不動産「柏の葉スマートシティ」でのPHRを活用した健康サービスを計画。2021年10月から「生活習慣病発症リスク」サービスを住民向けに展開している。健診結果だけでなくリスク予測結果というスコアを見せることにより個人の行動変容を促す。また「Health Data Bank」は、本人同意のもとで健康・医療・介護領域のデータを集約・連携するPHR活用のバックヤードの仕組みとして、さらに収集したPHRをヘルスケア分野以外のサービスにデータ連携する「PHR利活用ハブ」としての活用が検討されている。山根氏は柏の葉PJについて「柏の葉では、三井不動産様がプロモーターとして、さまざまなステークホルダと合意・協業するエコシステムのモデルが構築されています。三井不動産様と一緒に、このエコシステムの中でさまざまな取り組み・技術に挑戦し、実装できるものはドンドン社会実装していきたいと思っています。そのような可能性に溢れた夢のある先進的なフィールドだと思っています」と語る。

複数のICUの患者を集約的にモニタリング

医療分野におけるITの活用としては「遠隔ICU」にも関心が高まっている。岩波氏はその背景として、国内の集中治療専門医は不足傾向にあり、ICU（集中治療室）の病床利用率が高まると患者管理が逼迫をきたすという現状を指摘する。「ICUにおける重症入院患者の治療は昼夜を問わない手厚い医療提供体制が必要ですが、医療機関によっては各診療科の主治医が外来診療や手術といった本来業務に加えて、夜間もICUの患者の治療に当たらなくてはならないことから、医師の長時間労働の一因ともなっているわけです」

日本集中治療学会に遠隔ICU委員会が設置されたのも、医師不足を改善し、医師の働き方改革を推進しようという気運が高まったためである。とはいえ、国内で遠隔ICUを構築・運用している施設は数か所のみであり、普及の途上にある。NTTデータは2019年度に横浜市立大学附属病院から「Tele-ICU」開発構築業務を受託し、システム構築に当たってきた。

「Tele-ICU」は、複数のICUをネットワークでつなぐことで遠隔での診療支援を実現する治療モデル確立を目指している。テクノロジーの進化によって各医療機器のデータ統合技術が向上しており、ネットワークの通信速度も格段に向上。モニターやカメラの解像度も人の眼を超えたといわれていることから、支援を受ける提携先の複数の病院と支援病院とデータセンターをセキュアネットワークでつなぐことで、医療の質の向上と労務効率の改善を図ろうというものだ。支援病院には集中治療医が常駐し、ICUカメラや電子カルテシステムなどによって提携先のICUの状況や患者の容体をモニタリングによってチェックし、その医師の助言・指導のもとに、提携先の病院では患者に対して、より適切な医療サービスを提供することができる。集中治療医が常駐するセンターICUは大学病院などを想定しており、これによって集中治療専門医の有効活用が可能になるとともに、提携先の病院ではオンラインカンファレンスなどを通して、若手医師や看護師の専門性向上も期待される。

■「Tele-ICU」システム概念図

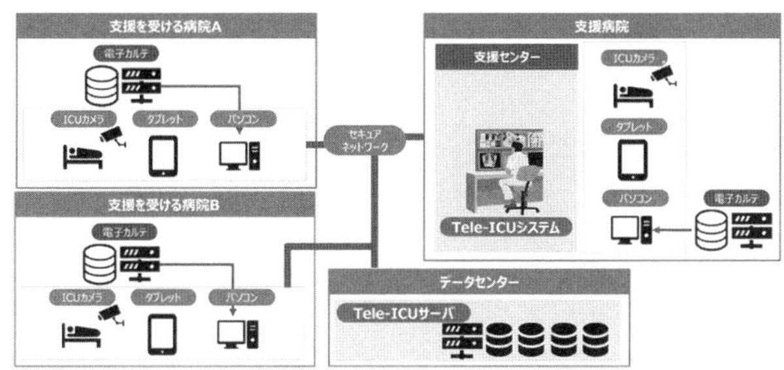

（出典：NTT データ）

岩波氏は「当面はこの仕組みを全国に普及させていくことが課題ですが、今後さらにこの基盤を使って、AI による重症化予測など他にできることはないかという点も同時に模索しています」と先を見据えている。

医療・ヘルスケア分野におけるSIerとしての役割

今後も同社はSIer として、医療・ヘルスケアの分野で、データを安全に取り扱いながら活用することで得られるメリットを生かした事業に取り組んでいくとのことだ。それは新たな事業の創出につながっていく。NTT データの中でも各事業部がデータでつながることで新しい事業創出が始まっており、さらに、これまではつながりのなかった企業同士がデータを共有し、活用することで、双方の強みを生かした新たな事業が生まれ始めている。健康維持から治療の現場まで、データ、通信、システムを生かした同社のさまざまな事業展開は、ますます重要になる医療・ヘルスケアの分野での課題解決につながっていくだろう。

株式会社エヌ・ティ・ティ・データ

所在地（本社）　〒135-6033　東京都江東区豊洲 3-3-3豊洲センタービル
TEL：03-5546-8202（代表）　URL：https://www.nttdata.com/jp/ja/

代表者　代表取締役社長　本間　洋

設立　1988年（昭和63年）5月23日

資本金　1425億2000万円（2021年３月31日現在）

従業員数　13万9700名（グループ全体／2021年３月末現在）

オムロン株式会社

「介護予防」の最前線で イノベーションを推進。介護現場の課題解決に一石を投じる

オムロン株式会社は、「われわれの働きで、われわれの生活を向上し、よりよい社会をつくりましょう」を社憲として掲げ、1933年の設立以来、一貫して事業を通じた社会的課題解決に取り組んできた。高度成長期の急速な車社会化における深刻な交通渋滞や増加する交通事故といった社会的課題を解決する、世界初の「電子式自動感応式信号機」の開発はその一例だ。ほかにも、血圧は病院で測定するのが当たり前だった時代に発売を開始し、家庭で測定した健康データの医療現場での活用の必要性・重要性を伝え続けてきた「家庭用血圧計」など、さまざまな挑戦を続けながら社会的課題の解決を実現し、企業価値を高めてきた。

常に新しい事業を生み出し、イノベーションを起こして最終的に社会的な課題を解決する。その主旨を形にするべく、2018年に設立されたのがイノベーション推進本部だ。同本部をグループ全社のイノベーションプラットフォームとし、未来起点で社会的課題をさらに深掘りし、独自の事業創造プロセスをもとに新たな事業創出に挑んでいる。

既に複数のテーマが進んでいる中、新たなチャレンジとして押し進められている領域が、介護予防になる。同社執行役員の石原英貴イノベーション推進本部長は、「介護をとりまく環境は、かなり厳しいと感じています。日本が超高齢社会に突入したのはかなり前ですが、今後も高齢化率は上がり続け、介護を必要とする方々もさらに増えていくでしょう。結果として、社会保障費の中で介護分野の伸び率も高くなります。国民の負担も増

加の一途をたどり、財政面での持続可能性も考えなければならないフェーズに入っていると言えるでしょう。そこで、われわれは介護が必要となる状態を予防し、また健常な状態に戻すことで介護を未然に防ぐような新しい仕組みを作っていこうと考えているのです」とその理由を語る。

では介護が必要となる原因には、どのようなものがあるのだろうか――。国が定める要介護認定には、介護に至る前段階として要支援１と２の２段階があり、介護が必要な段階になると、要介護１から５までの５段階に区分される。このうち、要支援１や２に認定される軽度者の約半数は、「生活不活発」が原因になっていることが多いという。つまり、日常生活が不活発になることで心や体の機能が低下し、さまざまな健康問題を起こす。進行すると転びやすくなったり、認知機能の低下といった症状が現れ、さらに生活が不活発となるという負のサイクルに陥ってしまう。

だが、生活不活発には改善の余地がある。運動・栄養・口腔ケアを見直すことで、生活機能を維持・改善し、住み慣れた家で過ごすことも十分に可能だ。従って、現在は高齢者一人一人が住み慣れた地域で、その能力に応じて自立した日常生活を送ることができるように支援する「自立支援」の観点に注目が集まっている。

その一方で、「求人を出してもなかなか応募がなく、現場の負担が大き

オムロン株式会社
執行役員・イノベーション推進本部長
石原　英貴（いしはら　ひでたか）

1977年５月25日生まれ、京都大学工学部工業化学科卒業、京都大学大学院工学研究科物質エネルギー化学専攻修了（工学修士）。2003年ソニー株式会社入社、2010年株式会社ドリームインキュベータ入社、2018年オムロン株式会社イノベーション推進本部出向、プロジェクトマネジメント室長、2020年オムロン株式会社入社イノベーション推進本部副本部長、21年３月本部長、４月より現職。

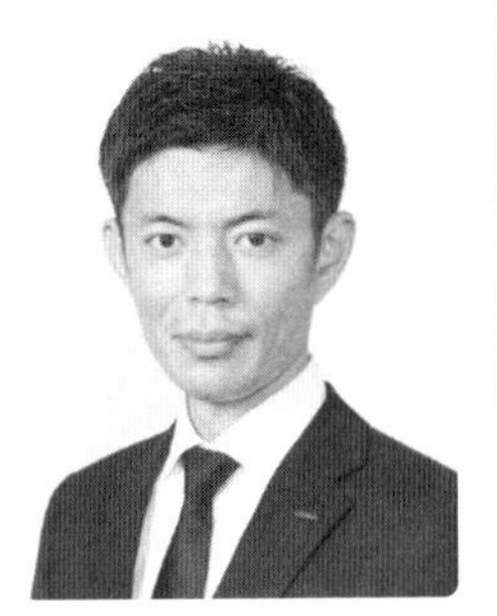

いのが実情です」と石原本部長が指摘するように、深刻化する人材不足が大きな現場課題となっている。こうした現場の実態を踏まえ、国では、人の力だけではなくICT（情報通信技術）やロボットの活用も推進している。石原本部長は「これまで人の手で蓄積されたノウハウを、最新テクノロジーを使いながら応用していくという考え方が徐々に浸透しつつあると言えるでしょう」と分析する。

自立支援や重度化防止という観点は、介護保険制度でもかなり重要視されてきている。特にテクノロジーの活用は、アナログがまだ色濃く残っている現場に早急に導入されることが必要だろう。単なる効率化だけでなく、人の手で蓄積されたノウハウをテクノロジーを通して伝承していくことが求められる。

健康寿命日本一を目指す大分県と連携して実証を進める

2020年7月、オムロンは大分県と高齢者の自立支援に向けた介護予防サービス普及に関する連携協定を結び、介護予防の実証事業を協働で進行している。同県は「健康寿命日本一」を目標に、大規模な地域包括ケア推進大会を開催するなど、介護予防も積極的に推進している。オムロンが障害者の働く場「太陽の家」（別府市）に1972年から共同出資を続けているなどの縁も深い。

大分県と進めている検証の狙いとして、石原本部長は「まずは介護予防ケアマネジメントに関して、地域包括支援センターの職員の皆さんが利用者の方々の課題をしっかりと捉え、ICTを使ってケアプランにきちんと落とし込むということ。また、市町村が実施する短期集中予防サービスをデータによって検証することです」と説明する。短期集中予防サービスとは、生活

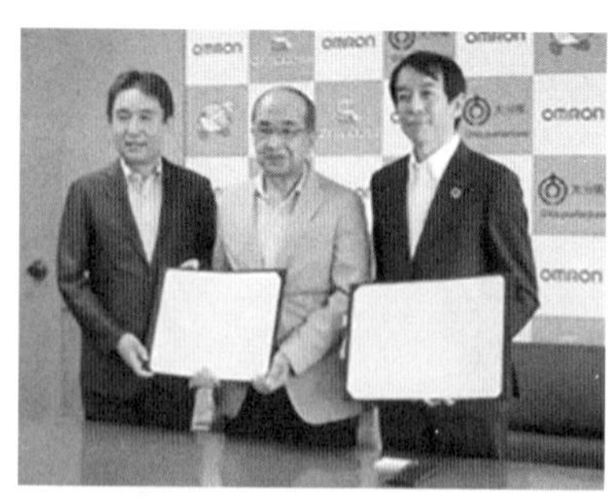

大分県広瀬勝貞知事（中央）と連携協定を結ぶオムロン宮田喜一郎代表取締役CTO（右）
（出典：オムロン・2020年7月当時）

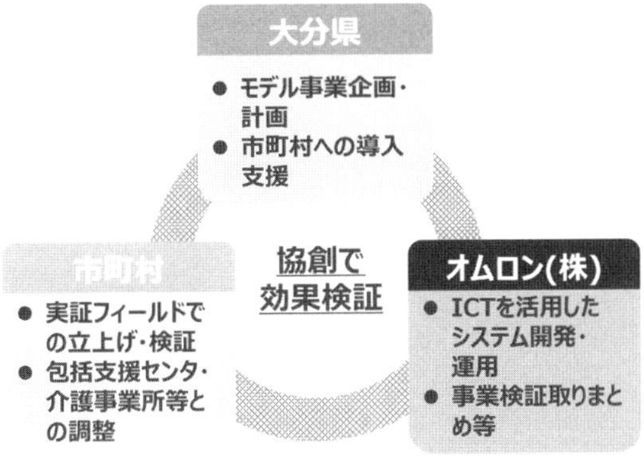

の機能低下が見られる高齢者に対し、リハビリ専門職などが3～6カ月の期間限定で介入し、運動機能の向上や栄養・口腔機能改善などによって生活機能の向上を図るプログラムを提供するものだ。まずは、この短期集中予防サービスにおいて、ICTを活用することで介護予防効果のデータを収集し、検証している。

大分県
● モデル事業企画・計画
● 市町村への導入支援
市町村
● 実証フィールドでの立上げ・検証
● 包括支援センタ・介護事業所等との調整
協創で効果検証
オムロン(株)
● ICTを活用したシステム開発・運用
● 事業検証取りまとめ等

大分県と県内市町村、オムロンとの協働スキーム

（出典：オムロン）

石原本部長は、「高齢者の皆さんは、『自分はもう年だから』とおっしゃいますが、住み慣れた家や地域で過ごしたい気持ちは本質的に変わりません。そこで、われわれのテクノロジーを生かし、そうした気持ちに寄り添いたいと考えたわけです」と述懐する。

では、短期集中予防サービスによりどれだけ変わるのだろうか——。一例を挙げると、4年前まで毎日パターゴルフに行っていたが、下肢がだいぶ弱って歩くのもやっとの状態になっていた高齢者の場合、短期集中予防サービスを経験することで、終了後には再びパターゴルフを楽しめるまでに回復したという。「この事例は、高齢者本人がやりたかったことが再開できれば、QOL（クオリティ・オブ・ライフ＝生活の質）がしっかり上がることを示しています。われわれはこうしたサービスをシステム化して、さらに広げていきたいと思います」（石原本部長）。

ICTの活用により、経験の浅い介護従事者もベテランと同じ判断が可能に

では、オムロンは、介護予防の現場でどのようにICTを活用しているのだろうか——。同社は大分県と連携し、ツールとしてタブレット型端末

を、地域包括支援センターの保健師や社会福祉士、主任ケアマネジャーなどに約100台配布している。そのタブレットを手に、介護従事者はシステムを用いて高齢者の状態のアセスメント（評価）を行う。例えば「お風呂に入れない」という問題が起きている場合、「なぜ入れないのか」という原因や理由の違いによって、当然ながらサービス提供側のアプローチは変わってくる。例えば、浴室までの移動が難しいのか、服を脱ぐのが困難なのか。あるいは浴槽をまたげないのか、洗身洗髪が難しいのか…など、困難な理由はいくつも想定される。

さらに、環境要因なのか個人要因なのかも、アセスメントの際の重要なポイントとなる。今でも五右衛門風呂に入る家があるというが、こうした場合、「自分で火をつけられない」「薪を割れない」というケースは環境要因と言える。一方、個人要因には、筋力や関節可動域の低下、「入浴の必要性が分からない」「シャワーの使い方が理解できない」といった認知機能の問題などが挙げられよう。このように、生活課題を特定するだけでも高い専門性が求められる。

石原本部長は、「われわれは、こうした問題をタブレットに独自のインターフェースに沿って入力することで分析できるようにしました。これによって、自立支援のエキスパートの思考をシステム化し、経験の浅い介護従事者の皆さんでもベテランの職員と同じ判断ができるようになります。そして、その経験値がさらにデータとして蓄積されていく。そうした仕組みを作っているのです」と胸を張る。

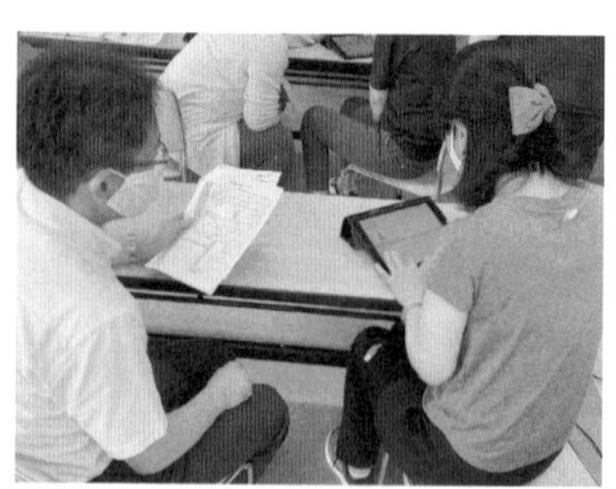
タブレット型端末を配布し、アセスメント（評価）を行う
（出典：オムロン）

アセスメント実施後には、データベースを基に、独自のアルゴリズム（手順・計算方法）を駆使して必要な支援サービス内容を判断していく。ICTを活用することによって、スキルに関わらずアセスメント情報が標準化される。さらに現場では、ケアマネジメントにおける課題や阻害要因の分析につ

アセスメント支援システムのイメージ

生活課題や阻害要因を特定するシステムを独自開発
現場の声を基に、文章自動生成や予防プランへ連動機能なども実証事業を通して開発

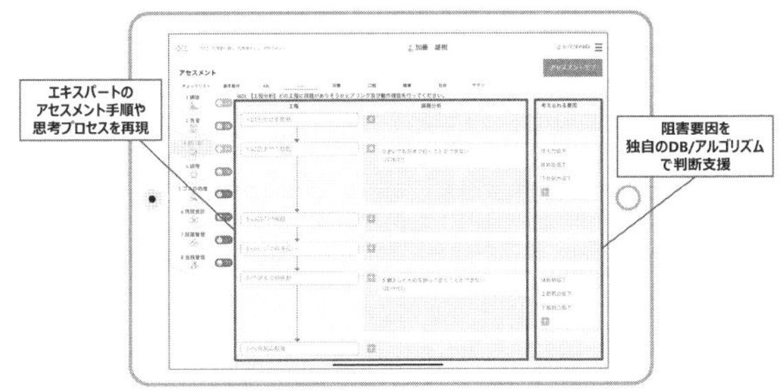
エキスパートの
アセスメント手順や
思考プロセスを再現
阻害要因を
独自のDB/アルゴリズム
で判断支援

タブレット端末のイメージ

（出典：オムロン）

いて多様な視点を得ることも可能になったという。今まで独自で行ってきた方法論がシステム化されることで、栄養や口腔など、情報把握に必要な視点に漏れがなくなるという効果をもたらしたというわけだ。

大分県での実績を、他の自治体の課題解決にフィットしていくために

しかし、短期集中予防サービスには、まだ多くの課題が残されているようだ。短期型サービスの効果として「エビデンスがない」との指摘もあり、短期の卒業を前提としている制度設計上、推奨や利用者の合意形成は、なかなか容易ではない。例えば、落ちている筋力を上げようと過度の負荷をかけてしまう可能性も指摘されていて、現場にリスク管理の負担がかかってしまうことがあり得るという。

利用している高齢者をいかに増やしていくかという点も課題になっている。石原本部長は「今後の介護政策にとって、短期集中予防サービスは極めて重要です。そのためには、このサービスを利用して、元気になったという成功体験が利用者側にも介護現場側にも増えていくことが欠かせません。現在大分県で進めている事業検証を通じて、大分県内での短期集中予防サービス利用者は徐々に増えています。これは大変うれしいことです」

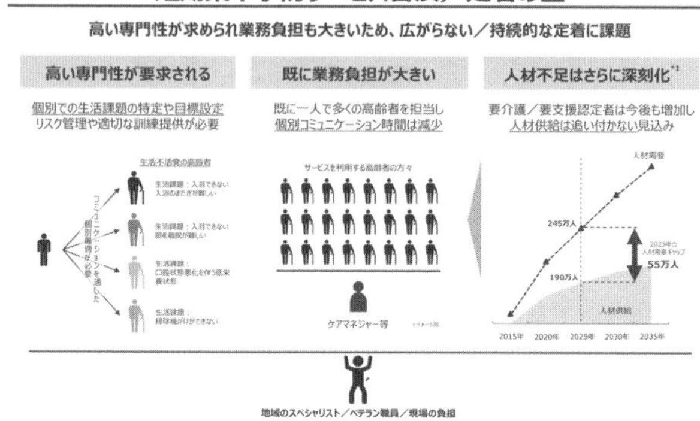

短期集中予防サービス普及／定着の壁
高い専門性が求められ職務負担も大きく持続的な定着に課題がある
（出典：オムロン）

と言う。

ただ、現在検証中のICTシステムを同社が全国で進めていく際には、幾つかのハードルが予想される。まず、第一のハードルは、基礎自治体ごとの体制や取り組みの違いだ。介護保険制度は、基本的に国が主導しているが、介護予防については市町村が主体で実施している。それ故、市町村ごとにサービスをカスタマイズしているような場合も多く、例えば大分県で実証したノウハウをほかの自治体でも応用できるかというと簡単にはいかない。また、都市部と地方の山間部では高齢者に提供するサービスのあり方も異なる。自立支援の施策やアクション は、全国各地でさまざまというのが実態だ。

期待される産官学のコラボレーション

石原本部長は、「もう一つのハードルは、意識の問題でしょう。実際、他の都道府県からは『介護に力を入れている大分県だからできるのでは』と言われることもあります。ですから、大分県で構築した実績をオムロンが太い幹として維持しながらも、各自治体の課題にいかにフィットしていけるかが、社会実証の鍵になると感じます」と展望する。2021年10月からは、介護サービスや高齢化対応ランキングで20年度に全国１位になった石川県小松市がオムロンと協働での実証をスタートさせた。75歳以上の後期高齢者の健康増進に注力する同市でどのような結果がもたらされるか、行方が注目される。

前述のように、介護制度は国が制度設計を固め、その下で、市町村が主体となって取り組んできている。石原本部長は、「総じて地方自治体の現場担当の皆さんは非常に工夫をしながら、利用者のための活動を続けられています。しかし、コロナ禍もあって、介護の担い手は不足し続けています。現実に、人手不足を織り込んだ新しいシステムを構築すべき段階に来ていますが、官だけの力では難しい部分もあるのではないでしょうか」と前置きし、「超高齢社会に到達したわが国において、今こそ介護事業にトライする複数の民間企業と大学などのアカデミア、そして地方自治体が一緒になって推し進めていくべき大きな社会的課題だと言えるでしょう」と問題提起する。

その社会的課題解決のためには、地方自治体自らが乗り越えていくべき課題もある。「例えば、サービス体制、利用者のアセスメント情報などは、行政側の担当者が異動などによって変更した場合でも途切れることなくつなげていく体制が構築されていかなければなりません。現在進めている実証事業が、こうした変革の第一歩になれるように、これからも努力し続けます。産官学で力を合わせ、共により良い地域づくりを進めていければと思います」と石原本部長は目を輝かせた。

オムロン株式会社

所在地（本社） 〒600-8530　京都府京都市下京区塩小路通堀川東入
TEL：075-344-7000　URL：https://www.omron.com

代表者 代表取締役社長 CEO　山田義仁

創業 1933年５月10日

資本金 641億円

従業員数 オムロングループ　２万8254名（国内１万488名　海外１万7766名）（2021年３月末現在）

コニカミノルタ株式会社

遺伝子・タンパク質・臓器診断領域から適切な医療データを提供し、「プレシジョン・メディシン」の確立を目指す

コニカミノルタ株式会社と社会福祉法人聖隷福祉事業団（青木善治理事長）は、2021年４月から遺伝学的検査による日本初の未病検診プラットフォーム「CARE プログラム」を協働で開始したと発表した。

「CARE プログラム」とは、コニカミノルタのグループ会社、アンブリー・ジェネティックス社（Ambry Genetics）が乳がん検診などの受診者向けに開発した遺伝学的検査サービスで、婦人科の定期健診時に質問と遺伝学的検査を組み合わせて、乳がんや卵巣がん子宮頸がんなどのリスク度合いを提供する仕組み。画像診断のみに頼らず、未発症の段階から遺伝学的検査が取り入れられるのは、がんの早期発見を期待できる。

浜松市にある聖隷健康診断センターの利用者を対象に、ロボットを活用して質問（チャットボット）を実施。リスクが高いと推定された人に対し、遺伝カウンセリングを呼び掛けて、カウンセリング結果から希望者には、最新の血液による遺伝学的検査を呼び掛ける。

コニカミノルタの藤井専務執行役は、「乳がんは、とりわけ遺伝学的リスクが高いため、定期健診時に遺伝学的検査を同時に行うことで、早期発見に大きく貢献できる可能性が高まりました」と説明する。「欧米では、乳がんや子宮頸がん検診の受診率が70～80％と進み、早期発見や予防の推進によって、がんと共生したり、克服できる環境が育ちつつあるが、日本での乳がん・子宮頸がん受診率は、40～50％に留まっている」（藤井専務執行役）のが現状だ。

さらに、日本女性の乳がん罹患患者は諸外国に比べて年齢が若く、40歳代の患者数がピークになることも社会課題として指摘されている。「こうした課題解決のためには、専門医が発症リスクに応じて、個々の状況に合った検診プランを提供するのが望ましい」(同)とされる。そこで、今回、聖隷健診センターでは、米国で蓄積された検査データやNCCNのガイドラインに基づいてリスクの度合いを割り出し、遺伝カウンセリングを実施していくことにした。

藤井氏は、聖隷福祉事業団との協働理由を「社会福祉法人としては、国内最大規模。静岡県をはじめ、1都8県で、健康診断、病院をはじめ、介護保険対応の施設、有料老人ホーム事業や障害者施設など医療・保険・福祉・介護サービスを柱に161の施設を展開し、日本で『CAREプログラム』を展開していく上で、本当に心強いパートナーです」と強調する。聖隷福祉事業団はのべ60万人以上の健診データを所有しており、特に乳がん検診の対象者には、できるだけ多く「CAREプログラム」を受けてもらう方針を固めている。

コニカミノルタ株式会社
専務執行役　ヘルスケア事業本部長
藤井　清孝(ふじい　きよたか)

1957年2月10日生まれ、兵庫県出身。東京大学法学部卒業後、1981年マッキンゼー・アンド・カンパニー社に入社し、1986年ハーバード・ビジネス・スクール経営学修士(MBA)取得。米国投資銀行のニューヨーク本社にてM&Aアドバイザリーに従事後、2000年SAPジャパン株式会社代表取締役社長、2006年ルイ・ヴィトン・ジャパンカンパニープレジデント&CEO、2008年ベタープレイス・ジャパン代表取締役社長兼アジアパシフィック代表などを経て、2016年にコニカミノルタ執行役、2017年常務執行役、2018年4月より現職。

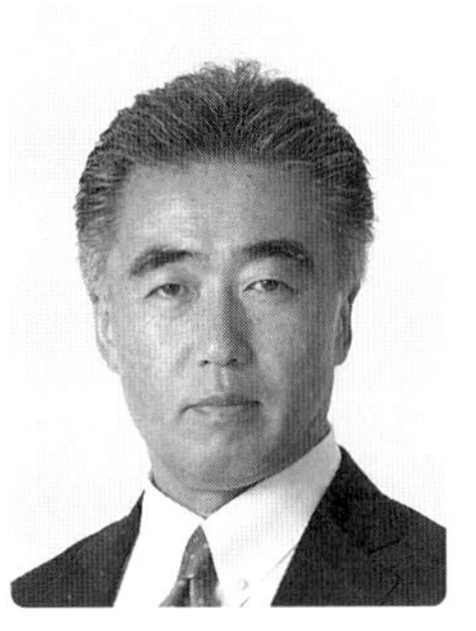

人材確保が日本の遺伝カウンセリング定着の大きな課題

コニカミノルタの藤井専務執行役は、わが国に「CARE プログラム」を定着させていく課題として、「遺伝カウンセリングがどれだけ浸透できるかカギを握る」と指摘する。検査を受けた人たちに、自分や血縁者も含めて、どういう遺伝学的なリスクがあるのかをできるだけ正確に理解してもらうためには、遺伝カウンセラーが極めて重要な役割を担う。

わが国の遺伝カウンセラー資格者は、約300人。京都大学医学部や札幌医大大学院の中に遺伝カウンセラーになるための受講講座があり、講座の受講者が遺伝カウンセラーの資格者となる。

一方、アメリカの場合、5000人以上の遺伝カウンセラーが存在している。「アメリカでは、既に65万件の『CARE プログラム』が実施されていますが、世界的ながん診療のガイドラインである『NCCN ガイドライン』に照らし合わせると、潜在的にはまだ30倍ぐらいのリスクのある方がいるということが分かっています。つまり、がんが未発症の方の検査、言わば未病のプラットフォームは、現在の約30倍は伸びる可能性があり、恐らく

Seirei-CARE プログラムの概要

SEIREI
Comprehensive Assessment, Risk and Education Program
【遺伝学的保因リスクに関する知識と包括評価】

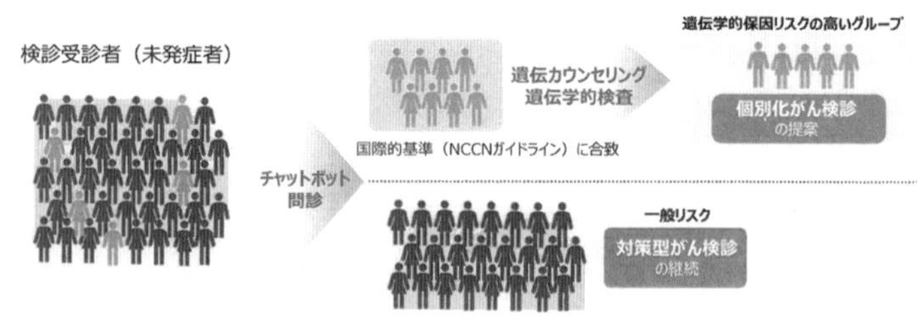

- 科学的根拠に基づき開発されたツールの活用
- 遺伝学的保因リスクの高いグループの効率的な拾い上げ
- 一人ひとりに合ったがん検診プランの提案（個別化検診）

（出典：コニカミノルタ）

日本でもこの傾向は同様と見てよいでしょう。従って、わが国の遺伝カウンセリングの担い手となる遺伝カウンセラーの数がまだまだ足りないのが実情です」（藤井専務執行役）と警鐘を鳴らす。

そこで、同社は、まず、聖隷福祉事業団にカスタマイズした「SEIREI-CARE」という遺伝カウンセリングの方法論を確立していくとともに、京大大学院の遺伝カウンセラーコースとの共同講座にて「われわれの遺伝カウンセリングのノウハウや技術を入れて、世界にも通用するカウンセリングの育成と技術を提供していく」（同）方針だ。今後は、聖隷での実績や京大での実習経験を基に、「Japan CARE プログラム」を構築し、検査できる施設を広げていくほか、大腸がんなど乳がん以外にも遺伝性のリスクの高いがんへの適用も検討し、遺伝学的検査を同社のヘルスケアの事業の中核として位置付けていく。

遺伝子領域、タンパク質領域、臓器診断領域の三つの領域に強み

コニカミノルタの藤井専務執行役は、同社のヘルスケア事業の特長として、「『CARE プログラム』による遺伝子領域と、われわれが当初から強みを持っていたタンパク質領域、さらにがん・アルツハイマ—などの臓器診断領域と、われわれは三つの領域において強みを持っています。つまり、これは、患者さん（病院）や製薬企業、治験という三つのマーケットに対して画像をはじめ、さまざまな医療データを提供していくビジネスが展開できるということを意味しています」と胸を張る。実際、遺伝子・タンパク質・臓器診断の三つの領域を組み合わせた事業展開は、アメリカ国内においても、スタートアップ企業を含め、なかなか実現できていないため、同社の取り組みは、日米の医薬業界、学界からも大いに注目されている。

レントゲンフィルムが日本で初めて実用化されてから、既に100年以上経つが、同社は、X 線の診断や超音波、バイタルセンシング、画像情報を統括する医療情報システム（PACS）など、見えないものを“見える化”できる画像技術に大きな強みを持っていた。藤井氏は「もともと、当

社は、写真の画像技術によって、人体の構成物質であるタンパク質の精密定量技術を研究し、ナノ粒子を作っていましたので、この技術を応用したタンパク質の精密医療定量技術を持っていたわけです」と説明する。

遺伝子領域については、同社は、遺伝学的検査技術で全米トップの技術を持つアンブリー・ジェネティックス社（Ambry Genetics）を2017年に買収。さらに、高度な数値解析技術とバイオマーカー探索技術に強みを持つインヴィクロ社（Invicro）も立て続けに買収した。つまり、この2社の買収により、同社のヘルスケア部門のビジネスモデルは、ほぼ骨格が形成されたと言っても過言ではないだろう。

インヴィクロ社は、アメリカ・ボストンに本拠を持ち、従業員約300人のうち、200人以上が科学者で構成。さらにそのうち60人以上が理学ないし医学の博士号を持つ先端技術開発企業として知られる。陽電子放出断層撮影法（PET）イメージング技術を用いたがん腫瘍部の検出技術やアルツハイマ—病の病理画像解析技術を有し、製薬企業向けに付加価値の高い創薬支援や治験・診断支援などを行っている。

藤井氏は、「がんやアルツハイマ—病に対するバイオ医薬品開発の領域では、未だ有効な治療方法が確立していないものが多く、製薬業界全体で

コニカミノルタのヘルスケア事業

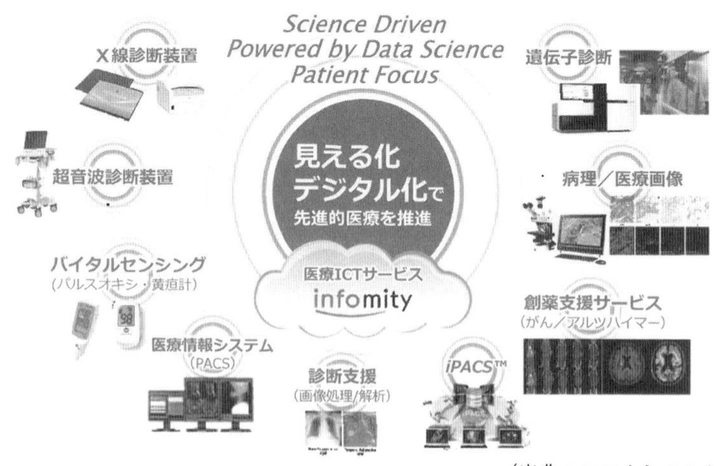

（出典：コニカミノルタ）

新薬開発活動が急速に拡大しています。従って、体内での薬の動きと組織の変化を直接画像で解析することが非常に重要なポイントとされています。インヴィクロ社がわれわれのグループに入ってくれたことによって、製薬企業向けに、新薬探索／前臨床、治験前期、治験後期までバイオマーカーを軸にした一気通貫型のビジネスモデルの提供が可能になりました」とほほ笑む。

注目される創薬におけるバイオマーカーの存在

近年、製薬業界の世界的潮流として、創薬の在り方が大きな変曲点を迎え、特定のがん細胞をピンポイントで攻撃する分子標的薬、中でも抗体医薬などのバイオ医薬品の研究開発が急速に拡大している。バイオ医薬品は、特定の患者に高い薬効を発揮し、副作用が少ないという特長があり、多数の製薬会社が参入している。従来型の低分子化合物薬と違い、「バイオ医薬品はピンポイントでがん細胞を攻撃するために、ターゲットの存在の有無、位置、存在量、薬の効果を経時的にモニターできるバイオマーカーを薬の初期段階に特定することが不可欠になっているのです。また、バイオ医薬品は、複雑な構造を持つタンパク質であるため、新薬開発に莫大

コニカミノルタのヘルスケア＝デジタル診断にフォーカス

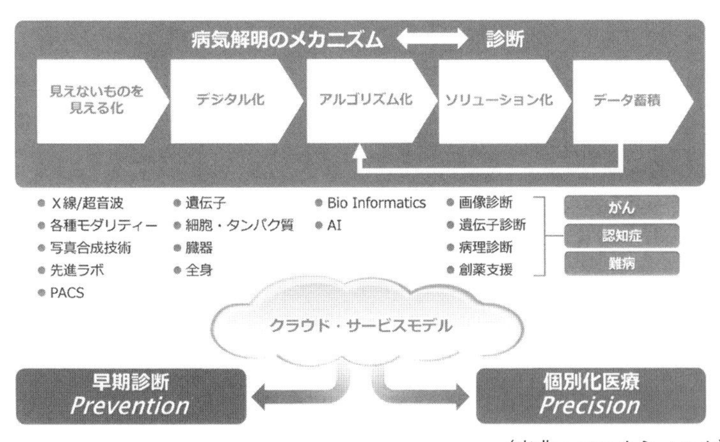

（出典：コニカミノルタ）

な時間とコストが掛かり、効果的なバイオマーカーの探索・特定は、創薬の生産性向上のために業界の重要な課題になっているのです」（藤井専務執行役）。

つまり、創薬においては、バイオマーカーを効果的に活用することにより、薬理試験の効率化を促進することができ、結果として創薬のイノベーションが加速されることになる。同時に、臨床試験における正確な薬効予測が可能なため、臨床試験期間や規模の縮小という点から、新薬開発の成功確率と効率を向上させるというわけだ。コニカミノルタは、日本の製薬メーカーに対しても「積極的な創薬支援を行っていきたいと考えています」（同）としている。

「早期診断」、「プレシジョン・メディシン」確立を目指す

コニカミノルタは、今後の同社のビジネスモデルとして、遺伝学的検査による「早期診断」（Prevention）や個々の患者の特性ごとにグルーピングする「プレシジョン・メディシン」（個別化医療・Precision Medicine）の確立による医療データの提供をクラウドによって展開していく方針だ。

「プレシジョン・メディシン」とは、個々人の細胞における遺伝子発現やたんぱく質などの特性を分子レベルで判別することで、個々の患者を精密にグループ化し、最先端の技術を用いて、適切な投薬、治療と予防を提供する医療を意味する。従来の画一的な医療ではなく、患者特性に応じたグループごとの治療法から疾病予防までを確立することにより、適切な投薬、治療が可能となる。また、個人の特性を生かした適切な投薬は、副作用を軽減し、患者のQOL（生活の質）向上に寄与すると言われている。

藤井専務執行役は、「われわれは、『プレシジョン・メディシン』の確立によって、医療費適正化にも貢献していきたい」と熱く語る。例えば、2019年のアメリカの一人当たり保険医療支出は、年間1万586ドルで、OECD加盟36カ国のうち、2位のスイス（7317ドル）を引き離し、ダントツの1位となっているが、診断には、約3％しか使われていないとされ、30％の医療費の効果が不明確とされている。治療する上での投薬も、

コニカミノルタのプレシジョンメディシン事業

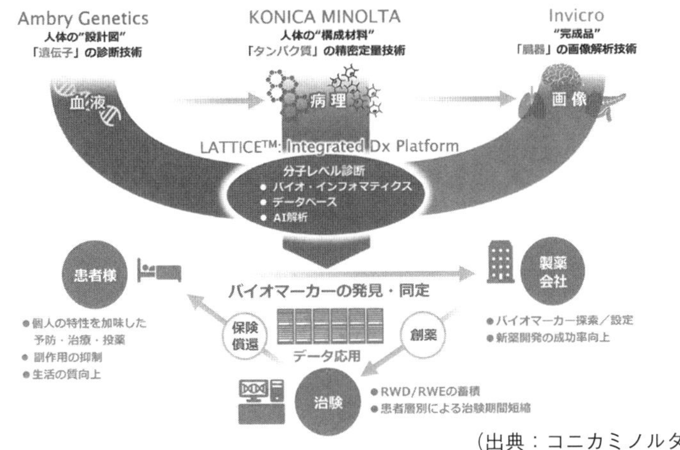

（出典：コニカミノルタ）

患者に効かない医薬品もあれば、途中でやめられてしまう医薬品もあるのが実態で、「プレシジョン・メディシン」の確立は、医療費削減に大いに寄与できる方法論として期待されている。そこで、同社は、「診断にフォーカスする形で、事業を組み立てていく」（藤井専務執行役）考えを明らかにしている。

コニカミノルタは「現在は、遺伝子領域、タンパク質領域、臓器診断領域の三つの領域の個々の領域を強化している段階。だが、三つの領域を上手く組み合わせることで、個人の体質を分子レベルで判別して精密に層別化する『プレシジョン・メディシン』を必ず実現させ、社会貢献していきたいと考えています」（同）と将来を見据えている。

コニカミノルタ株式会社　KONICA MINOLTA, INC.

所 在 地（本　社）｜東京都千代田区丸の内2-7-2 JP タワー
TEL：03-6250-2111

代 表 者｜代表執行役社長 兼 CEO　山名昌衛

設　　立｜1936年12月22日

資 本 金｜375億1900万円

従業員数｜単体4910名（2021年３月現在）　連結４万979名（2021年３月現在）

GEヘルスケア・ジャパン株式会社

プレシジョン・ヘルスによって、地域社会と共に課題解決を図る

GEヘルスケア・ジャパンは、トーマス エジソンが1878年に設立したゼネラル・エレクトリック（General Electric Company、略称：GE）グループの中核企業、GEヘルスケアの日本法人として1982年に設立された。グローバル企業としての強みを生かし、日本の医療の課題解決に向き合ってきた。

同社の多田荘一郎代表取締役社長 兼 CEOは、「これからの日本にとって必要なことは、国民一人一人に対し、質の高い医療をいかに効率良く、提供できるかだと思います。この考え方は、プレシジョン・ヘルスと呼ばれています」と語る。超高齢社会が到来し、少子化によって医療資源をムダにできない日本だからこそ、同社は、地域にフォーカスし、地域ごとの課題を抽出し、解決することの重要性を説く。つまり、地域社会ごとに「エコシステムとしての個別化医療を構築するプレシジョン・ヘルスこそが大きなカギになる」（多田社長）というわけだ。

プレシジョン・ヘルスには、①医療が提供される場所・場面が、病院だけではなくなる前提で、医療が社会に溶け込んでいく②さまざまなリアルタイムのデータを駆使しながら、地域住民一人一人に行動変容を促していく③産政官学などさまざまなステークホルダーが協力して、地域にとってあるべき姿に向かって最適な選択をしていくことが必要で、同社が地域社会と連携していく上でのビジョンと位置付けている。世の中がスマートシティーに注目する前から、同社はサステイナブルシティーの実現に向けて

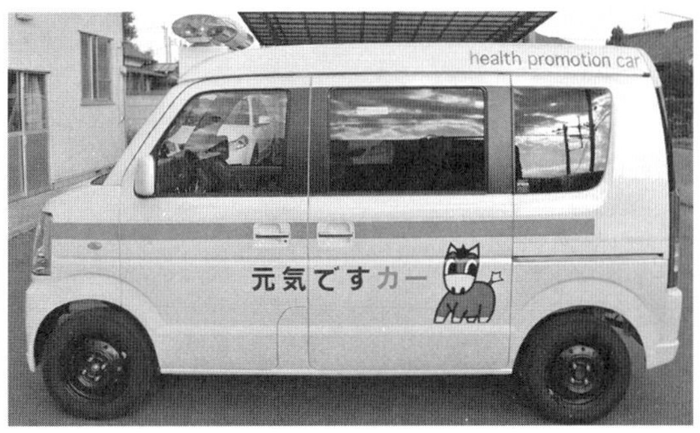

わが国初の保険・医療・福祉包括ケア向けヘルスケアプロモーションカー　（出典：GE ヘルスケア・ジャパン）

東日本大震災以来、さまざまな地域と連携を手掛けてきた。

具体的には、青森県を起点に、東日本大震災被災三県（岩手・宮城・福島）で導入されたドクターカーとヘルスプロモーションカープロジェクトの事例が挙げられよう。同プロジェクトは、2012年に同社が青森県と合同で、多機能小型車両を利用した保健・医療・福祉包括ケアの提供に向けた国内初の「ヘルスプロモーションカー」を開発。医療資源の限られた地域に対し、医療が患者に近づくコンセプトを具現化する狙いで実施され、現場から高い評価を受けた。

小型で高い機動性を誇る「ヘルスプロモーションカー」には、地域のニーズや特性に合わせ、ポケットサイズの超音波診断装置や小型生体情報モニターなど医療用、健診・予防用の可搬式機器類などが搭載された。同プロジェクトをきっかけに、「ヘルスプロモーションカー」は、被災３県に次々と導入され、現在では、在宅医療を積極的に進める地方自治体向けの必須ツールとして位置付けられている。

GE ヘルスケア・ジャパン株式会社
代表取締役社長 兼 CEO
多田　荘一郎（ただ　そういちろう）

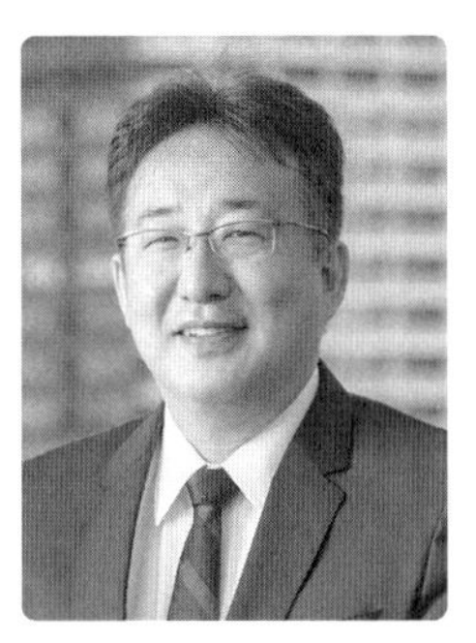

1972年10月27日生まれ。兵庫県出身。法政大学経営学部卒業、シカゴ大学経営大学院修了（MBA）。1995年日本ゲートウエイに入社。2014年ボストン・サイエンティフィックジャパン専務執行役員、2017年２月より現職。

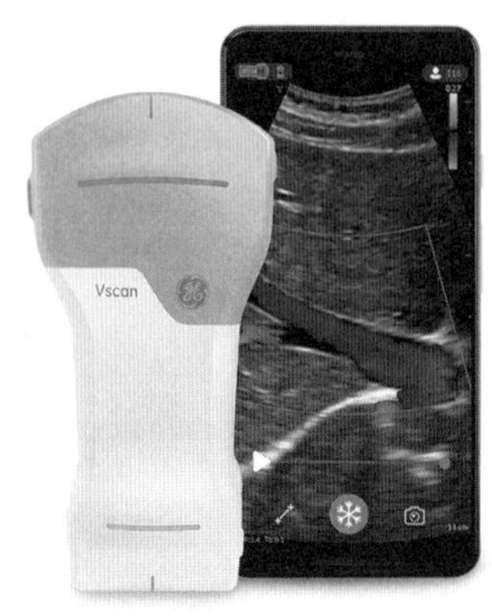

親指1本で操作できるGEヘルスケアの超音波診断装置。
（出典：GEヘルスケア・ジャパン）

実際、「ヘルスプロモーションカー」に搭載された「超音波診断装置は、親指1本で操作できるので、誰でも使いやすく、バッテリー駆動なので、場所を選ばす利用できた」（多田社長）ため、被災地の緊急避難所で、妊婦に対し、エコーを当てることで、胎児の健康状態を診断可能で、多くの被災現場で重宝された。

これからの日本の医療の定義は大きく変わる

多田社長は、今後のわが国の医療のありようを「地域社会のニーズを視野に入れると、これからの医療の定義は大きく変わるだろう」と予測する。超高齢化社会の到来によって、医療や介護に対するニーズが増える一方で、医療従事者を含めた就労人口自体が少子化によって減ってきている。高齢者自身にとっても、足腰が弱り、移動が困難になる中、従来のような病院中心の医療提供体制は維持できなくなる可能性が高い。まさに、地域社会ごとに、次代の医療提供体制を真剣に考え、構築すべき段階にきていると言っても過言ではない。GEヘルスケア・ジャパンが、地域を単位として高品質な医療の提供を模索する狙いもここにあると言える。

同社が進めるプレシジョン・ヘルスに向けての、他の実装例としては、岩手県で実施された周産期超音波画像伝送システムの導入（Voluson：胎児の心臓遠隔画像診断）や鳥取県地域医療連携ネットワーク（おしどりネット）の広域ネットワーク構築による地域版EHR（電子カルテ）の実現—などが挙げられる。

2014年、岩手県は、周産期医療に携わる5医療機関に対し、胎児の超音波画像をリアルタイムに伝送し、テレビ会議などカンファレンスを行えるGE ヘルスケア・ジャパン製の周産期超音波画像伝送システム（Voluson）を導入した。同システムの導入によって、県内の分娩を扱う病院、診療所、助産婦の端末から総合周産期母子医療センターがある岩手医科大学のサーバーにアクセスし、超音波診断装置のライブ画像や録画画像を共有しながら、Web カンファレンスが実施できるようになった。つまり、まちの開業医は、岩手医科大学などにセカンドオピニオンを求めたり、緊急搬送の場合も、再度検査する必要はなく、本来撮影した画像をそのまま複数の病院で共有できることになった。

もともと同県では、慢性的に不足している医療資源を ICT で補完する狙いで、県内の周産期医療機関と市町村を結ぶ周産期医療情報連携ネットワークシステム（「いーはとーぶ」）が2009年に導入されていた。13年には、地域医療再生基金を利用して、周産期部門電子カルテ「ハローベイビープログラム」が採用されるなど県内医療機関間、医療機関と市町村間の連携が強化され、県内の周産期情報を一元管理できるビッグデータベースが構築。多田社長は、「県が構築した医療ネットワーク「いーはとーぶ」が、Voluson の導入によって、画像データもリアルタイムで共有でき、社会インフラとしてさらに有効に機能することになりました」と語る。

産官学、全てのステークホルダーが、データをリアルタイムで共有していくという原点に立ち戻る

一方、鳥取県で実装された地域版 EHR の実例については、2014年に同県で実施された「鳥取県地域医療連携ネットワーク（おしどりネット３）」の稼働が起点になっている。おしどりネット３は、医療情報の世界と日本の標準規約を採用。ゲートウェイと「名寄せ管理サーバー」が開発されたことで複数の医療機関の患者 ID が統合されたほか、拡張性にも優れ、高速で各種診療情報を参照できる。同ネットワークには、GE ヘルスケア・ジャパンの統合画像管理・参照システム「Centricity Clinical Archive（CCA）が導入。現在、鳥取大学医学部付属病院など11施設間で診療情報

が共有され、この結果、地域版 EHR が実現した。「鳥取県の事例は、11の医療機関で、同じ患者さんの ID が使用されていますが、これによってできることが全然違ってきます。つまり、地域版 EHR 実現のためには、何より患者さんの ID を統合するということが非常に重要になってくるわけです」(多田社長)。

鳥取県で実現された地域版 EHR は、2018年に千葉県で行われたクラウドサービスを活用した地域版 EHR の具現化にも結び付いた。同県の事例も、非常に広大な土地を抱えているものの、異なる病院の中で、地域医療連携が求められてきたという背景がある。多田社長は、「異なる病院間では、使用されている画像データのメーカーが違うというケースがよくあります。そこで、われわれがまず手掛けたのは、異なる病院や施設間で、互換性を持ってデータを共有するということでした」と振り返る。同社がベンダー中立型の基盤を設置したことで、千葉県内では、帝京大学ちば総合医療センターを中心に、県内の開業医とリアルタイムで画像データをつなぐネットワークが2018年に構築されることになった。

岩手、鳥取、千葉各県のいずれの事例も既存のプラットフォームやネットワークに対し、同社の技術を活用し、社会インフラとしての価値を高めていくプレシジョン・ヘルスを具現化した好例と言える。多田社長は、「地域医療において、自前主義のシステム構築は、最終的には社会コストの増大につながるだけでなく、データを活用した新たな開発や可能性を阻害することにもなりかねません。従って、産官学、全てのステークホルダーにとって、データをいかにリアルタイムで共有していけるかという原点に立ち返ることが非常に重要になってくるわけです」と説明する。

医療施設における DX 技術が、コロナ禍での新たな地域連携へのシーズに

新型コロナウイルス感染拡大は、改めて地域医療連携の重要性を浮き彫りにした。GE ヘルスケア・ジャパンは、医療施設におけるムリ・ムラ・ムダといった課題を洗い出し、解決していく中で、地域連携強化に結び付

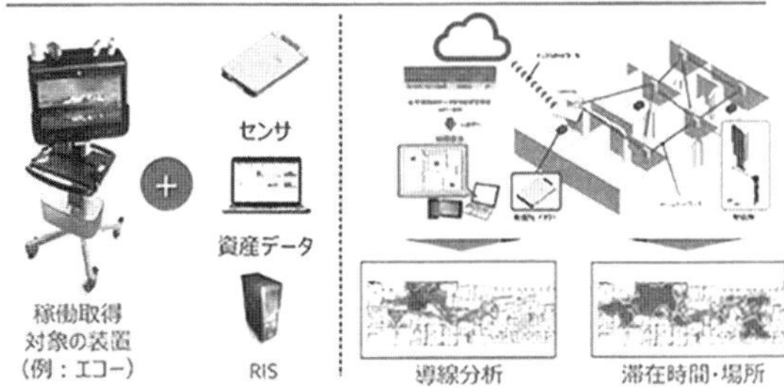

APM の概念図
APM は、病院情報システムや医療機器に取り付けられた位置情報センサーから稼働を可視化し、院内機器稼働の最適化を図る。（出典：GE ヘルスケア・ジャパン）

いたデジタルトランスフォーメーション（DX）技術が多数存在すると言う。コロナ禍において、限られた医療リソースを効率的に回していくための手段として DX の存在が、行政をも含めた地域社会の福音として大きくクローズアップされている。そこで、コロナ禍における新たな地域医療連携への展望として、同社が医療施設に対し行ってきたデジタルソリューションの事例についても触れておこう。

岡山県倉敷中央病院では、2018年から院内に設置された超音波診断装置などの機器を中心に位置情報センサーを取り付け、稼働時間や頻度を可視化させる新たなサービス「アセット・パフォーマンス・マネージメント（APM）」をスタートさせた。利用頻度の低い機器を複数の診療科で共有することで、全体としての稼働効率の向上につながった。「これまでメーカーは、モノを作って届けるというのが基本的な役割でしたが、今後は、販売したモノがいかに活用されているか、成果に結び付いているかという考えが非常に重要になる」（多田社長）との考えのもと、現在は全国約20の病院、施設で APM が利用されている。

2020年 4 月からは、滋賀県草津総合病院（現・淡海医療センター）で、病床稼働管理および入退院のフローの最適化を目的にコマンドセンターの運用がスタート、医療施設を取り巻くヒト・モノ・ハコ・カネといった情報をコマンドセンターで一元的に可視化できる仕組みが構築された。これにより、患者の症状や治療スケジュールに即した医療材料の物流や設備の時間管理も可能になった。

コマンドセンターは、GE ヘルスケアがアメリカのジョンズ・ホプキン

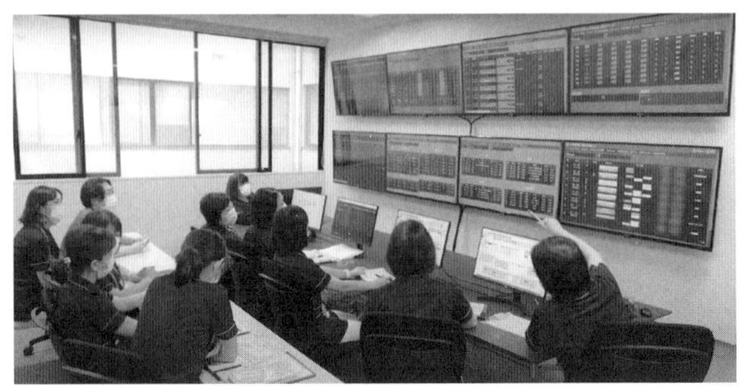

草津総合病院（現・淡海医療センター）に設置されているコマンドセンター　（出典：GE ヘルスケア・ジャパン）

ス大学と共同開発して進めてきたデジタル技術で、電子カルテをはじめとする各種院内情報システムにひも付くデータを、リアルタイムで分析・可視化を行うことにより、患者さんへのケアに必要なリソースを効率的に配分し、必要なケアをタイムリーに提供するための意思決定を促す中央集中管制塔としての役割を果たすシステム。この度導入された草津総合病院では、2023年を目途に湖南メディカル・コンソーシアムにおいて、同コンソーシアムに加入する複数の病院や介護施設の情報を集約・管理して地域にまたがる統合、効率化、医療の質向上を目指している。

これまで GE ヘルスケア・ジャパンが手掛けてきた DX の事例を見てきたが、多田社長は「DX が先にありきではなく、その施設での課題が何であるかを探求することこそ重要」と言い切る。そこで、同社はこうした DX 導入の前に、2～6カ月ぐらい時間をかけて丁寧に施設内の課題を抽出していくと言う。施設でどういった課題を解決していきたいのか、地域とともにどのように未来のビジョンを描いていくのかを共有し、「課題解決の手段を導き出すことこそわれわれが目指す使命」（同）と説明する。

エジソン以来、脈々と受け継がれる社会インフラ構築への矜持

多田社長は、「エジソンが、京都の真竹をフィラメントに白熱電球を発明したのは良く知られたエピソードですが、同時に、彼は電球の口金、いわゆるソケットも発明しているのです。ソケットの発明により、他の多く

の企業が、電球の製造に参入し、電気を使うことになりました。その後、エジソンは、送電システムを開発し、電気を社会インフラに押し上げていったわけです。つまり、彼は、電気の普及を図るには、GE 一社では無理があり、より多くの知見を集めてこそ社会インフラになり得るということが分かっていたわけです。この考え方は、今のわれわれにも脈々と受け継がれています」と説明する。

日本の医療の課題を解決していくには、産官学をはじめ、より多くの知見を結集させる必要がある。従って、GE ヘルスケア・ジャパンは、「われわれの仕事は、広くあまねくさまざまな人たちが参加できるプラットフォームを地域の皆さんと共に構築し、そのプラットフォームを通じて課題解決に生かしていく。これがプレシジョン・ヘルスのベースとなり、その集積こそが、世界のさまざまな医療の課題を解決していく良きお手本となっていく」（多田社長）と確信している。

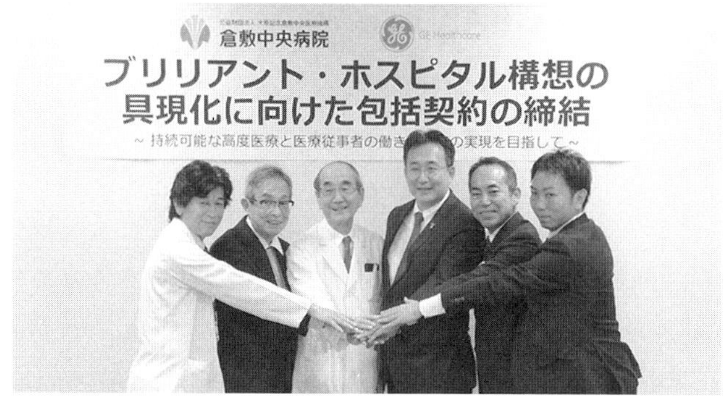
倉敷中央病院
ブリリアント・ホスピタル構想の
具現化に向けた包括契約の締結
~ 持続可能な高度医療と医療従事者の働き
の実現を目指して ~

APM が実装されている倉敷中央病院との包括契約の様子（右から3人目が多田代表取締役社長 兼 CEO）

GE ヘルスケア・ジャパン株式会社

所 在 地（本　社） 東京都日野市旭が丘 4-7-127
TEL：042-582-6820　URL：https://www.gehealthcare.co.jp/

代 表 者 代表取締役社長 兼 CEO　多田荘一郎

設　　立 1982年 4 月 1 日

資 本 金 60億円（2021年 3 月末日時点）

従業員数 約1700名（2021年 3 月末日時点）

塩野義製薬株式会社

新たなプラットフォームで ヘルスケアの未来を創り出すシオノギの ヘルスケアイノベーション

協創によってトータルソリューションを提供

「新たなプラットフォームでヘルスケアの未来を創り出す」塩野義製薬は2030年時点で成し遂げたいビジョンを掲げており、ビジョン達成に向けた戦略として「STS（Shionogi Transformation Strategy）2030」を策定している。「これまでの創薬活動で培われてきた強みを生かしつつ、創薬に限定しない新しいヘルスケアのソリューションをトータルに提供していきたい。また、現在収益の柱となっている医薬品のアライアンスによるロイヤリティービジネスに加え、医薬品以外の製品やサービスを提供する新たなビジネスモデルを構築することで、高利益率とパテントクリフに脅かされない経営基盤の安定を両立させたい」と、塩田氏は意図を説明する。

同社では、その方向性を裏打ちする概念として「HaaS（ハース）」を掲げている。「ヘルスケアサービスとしての価値提供（Healthcare as a Service）を表し、異なる強みを持つ他社・他産業の多様なパートナーから選ばれる存在となって、ヘルスケアプロバイダーとして新たな価値を社会へ提供する」。これが同社の標榜するTransformだ。「HaaS企業に求められるのは、薬という材のみを提供する既存ビジネスの延長ではなく、顧客である患者さま視点でのソリューション提供です。そのためには、パートナーとの協創が必要なだけではなく、疾患戦略の考え方をしっかり確立することも必要になります」（塩田氏）

その戦略を端的に言えば、治療薬をコアにしながら多様なアプローチで、未病、予防、診断、治療、アフターケアといういわゆるペイシェントジャーニー全般をケアするということだ。好例が感染症のトータルケアで、ワクチン開発、診断キット開発、治療薬開発、宿主因子を標的とした治療・重症化予防などを網羅する。

この疾患戦略の考え方は、COVID-19（新型コロナウイルス感染症）対応においてもしかりだ。予防目的のワクチン開発、迅速診断検査キットの提供、安全で有効な経口投与の治療薬（抗ウイルス薬）の開発、重症化の抑制に向けた取り組みなどによって、医療体制逼迫の軽減に貢献するソリューションを提供することを目指している。とりわけ、DX 推進本部で注力しているのが下水疫学の社会実装による早期の流行予測である。これは下水中のウイルス RNA を分析することで、エピセンター（感染者が多く集まり持続的に多量のウイルスが排出される中心地）の早期特定や無症状感染者の有無のすみやかな把握を可能にするもので、同社は高感度な検出法の開発に成功し、検査体制を構築。2021年 6 月から複数自治体と契約を締結して調査サービスを開始している。

「下水疫学調査が社会インフラとして日本に定着することで感染症モニタリング機能を国として備えることが出来れば、感染症がいつ・どこで発

執行役員　DX 推進本部長

塩田　武司（しおた　たけし）

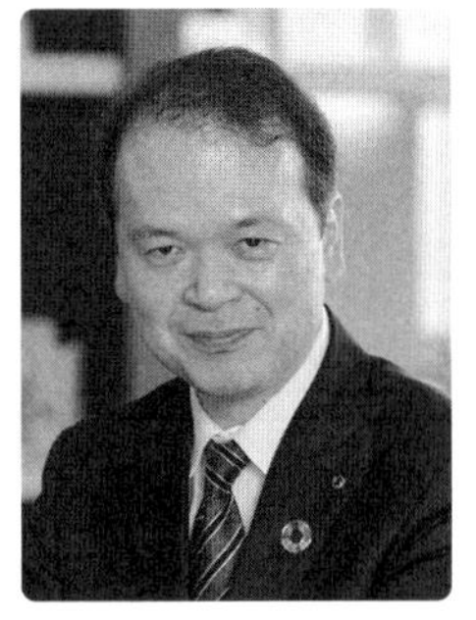

1990年塩野義製薬に研究員として入社。医薬化学研究に取り組む中で、たんぱく質の分子動力学シミュレーション、薬物動態の in silico 予測などの研究に従事。2015年に医薬研究本部長に就任し、創薬モダリティ拡大、オープンイノベーションの推進に取り組む。2019年に経営企画部へ異動し、中期経営計画（STS2030：Shionogi Transformation Strategy 2030）策定を担当。この 7 月より新たに設置された DX 推進本部に着任し、STS2030 達成のための DX の取り組みを開始。

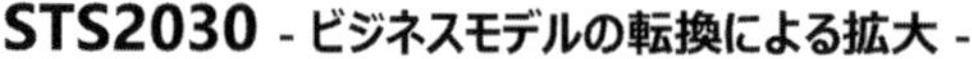

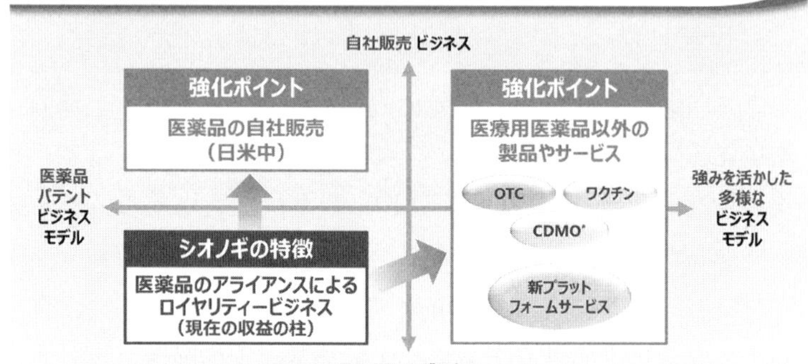

複数の新しいビジネスモデルにより、高利益率と経営基盤の安定を両立
- 自社販売とアライアンスのバランス
- 『パテント活用ビジネス』と『強みを活かしたパテント以外のビジネス』のバランス

（出典：塩野義製薬）

生または侵入してきたのかを把握できるようになり、パンデミックの早期検知から感染拡大を抑えることができるようになる可能性があります。弊社としても単にワクチンや治療薬を提供するだけではなく、感染症が発生する前段階から社会全体に貢献するサービスを拡大し、トータルケアに努めることができるわけです」と塩田氏。ちなみに、下水疫学調査を個別の施設などを対象に提供している島津製作所とも双方の強みを生かした業務提携を協議中とのことだ。

デジタル治療用アプリの進捗も

予防から治療までの幅広い課題解決を通してHaaS企業を目指すには、環境整備や情報提供を含むソリューションプラットフォームともいうべき一貫した基盤を持つことが重要だ。その構築には、やはりパートナー企業との協創が欠かせない。同社が推進中のインフルエンザのサービスプラットフォームを担うストリーム・アイは、塩田氏によると「ポストCOVID-19を見据えたデジタルプラットフォーム活用の進化形」とのことだが、これはインフルエンザ治療薬・診断薬の開発力と販売網に強みを持つ同社

HaaSの概念

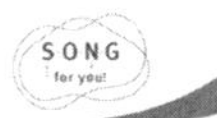

従来の事業ポジショニング - 創薬型製薬企業として -	2020年以降における事業ポジショニング - HaaS企業として -
メーカー視点の製品カテゴリー	顧客（患者さま）視点でのソリューション提供 ⇒ 1社単独、あるいは同業との連携では構築困難

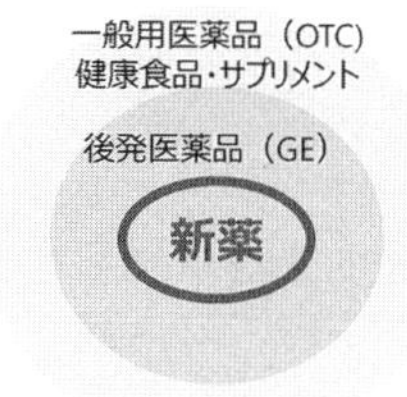

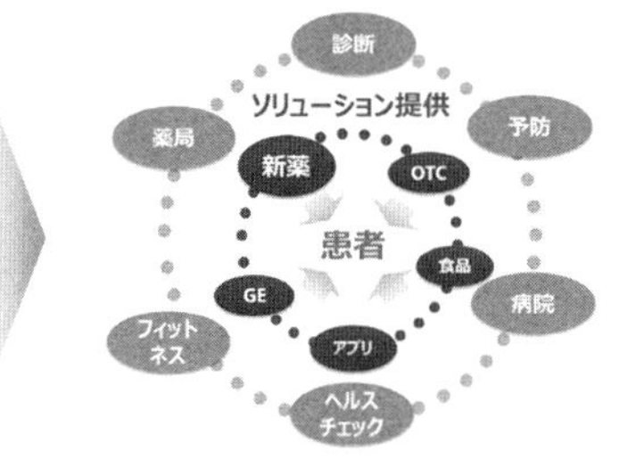

“薬”という材のみを提供する既存ビジネスの延長ではなく、
患者さまが必要とするソリューションを提供

（出典：塩野義製薬）

と、医師に対するオンラインでの情報提供のプラットフォームに強みを持つエムスリーとの合弁によって実現したものだ。構築したオンラインのデジタルプラットフォームで医師、患者を含む多様なステークホルダーへソリューションサービスを提供する。

また、同社は現在ADHD（注意欠陥／多動性障害）の治療薬を国内で販売中だが、こうした精神・神経領域においても、疾患認知から治療・社会活動までトータルでサポートし、患者が抱える生きづらさからの解放と社会生産性の向上への貢献を目指し、取り組みを進めている。その一環として、従来の医薬品とは異なる新たな治療選択肢として、デジタル治療にも取り組み始めている。

「デジタル治療用アプリの領域は日本ではこれからという部分も多いですが、アメリカでは相当に進んでいます。小児ADHD患者の不注意症状に対する世界初のゲームベースのデジタル治療を開発したアキリ（Akili）社から弊社が導入したのは、科学的なエビデンスに基づくもので、現在6～17歳の患者さんを対象に、国内での治験を実施しているところです」

中国事業は異なる強みの融合

2020年には中国最大の生保・金融サービス企業である中国平安（ピンアン）との合弁会社をスタートさせた。中国平安グループはAIを使った画像診断テクノロジーなどの分野で世界でもトップレベルにある。また、オンライン診療のプラットフォームも持っていて、提供するモバイル医療アプリは中国で3億人を超えるユーザー数を誇っており、医薬品配送などのサービスを含む包括的なヘルスケアエコシステムを確立させている。

「当社がどういう形でHaaSを展開していくかという課題を見据えたとき、このプラットフォームやそこから得られる情報を生かした医薬品開発や新たなサービス創出が実現できるのではないかと考えたのです。協業によって、従来から取り組んできた画期的な新薬を創出し患者さまに提供するという創薬型製薬企業モデルを進化・発展させた新しいビジネスモデルの構築を目指すことにしたのです」と塩田氏は狙いを語る。ヘルスケアに関わる新しい多種多様なニーズに応え、社会課題を解決する未来型トータルヘルスケアプラットフォームの確立が視線の先にはある。

「中国平安グループのオンライン診療にはAIによるさまざまな診断アルゴリズムがあります。今回設立した合弁会社では、RWD（Real World Data）を活用することでアンメットニーズに応える創薬の展開や、個々人に最適なヘルスケアソリューションを提供できるようになることを目標にしています。HaaSは“あなたにとって最も良いものを提供する”という個別化医療が重要なキーワードですから」

こうしたデータドリブンの研究・開発が、この合弁会社のR&Dコンセプトだ。行動パターンや属性情報などの蓄積した生活データとさまざまな精密診断データ、さらにはどの治療薬やデジタルデバイスが有効かといった治療データとを関連付けて、特定疾患での層別化治療プラットフォームの構築などを目指している。塩野義製薬の保有する医薬品開発ノウハウや疾患に対する理解と中国平安グループが保有するヘルスケアサービス、データ取得網や解析技術などのITプラットフォーム。両社それぞれの強み

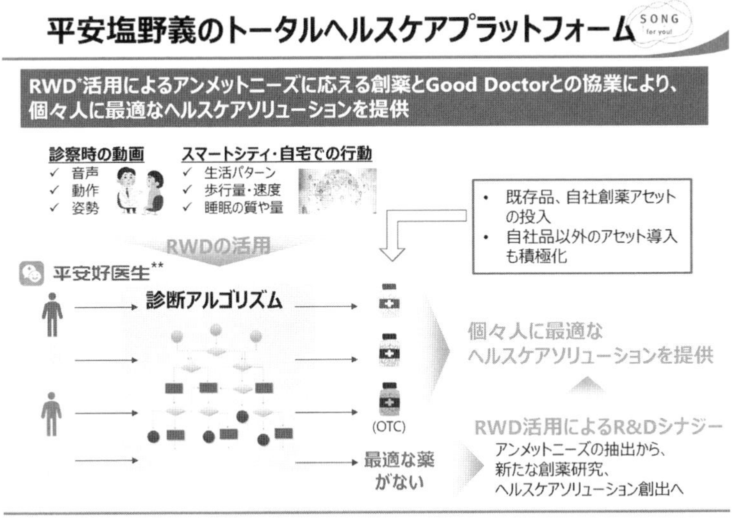

平安塩野義のトータルヘルスケアプラットフォーム
SONG for you!

RWD*活用によるアンメットニーズに応える創薬とGood Doctorとの協業により、
個々人に最適なヘルスケアソリューションを提供

診察時の動画
✓ 音声
✓ 動作
✓ 姿勢

スマートシティ・自宅での行動
✓ 生活パターン
✓ 歩行量・速度
✓ 睡眠の質や量

• 既存品、自社創薬アセットの投入
• 自社品以外のアセット導入も積極化

RWDの活用

平安好医生**

診断アルゴリズム

(OTC)

最適な薬がない

個々人に最適なヘルスケアソリューションを提供

RWD活用によるR&Dシナジー
アンメットニーズの抽出から、
新たな創薬研究、
ヘルスケアソリューション創出へ

（出典：塩野義製薬）

が、融合するによってデータドリブン創薬をさらに加速させることになる。現在はデータが限定的かつ断片的であるため、その統合や新たなデータの取得に取り組んでいると聞くが、大量の統合データを高速かつ高精度に解析できるようになれば、成功率の飛躍的向上を図ることができる。

脳波の計測と解析をワンストップで

国内のベンチャー企業との協創にも積極的だ。2021年８月31日には、中枢神経系疾患領域の医療への貢献と事業価値創出を目的に、PGV 株式会社との資本提携に関する契約を締結した。2016年９月に産学連携ベンチャーとして設立された同社は、大阪大学産業科学研究所の関谷毅教授が開発した高精度ウエアラブル脳波計測技術を実用化し、計測した脳波を AI 解析して脳活動の可視化と定量化を進めており、2020年８月には精度と使用性を両立させたパッチ式脳波計の医療機器認証を取得している。脳波を有効活用する上で必須となる計測技術、データ処理技術、AI 解析技術などを包括的に保有する点に強みを持っており、塩野義製薬が保有する精神・神経系疾患領域における新薬およびバイオマーカーの研究開発力にこれらの技術ノウハウを加えることで、簡便かつ安価な脳機能バイオマーカーの実用化と早期の受診・診断・治療に貢献することになる。

「この脳波計は額に貼って、ワイヤレスで脳波を計測できます。将来は、体温計や血圧計といった計器と同じように家庭で気軽に使うことができるわけです。つまり、これも先ほど述べた個別化医療をサポートする技術戦略の一環なんです。精神疾患は、客観的な指標に基づいた正確な診断が難しく、脳波のデータによって患者さんを層別化することが診断技術上有力なアプローチの一つになると考えられています。これによって脳の健康を日常的に管理できるようになれば、認知症の予防や診断、重症化抑制といったケアサービスの取り組みにもつながるのではないでしょうか」

さらに、PGV 社にはさまざまな企業から脳波測定をビジネスに活用するアイデアが持ち込まれており、マインドフルネス、睡眠、疲労、満足感等の客観的な評価への期待が寄せられているという。「そういう意味でも、PGV 社の持つ技術は、今後、さまざまなサービスを提供していく上での一つの大きなプラットフォームになっていく可能性があるだろうと考えています」

データベースや臨床エビデンスを生かすために

このように、多様なパートナーとの協創の核となって、ヘルスケアの未来を創造することをビジョンに掲げる同社では、何よりも社会や患者目線でのソリューションを提供することによる、トータルヘルスケアのプラットフォーム確立に意欲を燃やしている。

「製薬会社としてサイエンスベースを大事にしながら、エビデンスにきちんと裏打ちされたサービスを提供したい。そういう臨床エビデンスをつくる力も当社が持っている強みだと考えています。そのポテンシャルを生かしながら、ペイシェントジャーニーの各ステップの中で個別最適化されたソリューションが提供できる、そういう基盤をつくっていきたいと考えています」（塩田氏）

こうした全般的なスキームに関わる行政対応という面では、単に製薬業

PGV社のパッチ式脳波計

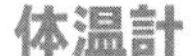

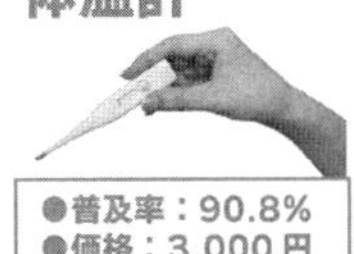

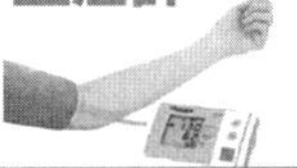

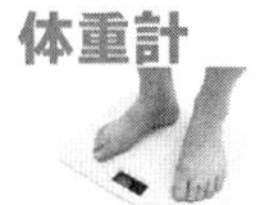

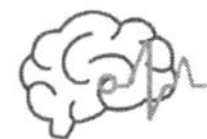

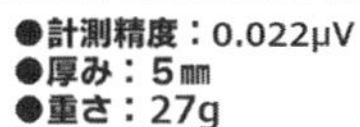

（出典：塩野義製薬（PGV 社公開資料を一部改編））

界を所管する厚生労働省だけではカバーしきれない。未病、予防から診断、治療、フォローアップに至るまでのデータの扱いやトータルパッケージとしての国としての管理、許認可は、現状では海外に後れを取っていると言えるだろう。塩田氏はその点について、このように要望する。

「デジタル治療用アプリなどは日本の薬事規制の中でどういう位置付け、扱いになり、診療報酬などはどうなるのかといった部分がまだはっきりとはしていません。一方で、国としてこういったものを産業として支援しようという姿勢はうかがえますので、そのあたりをよりクリアにしていけば、ビジネス面でも参入しやすくなると思います」と期待を込めた。

塩野義製薬株式会社

所在地（本社）　〒541-0045　大阪市中央区道修町3丁目1番8号
TEL：06-6202-2161　URL：https://www.shionogi.com/jp/ja/
代表者　代表取締役社長　手代木　功
設立　1919年6月5日
資本金　212億7974万円
従業員数　5485名（連結）

SOMPOホールディングス株式会社

DXによる「安心・安全・健康のテーマパーク」の実現に向けてまい進

SOMPOホールディングスは、2021年５月に、同年度から３カ年にわたる中期経営計画を策定した。社会への価値提供を具体的に進め、「安心・安全・健康のテーマパーク」を具現化するためのリアルデータプラットフォームを構築し、保険の枠組みを超えたソリューション・プロバイダーになることを高らかに宣言している。

同社デジタル事業オーナーグループCDO（デジタル最高責任者）の楢﨑浩一執行役専務は、「従来の保険ビジネスは、事故や病気が起こってから、治療費や修繕費などの損害を補てんすることを基本にしていました。しかし、これからの時代は、むしろそうした不測の事態を予想、予防し、事故や病気にならない社会を作っていくことが、『安心・安全・健康のテ

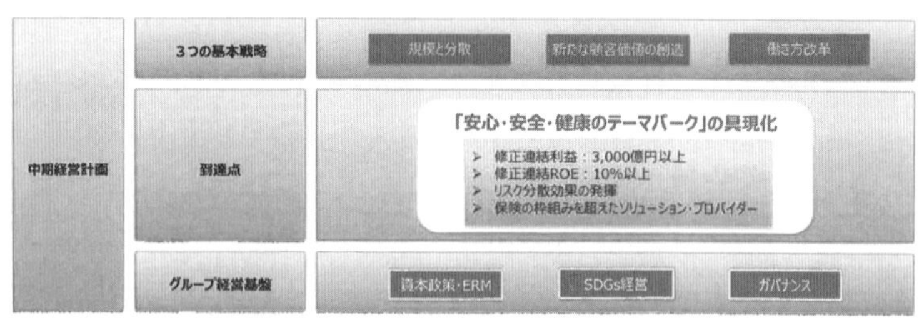

SOMPOホールディングスの中期経営計画

「安心・安全・健康のテーマパーク」を具現化するためのリアルデータプラットフォームを構築し、保険の枠組みを超えたソリューション・プロバイダーになることを高らかに宣言している。

（出典：SOMPOホールディングス）

ーマパーク』につながっていくというのがわれわれの基本的な考え方です。私は、DX（デジタルトランスフォーメーション）によって、この目標実現に向けてまい進していくつもりです」と明快に語る。

ビッグデータ解析を手掛ける米国ソフト会社の日本法人を設立

楢﨑氏は、日本の大手商社マンとして20年間情報産業に携わった後、アメリカ・カリフォルニア州シリコンバレーでスタートアップ企業に長く関わった。そのキャリアを高く評価され、2016年にSOMPO ホールディングスにCDO として招へいされた。

「今、日本では、DX という言葉がさまざまな場面で使われています。ただ、どうもD（デジタル）に目が行きがちのような気がしてなりません。重要なのは、むしろX（トランスフォーメーション）の方なのです。そもそもトランスフォーメーションとは、変身、変革という意味ですが、デジタルによって、企業のビジネスモデルを変身、変革させていくことがDX の本質なのです」（楢﨑氏）とDX の問題点を指摘する。

この言葉を裏付けるように、楢﨑氏は、CDO という役職に留まらず、

SOMPO ホールディングス株式会社
デジタル事業オーナー
グループ CDO 執行役専務
楢﨑　浩一（ならさき　こういち）

1958年生まれ、東京都出身。1981早稲田大学政治経済学部卒業後、三菱商事入社。2000年より米 SV などで5社のソフトウェアスタートアップを経営（SV に12年在住）。2016年 SOMPO ホールディングスの CDO、2019年 Palantir Technologies Japan 社 CEO 就任（SOMPO CDO との兼務）、2021年4月より現職。7月 SOMPO Light Vortex 株式会社 CEO 就任。米 MBA/CPA、IT ストラテジスト、システムアーキテクト、第1級陸上無線技術士、電気通信主任技術者、DeepLearning G 検定など資格を多数保持。

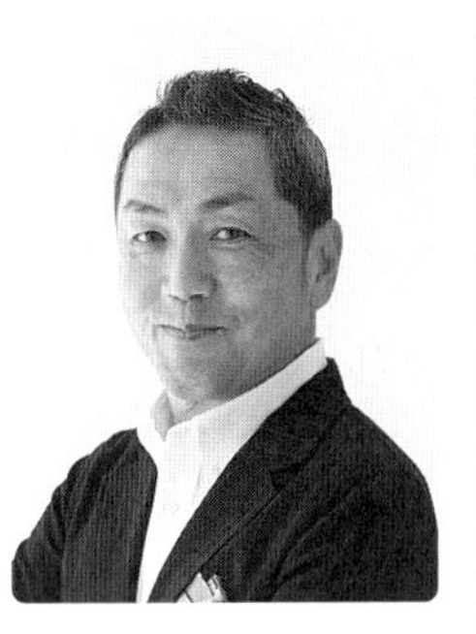

さまざまな役職を兼務しながら、SOMPOグループDX事業の陣頭指揮に立つ。例えば、SOMPOホールディングスは、ビッグデータの解析を手掛けるアメリカのソフトウェア企業「Palantir Technologies Inc.（パランティア・テクノロジーズ）」と日本法人「Palantir Technologies Japan（パランティア・テクノロジーズ・ジャパン）」を2019年に共同で設立しているが、楢﨑氏は同社の最高経営責任者（CEO）も兼務する。

「パランティア・テクノロジーズは、データの統合や解析という点で、世界最高レベルの技術とノウハウを持っています。同社は、無数のデータを統合し、人工知能（AI）などを使った解析を行い、データドリヴンな意思決定を支援することに強みを持ったソフトウェアプラットフォーム『Foundry（ファウンドリー）』を有し、その活用によって、例えば、新型コロナ対策のための有効な解を見つけていくことも可能になります。実際、米英欧など多数の政府や政府系医療機関などで導入実績も数多く誇っています」（楢﨑氏）。

「パランティア・テクノロジーズ・ジャパン」は、日本国内における『ファウンドリー』の販売権を持ち、民間企業はじめ、政府、地方自治体へのビジネスを積極的に展開していくという。既に、神奈川県がデータを活用した新型コロナウイルス対策のために、同ソフトウェアプラットフォームを採用した。楢﨑氏は「われわれは、神奈川県での実績をもとに、本格的に地方自治体の皆さんのニーズにお応えできるソリューションを、デジタルによってお届けできると考えています」と表情を引き締める。

SOMPOグループ主要4部門に、ヨコのデジタルによって横串を刺す

楢﨑氏は、「実は、パランティア・テクノロジーズ・ジャパンのファーストユーザーは、SOMPOグループ自身なのです」と打ち明ける。

「SOMPOケアは、国内最大規模の介護事業会社でありますが、『ファウンドリー』の導入によって、介護施設の入居者の皆さんの就寝時の呼吸や心拍などのバイタルデータを確認し、病気の予兆や薬の相性などを“見え

る化”することが可能になりました。換言すると、『ファウンドリー』は、入居者の皆さんの健康状態や生活状況をつぶさに観察し、健康になるためのサポートをしていると言えるでしょう」(楢﨑氏)。

SOMPO グループは、2020年度までは四つの主要事業(「国内損保」「海外保険」「国内生保」「介護・ヘルスケア」)で構成されており、楢﨑氏は CDO という立場から「グループ内でヨコのデジタルを中心に DX を推進してきました」と振り返る。ヨコのデジタルとは、グループ内の縦軸を構成する四つの事業部門に、デジタルによって横串を刺すということを意味する。

ヨコのデジタルから生まれた代表的なビジネス事例として、事故車を対象にしたオークションの「SOMPO オークス㈱」(SOMPO オークス)が挙げられよう。同グループでは、年間約100万台に上る物損事故を取り扱っており、うち5万台程度の全損車両を引き上げて売却しているが、これまでこうした事故車の相当数は、担当者が解体業者に「ただ同然の金額で引き取ってもらっていた」(楢﨑氏)という。楢﨑氏は「一口に事故車と言っても、全く使えない状態のものから、部品として活用したり、修理することで十分に走行できるものまでさまざまです。」と説明する。そこで、デジタルを使って、世界中と API(Application Programing Interface)によってつなげ、世界中のバイヤーにオークションに参加してもらう環境を整備したところ、「事故車を適正な価格で売却し、その利益を得られる市場が新たに生まれました」(同)。「SOMPO オークス」の成功は、まさに DX によってビジネスを深掘りできる可能性を見い出した好例と言えよう。

グループ第5の柱となるデジタル事業を展開

2021年4月に、SOMPO ホールディングスは、第5の柱となるデジタル事業を打ち出し、その実行部隊として同年7月に新会社「SOMPO Light Vortex ㈱」(SOMPO ライト・ボルテックス)を設立した。同社の CEO には、楢﨑氏が就任。デジタルソリューションの販売など、2030年をめど

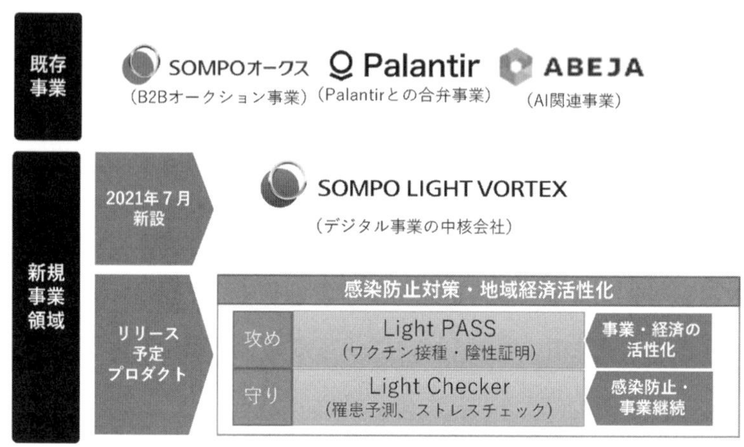

SOMPOグループのデジタル事業体制

2021年4月にSOMPOグループ第5の柱となるデジタル事業が打ち出され、同年7月に実行部隊となるSOMPOライト・ボルテックスが設立された。

（出典：SOMPOホールディングス）

に1000億円の売り上げを目指すとしている。

楢﨑氏は、「デジタル事業が第5の柱となったことで、ようやくわれわれもタテのデジタルを展開することが可能になりました。ヨコのデジタルにおいては、どちらかと言えば、われわれはサポート役でしたが、ここからは、積極的にデジタルを収益化していきます」とほほ笑む。

「SOMPOライト・ボルテックス」では、デジタルを活用した社会課題解決の第一弾としてコロナ対策ソリューションの打ち出しを進めている。「攻め」のコロナ対策としてワクチン接種・陰性証明を活用した地域経済活性化を企図したアプリである「Light PASS（ライト・パス）」は既に自治体中心に実証リリースを展開している。

今後は、「守り」のコロナ対策として、イスラエルのスタートアップ企業と連携し、「脈拍」「酸素量」「呼吸」を測定できるアプリである「Light Checker（ライト・チェッカー）」のリリースを予定している。企業の健保組合や総務・人事部門をターゲットに、健康に向けてのBtoBtoCモデルを展開していく想定だ。

楢﨑氏は、「日本のヘルスケア産業は、大変爆発的なポテンシャルのあ

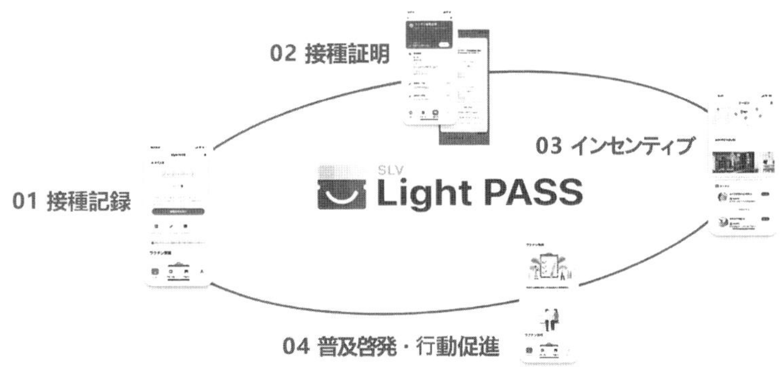

SOMPO ライト・ボルテックスが打ち出す「Light PASS」のスキーム
コロナ対策ソリューションとしてワクチン接種・陰性証明書を活用した地域経済活性化を企図したアプリとして地方自治体を中心に展開されている。
（出典：SOMPO ライト・ボルテックス）

る市場。ここで、成功すれば、世界に輸出できるモデルが出来上がる」とそのポテンシャルの高さを高く評価する。ただし、一方で日本市場の特徴を「個人レベルで、積極的にお金を払う人は、案外少ないのではないかと見ています。従って、われわれは、BtoBtoC モデルを通じて、ナッジ（nudge ＝肘で軽く小突くという意味、行動経済学で誰かにしつこく言われるよりも小さく誘導された方が良い結果が得られる）のごとく、日本にヘルスケアサービスを定着させていくことがより重要だと考えています」と冷静に見極めている。

「『酸素量』は、新型コロナウイルスに感染したかどうかの重要な指標として周知されるようになりましたが、肺や心臓などの病気や睡眠時無呼吸症候群の簡易検査にも利用されるなど、他の疾患リスクも“見える化”することができます。従って、例えば、出社時にスマホを通じて、自分の健康チェックをしていただくだけで、当該企業の社員の皆さんの健康状態が把握できることになります」（楢﨑氏）。

「『SOMPO オークス』の事例で明らかになったように、デジタルをうまく活用することで、あらゆる分野でビジネス展開が可能になるはずです」と楢﨑氏は熱く語る。ヘルスケア分野を含めたあらゆる分野での集積が、

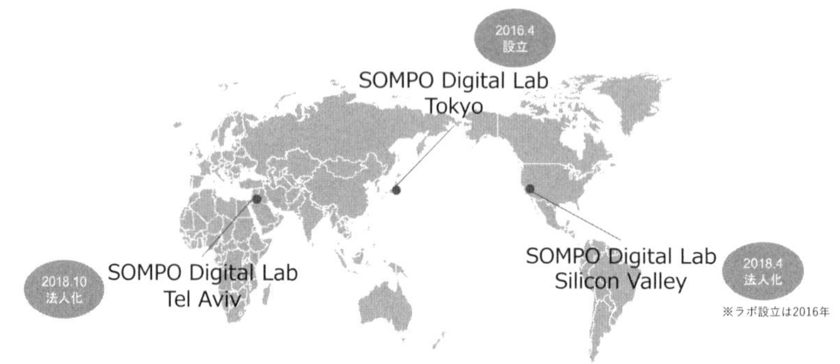

SOMPO ホールディングスのデジタル3拠点体制

東京・アメリカ（シリコンバレー）・イスラエル（テルアビブ）に SOMPO デジタルラボを設立し、日米欧のデジタルネットワークを構築している。

（出典：SOMPO ホールディングス）

「安心・安全・健康のテーマパーク」を具現化するためのリアルデータプラットフォームとなっていくに違いない。

人種、性別、年齢を超え、次代を担うデジタル人材の育成へ

楢﨑氏は「私自身は、SOMPO グループという巨大企業に属してはいますが、常にスタートアップを起業して、イノベーションを起こしているつもりで臨んでいます」と笑う。

それが、SOMPO グループ全体の利益をもたらし、世界中の新たなスタートアップ企業との連携を呼ぶシーズにもなってきた。こうして見ると、楢﨑氏がCDO という役職に留まらず、「パランティア・テクノロジーズ・ジャパン」や「SOMPO ライト・ボルテックス」などのCEO も兼務しながら、グループ全体のヨコのデジタルとタテのデジタルを縦横無尽に行き交っているスタイルは、SOMPO グループがリアルデータプラットフォームを構築する上で必然とも思えてくる。

だが、一方で、SOMPO ホールディングスは、デジタル事業を第5の柱にしていく上で、グループのデジタル化を組織的に着実に進めてきている点も見逃せない。同社は、2016年に東京とアメリカ・カリフォルニア州シリコンバレーに、研究開発機能を持つ「SOMPO Digital Lab」（デジタル

ラボ）を設立。2018年には、日本の保険会社としては初めてイスラエル・テルアビブにもデジタルラボを設立し、日米欧のデジタルネットワークを構築した。

楢﨑氏は、「このデジタル３拠点体制は、SOMPO グループの DX を確実に加速化させましたし、『SOMPO ライト・ボルテックス』としても、世界に向けてのわれわれのビジネスチャンスが大きく広がりました」とそのメリットを強調する。特にシリコンバレー、テルアビブのラボは、現地のスタートアップ企業と積極的な連携を進める拠点として、重要な役割を果たしてきた。

「今後は、いかに世界中の優れたスタートアップと連携できるかが、SOMPO グループ発展の大きなカギを握るでしょう。こうしたトレンドを先読みし、われわれは『SOMPO ライト・ボルテックス』をはじめ、SOMPO グループのデジタル部門において、ダイバーシティ＆インクルージョンのスピリットで、外国人や女性など多様な人材を雇用しています」と楢﨑氏は説明する。まさに次代を担うデジタル人材を着実に育成する土壌が着々と整備されつつあると言えるだろう。

SOMPO ホールディングス株式会社（SOMPO Holdings, Inc）

所 在 地（本　社） 東京都新宿区西新宿 1-26-1
TEL：03-3349-3000　URL：https://www.sompo-hd.com

代 表 者 グループ CEO 取締役 代表執行役社長　櫻田謙悟

設　　立 2010年４月１日

資 本 金 1000億円

従業員数 381名（2021年３月31日現在）

テルモ株式会社

専門の推進室を設け、医療DXにチャレンジする

グループ全体のコントロールタワーとして

100年に及ぶ社歴を有し世界160以上の国と地域で事業を展開しつつ、常に最新の医療機器を開発・提供してきたテルモは、2021年４月にDX推進室を社内に設置した。同室はグループ全体におけるDX（デジタルトランスフォーメーション）の戦略を描き、コントロールタワーとしての位置付けを持つ。さらに同室は大きく２種類のグループ全体DX戦略を描くことを役割として担う。１つは顧客への提供価値を向上させる「事業創出のDX」。もう１つが業務の効率を向上させ、生産・物流などのバリューチェーンを進化させる「オペレーションのDX」だ。

同社は、院内ITと連携した薬剤投与システムや、心疾患に対する治療支援システムなど、個別製品に関しては従来からデジタル技術を活用しており、また基幹システムのグローバル統合などオペレーションのIT化なども進めてきた。今回新設されたDX推進室は、個別製品を包含しつつ、事業創出及びオペレーションまで領域を広げており、グループ全体のDXを目指す上での中核部門となる。テルモ全グループでDXを進めていく、という強い決意の表れとも受け取れる。

コロナ禍の下においては、日本の行政・各産業分野・国民生活のあらゆる分野でデジタル化の遅れが顕在化したが、テルモのDX指向はコロナ禍以前から高い問題意識に裏付けられ、醸成されていた。その視点は常

に、DX は何より患者のためという方針で徹底されている。廣瀬氏は、DX の必要性について認識したのは今から５年程前だと振り返る。「高齢化が進展する過程で日本の医療を巡る問題は年を追うごとに顕著になりました。必要以上な医療が医療費を圧迫したり、医療機関同士で患者情報が連携されていない、医療従事者の労働量も増えていくなど、どれも対応が容易ではない問題ばかりです。しかも、それら各問題の解決を個別に図るのではなく、全体的に新しい医療の方式、在り方を模索していくべきです」。おそらく、日本の医療に従事するものの共通の懸念であると言えるだろう。

上席執行役員　経営企画室長兼 CTO

廣瀬　文久（ひろせ　ふみひさ）

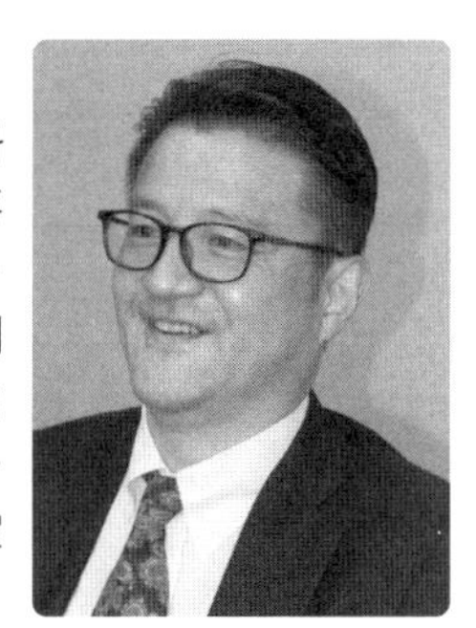

1963年生まれ、東京都出身。千葉大学工学部機械工学科卒業。87年テルモ技術開発本部入社、1993年から国際事業本部、カテーテル事業マーケティングマネージャー（米国駐在）、経営企画室を経て2009年バスクテック社副社長（英国駐在）、12年心臓血管グループ TIS 事業グローバルマーケティング VP、17年執行役員心臓血管カンパニー外科領域担当 SVP、20年執行役員経営企画室室長、21年上席執行役員経営企画室室長兼 CTO（現在）。

DX 推進室長

大森　真二（おおもり　しんじ）

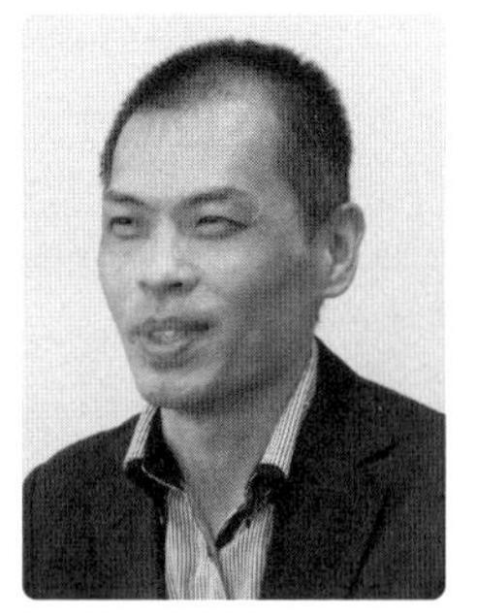

1970年生まれ、広島県出身。京都大学工学部工業化学科卒業。東京大学大学院工学系研究科応用化学専攻博士課程修了。博士（工学）。98年東京大学生産技術研究所リサーチアソシエイト、2000年ローレンス・バークレー国立研究所客員研究員、01年ソニー株式会社セミコンダクタネットワークカンパニー入社、09年ソニー株式会社先端マテリアル研究所統括課長、18年ソニー株式会社 R&D プラットフォーム統括部長、21年テルモ株式会社入社、現在 DX 推進室室長。

ペイシェント・ジャーニーをつなぐ高品質な医療を

患者個人の視点に立って、健康→病気→健康のサイクルを考えると、予防、診断、治療、そして予後のケアに至るまで１本のラインとなり、プロセスのどの段階をフォーカスしてもそれぞれ隣接領域とつながりあう。テルモは、このペイシェント・ジャーニー（Patient Journey）において、医師による臨床判断支援、または患者の行動変容支援を提供するデザイン型医療の実現を目指している。そのためにはペイシェント・ジャーニーの各過程で抱える諸問題の解決と、ステージごとの分断を解消することが不可欠だ。DX の導入・展開はまさに、ペイシェント・ジャーニーをつなぐ高品質・高効率な医療を目指すための具体的手法となる。

社会のどの分野でも DX の導入と利活用は容易ではないが、医療においてはひときわ DX への移行が難しい面があると言われる。医療は基本的に、他の産業と比べてエラーが現場の患者、すなわち人間の生死に直結するだけに、決して失敗が許されない。また医療は極めてヒューマンファクターの比重が高い。最後は人命、人体に対し人によるさまざまな介入が必要となるため、どこまで DX がこれを支援し得るのか未知数という指摘もある。また、医療産業は労働集約型であり、チェンジマネジメントの

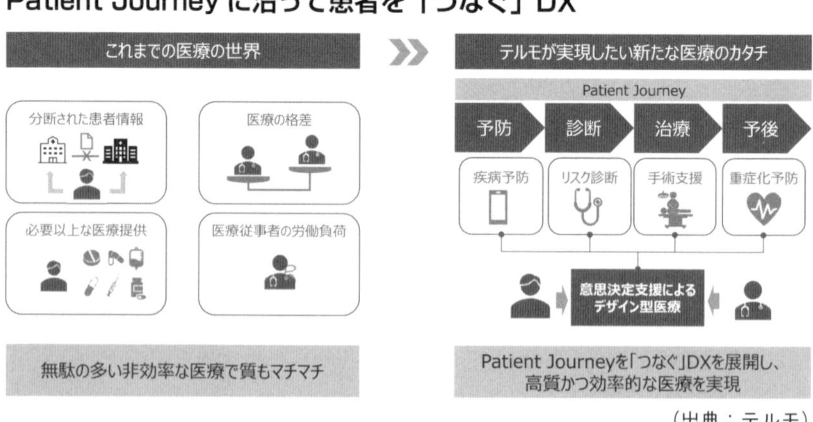

（出典：テルモ）

難易度が高く、概して現状からの変化に対して保守的な傾向が強い。それが前項で触れたような慢性的な問題構造の継続という形で表出しているのだ。このように、テルモが乗り越えるべきハードルは、初期設定からしてかなり高い。

対応を迫られる収益構造の変化

前述の通りテルモが目指すDXは、「事業創出のDX」と「オペレーションのDX」に分かれるが、対策を二分化した背景には、同社をはじめ医療機器企業が対応を迫られている収益構造の変化がある。

まず、診断や治療技術の成熟化により新規医療機器の導入余地が減りつつあるのに加え、提供価値に基づく支払い方式などにより、販売価格は減少傾向にある。一方で、医療機器を巡る規制はむしろ厳格さを増し、またM&Aが活発化することでオペレーション効率の低下を招き、結果として近年はコストが増加傾向にあった。

では変化に対しどのような対応が求められるのか。これまでの“モノの販売”のみから、モノの販売とサービスの提供を組み合わせた“ソリューションの提供”への転換が必要とされる。また機器を通じて収集したデータを活用し、保守サービスそのものの収益化なども考えられる。こうした

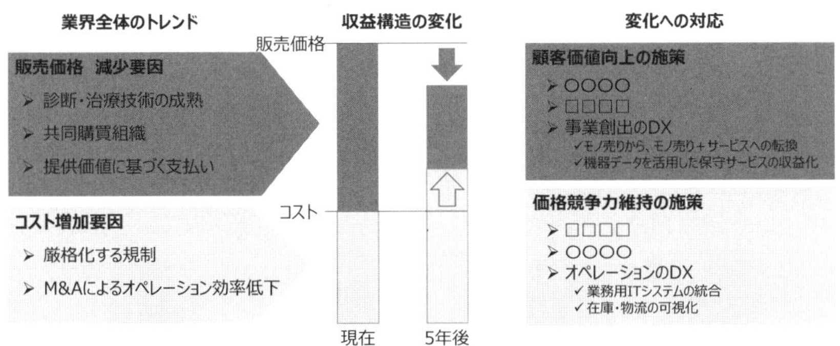

（出典：テルモ）

顧客価値向上への各施策こそ、「事業創出のDX」が目指すところである。コスト増への対応はどうか。例えば業務用ITシステムの統合や在庫・物流の可視化など、文字通り「オペレーションのDX」による価格競争力維持に向けた各種施策がこれに当たる。

コロナ禍は結果としてデジタル化推進の必要性を社会認識させたが、日本の超高齢社会医療を支える医療機器産業は、それ以前からDX活用を不可避とする転換点を迎えつつあったのだ。今般のDX加速は、医療機器業界全体が構造変化を迎える中にあって顧客サービスの高付加価値化という、競争力強化につながる可能性を大いに秘めている。

“一気呵成のムーブメント”で体制づくり

では、同社でDX推進室設立に至るまでの経緯を振り返ってみよう。長らく医療DXに対する問題意識を社全体で抱えていただけに、動き始めたらその後のアクションは早かった。2020年の秋、同社のグローバルリーダー約30名が、オンラインにて一堂に会し、DXによって私たちにどんなチャンスがあるのか、自分たちで何ができるのか、将来的にどんなチャンスをつかみ取ることができるのか等々について熱く議論を交わしたという。すなわちDXに対して、先見的に取り組むことで、この変化を「チャンスの共有」と捉え、現状を客観的に見て、取り組みが後れた場合の「危機感の共有」を図り、各部門で自律的な進展を求める「オーナーシップの醸成」が必要とされることで今後の方向性が一致した。「この流れで“一気呵成のムーブメント”を起こせた」と廣瀬氏は語る。

以後、同年秋から2021年の年明けまで、トップダウンとボトムアップの双方向で構想が進展していった。組織・事業のIT化には経営層の意識とリーダーシップが不可欠と世上よく指摘されるが、同社はまさに経営トップが「DX強化宣言」を打ち出し、中核となるDX推進室の具体的設計に乗り出すなど組織の方向性を明確化して、巷間言われるDXの要件を体現した。実務層も指示を待つばかりでは決してなく、各事業部門でそれぞれDX検討チームを結成して業務内容変革後のデザインを描いた。これらの活動をオーケストレーションする形でDXの具体像を形成し、同時に、DX推進に要する人材を確保するなどして、冒頭のDX推進室設立へと直線的に到達する。「スピード感を保持しつつも拙速ではなく、医療に関するさまざまなパラダイムシフトに対応できる体制を構築できたと認識しています」と大森氏は手ごたえを語る。

「“デジタル”よりも“トランスフォーメーション”」

「事業創出」と「オペレーション」の両DXに分類されているとはいえ、実際にDX推進に当たっては、「デジタルビジネスデザイン」、「全社DX戦略の策定と推進」、「実現に向けた基盤づくり」の3点に再構成される。

「デジタルビジネスデザイン」では新規のソリューションの事業化や事業横断で取り組むべきソリューションのリード、さらには他社とのM&Aや戦略的提携なども推進事項に含み、「全社DX戦略の策定と推進」では具体的な戦略やロードマップを策定するなど、各事業内容やオペレーションにおけるDXをサポートする。そして「実現に向けた基盤づくり」では、デジタル人材の育成や強化を中心に、開発プロセスや投資判断などを含むさまざまなプロセス変革を担っていく。このように、DX推進室に課せられた目標は高く、役割は多様である。まさにテルモ全社のDX戦略推進におけるコントロールタワーの位置付けにふさわしい。

「この時ポイントとなるのは、“デジタル”よりも“トランスフォーメーション”に焦点を当てることです」と大森氏は力説する。まずは全社的に“会社のトランスフォーメーション”へのコミットメントが重要なのだという。DXとは、既存業務の効率化のみを目指すものではない。デジタルを単なる便利な用具として使うだけなら、開発から営業に至るバリューチェーンの各プロセスがそれぞれ省力化されるだけにとどまり、各フェーズは分断されたままで、有機的・一体的なソリューションの創造は期待できないだろう。危惧されるべきは、高いコストをかけてシステムやインフラを導入し、若干の効率化を果たしてDXが“完了”したと認識することだ。官民を問わずこれまでのDXはこの陥穽にはまり込むことが少なくない。

その目指す姿を全社的にコミットしないと、推進の過程でDX本来の目的が見失われる恐れがある。デジタルを使用しつつも、それによって事業そのものの在りようを変革していき、開発から営業までバリューチェーンの各プロセスを連関させ、一体となって顧客の視点に立ち、課題を解決する体制の構築が求められるのだ。それはまさに、Patient Journeyの流れが健康維持増進から病を得た後の治療と予後まで途切れることなくつながるように、バリューチェーンもこの流れに沿って一体化していく姿だと言えよう。

不可欠な、DX共通基盤の整備・充実

このトランスフォーメーションを実現することが、患者主体の新たな医療に即した事業者の在り方となる。DX推進室の柱は「事業創出」と「オペレーション」の両DXだが、求められるテルモ流DX推進の構図としては、まずバリューチェーンに並行して「オペレーションのDX」が業務の効率性向上などを図り、それがペイシェント・ジャーニーに並行して顧客への提供価値を向上させる「事業創出のDX」へと継承される。この構図が確立されることで、患者個人に対する部分的、個所的な診断・治療に終わらず、予防から予後までをカバーする統合的なソリューションが完成される。「真の意味でペイシェント・ジャーニーに寄り添う体制が構築されるでしょう」と廣瀬氏は期待を込める。特に、高齢化が進み医療費等を圧迫する主な疾病（がん、糖尿病、心疾患、脳梗塞など）に焦点を当てることが、患者個人のQOL向上はもちろん、社会的な負担軽減に資することとなる。

「オペレーション」から「事業創出」までを機能させ、患者個々のペイシェント・ジャーニーに寄り添うためにも、DX共通基盤の整備・充実は欠かせない。まずは各種情報を集積したデータベースの構築、プロセスの明確化、ガバナンスの徹底、そして何より人材である。DXによる事業・

社会的課題の大きい疾病に対し「疾病軸」で取り組む

- 高齢化により、社会的にも重大なインパクトをもつ疾病をターゲット

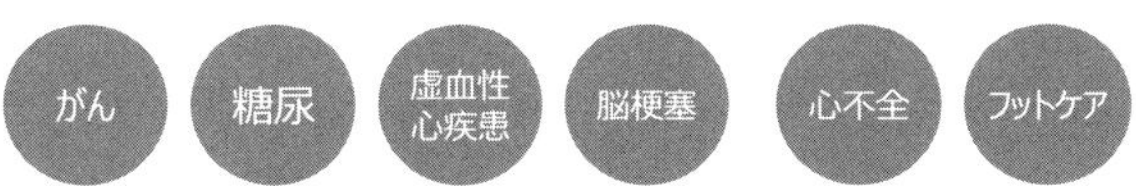

- ピンポイントの診断・治療でなく、予防から予後までカバーする統合的ソリューション

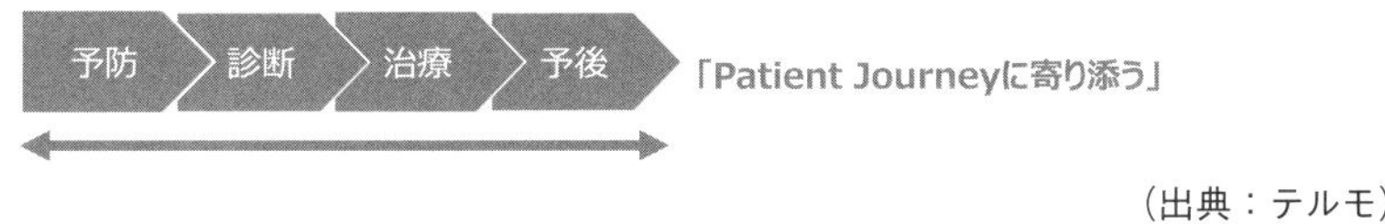

（出典：テルモ）

オペレーションモデルの刷新を目指す上でも、テルモでは共通基盤を構成するこれら各要素について、恒常的に充実を図る構えだ。

いずれにしてもテルモを筆頭に医療機器事業のDX、というより医療のDX自体が端緒に付いたばかりと言える。しかし、テルモがDX推進の理念において掲げている、予防から予後まで一貫したデザイン型医療の実現は、何より患者個人、そして今後の国民生活に福音をもたらす。国の支援や規制の在り方など、産学官連携で取り組むべきテーマでもあるが、まずは業界注目のDX推進室の動向を核に、テルモの動向を注視したい。

テルモ株式会社

所 在 地（本 社） 東京都渋谷区幡ヶ谷 2-44-1
TEL：03-3374-8111　URL：https://www.terumo.co.jp

代 表 者 代表取締役会長　三村孝仁、代表取締役社長 CEO　佐藤慎次郎

設　　立 1921年（大正10年）9月

資 本 金 387億円

従業員数 5247名（テルモグループ　2万6482名（2021年3月末））

デンカ株式会社

ヘルスケア分野にも本格的に進出
感染症の脅威が高まるなか、ワクチンと体外診断用医薬品で社会に貢献

電気化学の“老舗”が健康医療分野を開拓

今から100年以上前の1915年、カーバイド（炭化物）の製造技術より創立した企業、それがデンカである。創立100周年にあたる2015年まで社名は、電気化学工業株式会社だった。その名が示すとおり、近現代の最先端といえる電気化学分野を軸として、さらには石油化学分野などさまざまな製品づくりに貢献してきた“老舗”の中堅化学企業だ。近年では、有機および無機化学の各種素材はもとより、電子材料、医薬にまで事業範囲を広げている。そして、さらに一歩進んだ取り組みとして、2018年4月、新たな経営計画「Denka Value-Up」を策定した。現代企業が成長するための持続可能性に欠かせない「安全最優先」「環境への配慮」「人材の育成・活用」「社会貢献」という基本精神を掲げたのである。

「『Denka Value-Up』の骨子は、お客さまをはじめ、従業員や取引先など、より社会との関わりを意識して経営していくことにあります。単に利益を追究するだけでなく、製品の提供を通じて社会に貢献し、持続可能な成長を続けることで存在意義を高めていけるような企業でありたいと私たちは考えます」とデンカ株式会社常務執行役員ライフイノベーション部門長の髙橋英喜氏は述べる。

そうした新たな分野開拓の過程でクローズアップされたのが、ヘルスケアであった。デンカはこれをライフイノベーション事業と位置付け、イン

フルエンザワクチンや各種ウイルスの迅速診断キット、生活習慣病関連試薬などを扱っている。

なかでもインフルエンザウイルスの迅速診断キットは、デンカの先見性が如実に表れた好例と言えるだろう。新型コロナウイルスの流行以前から、デンカはインフルエンザウイルスの迅速診断キットで国内トップシェアを誇っていた。これが広く使われる契機になったのは、タミフルなどの経口治療薬が2001年に保険適用となり普及したことも大きいという。この迅速診断キットによって、外来で医師がすぐに診断後、直ちに治療薬を処方できるようになったことから、実地医療を行う病院など医療機関において広く利用されるようになったのだ。

また、海外では、エボラ出血熱で知られるエボラウイルスの迅速診断キットでアフリカでの感染拡大防止に向け、WHO（世界保健機関）緊急使用承認の取得を目指している。具体的には、過去に流行が起きたコンゴ民主共和国に人道支援として無償提供し、現地では野戦病院のようなところであっても使用することが可能である。

感染症の大きな脅威に向けて立ち向かい、世界の人びとへのQOL向上

一方、現在の製品群のみでは、医療現場の負担軽減や患者のニーズを満たし続けることができないとの現状認識のもと、デンカはさらなるテーマ

デンカ株式会社　常務執行役員
ライフイノベーション部門長
高橋　英喜（たかはし　ひでき）

東京都出身。一橋大商学部卒
1984年（昭和59年）4月　電気化学工業（現デンカ）入社。
2017年　同執行役員。
2021年4月　同常務執行役員。
61歳。

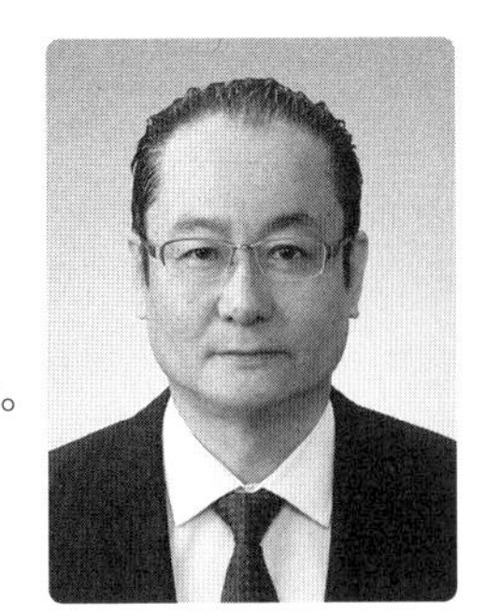

に目を向けている。その一つが薬剤耐性（AMR）菌の問題だ。薬剤耐性菌とは、細菌にとって猛毒である抗菌薬に対して抵抗する力をもつ菌のことである。薬剤耐性菌による感染症にかかってしまった場合、本来であれば有効な抗菌薬が効かないことにつながる。

幸い、現時点では、有効な抗菌薬が複数存在しているが、抗菌薬の新規開発は停滞している。一方で、感染症治療のために抗菌薬が使われるようになると、細菌はなんとか生き延びる方法を考え、新たな耐性菌が世界的に増加し、国際社会でも大きな課題とされるようになった。WHOによると、薬剤耐性菌の増加は抗菌薬の不適切な使用が大きな原因とされ、全世界における薬剤耐性菌による死亡者数は、2050年には現在のがんを上回り、年間1000万人で第1位になると推計されている。

「中国なども、ある時期までは抗菌薬が必要以上に使用されていた可能性が高く、実際、インフルエンザなどのウイルス感染なのか、それとも細菌感染なのかの検査もしていないのに抗菌薬を出さないと患者が納得しないような状況でした。この状況を改善するため、今では大きな病院にノルマを課し、抗菌薬の服用を規定以下に抑えれば報奨金を出すようになりました」と、髙橋氏が教えてくれる。

今般の新型コロナウイルスの変異と同じように、細菌でも変異することで人類は別の脅威にさらされる恐れがある。

薬剤耐性菌に対する強力な武器の一つになり得るものとして、遺伝子パネル検査が挙げられるが、これは複数の細菌を網羅的に検出する遺伝子（核酸）検査である。デンカは台湾の企業が開発した検出技術を導入し、敗血症が疑われる場合に、原因となる菌の種類や薬剤耐性菌の可能性があるかを、一つの検体から網羅的に検出する製品の開発を進めている。敗血症とは、微生物の感染によって全身にさまざまな影響がおよび、臓器障害などの生命が脅かされた状態にある。敗血症に対する治療法の一つとして抗菌薬が用いられるため、どのような菌に感染しているのか、そして用いる抗菌薬に耐性をもつかを早く知ることが抗菌薬の適正使用につながる。敗血症を引き起こす細菌は種類が多いことから、網羅的に検出することも必要であり、結果が分かるまでの時間を短縮することと併せて大きな社会課題の解決に貢献する製品の実現をデンカは目指している。

日本の医療機関では、薬剤耐性菌に対するさまざまな対応を進めているが、国によって衛生環境や対応状況の違いがあることは否めないこともまた事実である。

「この技術は先述のように病変の原因を正しく突き止めて適切な治療につなげることに貢献できると考えています。また、日本だけでなく、海外でも役に立つのではないかと思っています。また、細菌の網羅的な検出については海外でも１、２社が試みていますが、機械装置が非常に高額であったり、海外では少ないものの日本では多く見られる細菌も検出したいという要望には海外ではなかなか対応できなかったりするなど、潜在的な医療ニーズは満たされていません。検出したい・すべき細菌は、国によって変わることがあるのです。私たちはそういう多様なニーズにも柔軟に対応するつもりですし、敗血症や医療に限らず、この技術を活用したいというニーズがあれば喜んで提供します。私たちの理想はプラットフォームビジネスですから」と髙橋氏は述べる。

ひとびとの健康維持に対する取り組み

ここでは、わが国における健康をめぐる施策の変遷に応じて、デンカのライフイノベーション事業も情勢の変化に対応してきたことについて述べる。まずは、デンカのライフイノベーション事業のはじまりは、戦後の感染症対策に貢献した1950年、東京芝浦電気（現在の東芝）の完全子会社として「生物理化学研究所」を設立した。当時は、劣悪な衛生環境などにより赤痢菌やコレラ菌などの急性感染症の流行がしばしば起こり、それらに立ち向かうために国内初の細菌検査試薬を販売した。

次に、デンカグループの１社となったのは1979年である。その頃は、労働者の福祉と職業の確保を図り、経済の興隆と国民生活の安定に寄与することが求められたため、労働者には感染症対策以外の健康管理を目的とした現在の定期健康診断の制度が確立された。これは、わが国が、世界に類を見ない優れた「国民皆保険制度」を導入したことで、国民はこれまでは安全安心な暮らしが保障されてきた。しかし、現在は人口構成や経済状況の変化から疾病構造が一変し、がんや循環器病などの生活習慣病へと対策がシフトした。その結果、わが国の医療財政は、社会保障給付費の高騰や医療技術の高度化などにより、保険料だけでは維持できない危機に直面している。

これを解決する方法としては、がん検診の受診率アップや、薬価の安い後発医薬品（ジェネリック医薬品）の普及などがあるが、最近は「ナッジ理論」を用いて、生活習慣病対策に取り込む事例が増えている。ナッジ理論とは、「小さなきっかけを与えて、人びとの行動を変える」という戦略で、行動経済学で用いられる理論の一つである。疾病予防や健康管理の観点から、人の行動変容や行動形成を行うにあたり、行動経済学は公衆衛生および健康づくりでの応用が期待されている。生活習慣病対策もこの理論を用いて、健康教育やメディア活用、社会環境の整備、政策立案など多様な手法により、地域や企業において子どもから大人までの幅広い世代にわたってさまざまな取り組みが行われている。

国民医療費削減が政策ターゲットとすべきところは、健康な人への一次予防、すなわち健康管理が重要であると言われている。健康意識の高い人は散歩やジョギングをするだろうし、お酒を控える日を作るなどをしている人も多いと思われるが、日常生活の質の維持を目的とするため、さまざまな民間医療保険や健康管理サービスも存在している。

現在、法規制、公的な支援制度、民間のサービス、食育、そしてヘルスケアに関する個人や集団のデータ活用など、行動変容というキーワードにしてさまざまなアイデアが生まれている。これに、ナッジ理論を用いることで、個人や集団の健康格差を解消し、健康寿命のさらなる延伸を図ることが期待できる。髙橋氏は、「企業は、従業員の健康増進・疾病予防に努め、個人や集団の健康格差をなくすことができれば、労働生産性の維持、ひいては企業の成長にもつながるでしょう。行政と企業が一体となり率先的かつ連動的に行うことを期待します」と述べる。

これを受けデンカは、1980年代より、感染症法に基づく疫学調査に対応する医薬品だけでなく、先見性とユニークな技術を駆使し、他のプレイヤーが提供する医療機器と一緒になって、ユーザニーズに沿った画期的な医薬品を生み出していった。

「デンカのワクチンや検査薬をタイムリーかつ安定的に供給することこそが、私たちの理念である『人びとのいのちを尊び、人びとの健康を守ることを使命として、社会から信頼される』ことにつながります。この理念は、社員全員と日々の業務にしっかりと根付いています」と高橋氏は述べる。

先見性とユニークな技術を駆使した中で最も代表的なものは、生活習慣病関連試薬の一つで、心筋梗塞や狭心症といった心疾患発症リスクを血液検査で的確に評価するマーカーの超悪玉コレステロール（sdLDL-C）である。脂質の一種であるコレステロールは、善玉（HDL）と悪玉（LDL）と呼ばれる粒子が血液中に同時に存在するが、超悪玉コレステロールは悪玉の粒子がより小さく、かつ酸化変性を受けやすいことから動脈硬化を引き起こし易いのが特徴である。血液中に悪玉の量が増えすぎると血管内に余剰なコレステロールが蓄積するが、sdLDL-C も一緒に測定すればさらに早い段階で発症リスクを見つけることができる。近年、国内外複数の大規模臨床試験の結果より、悪玉の中でも超悪玉コレステロールが特に動脈硬化を引き起こす原因になることが明らかになっている。LDL の値が正常値から軽度高値の場合でも、糖尿病や高中性脂肪血症、虚血性心疾患、メタボリックシンドローム、脂肪肝、慢性腎臓病（CKD）などを有する場合には sdLDL-C が異常高値となる場合が多くある。

デンカは他の血液検査と同じように簡便迅速に sdLDL-C を測定する技術を2007年に世界で初めて開発した。その後、2016年には心疾患リスクマーカーとして中国北京市食品薬品監督管理局より、中国国内の戦略パートナーが体外診断用医薬品の承認を取得。続けて、2017年には米国食品医薬品局（FDA）の承認取得後、2018年には本格的に世界マーケットでの販売を開始。さらに、わが国でも2021年11月16日に製造販売承認を取得した。「わが国では、新たなリスクマーカーの製造販売承認はとても取得しづらいと言われてきたが、これまでの長年の努力がやっと報われた。sdLDL-Cは健康診断や人間ドックのオプション検査で既に取り入れられている。人びとの行動変容を起こす指標の一つとして欲しい」と髙橋氏は述べる。

デンカは、sdLDL-Cの検査普及を通じて、わが国における死因の第2位を占める心疾患の予防や医療費の抑制に寄与するとともに、各国での販売承認取得と普及を通じて、世界の人びとの健康維持と疾病予防にこれからも貢献していく。

希少疾病用再生医療等製品にも挑戦

デンカは、医薬品医療機器法に基づき、国内の対象患者数が5万人未満であることに加え、医療上特にその必要性が高いものなどの条件に合致する希少疾病用再生医療等製品にも挑戦している。

がんウイルス療法は、1990年代から欧米などを中心に開発が進められていたが、デンカは、東京大学医科学研究所の藤堂具紀教授と、がん治療用ウイルスG47Δ（ジーよんじゅうななデルタ）製剤の共同研究ならびに商用製造工程の開発を進めてきた。この結果、2021年6月に神経膠腫（こうしゅ）という悪性の脳腫瘍の治療薬として、製造業はデンカ、製造販売業者は第一三共として日本で初めて承認され、2021年11月1日、第一三共より患者への供給を行うため国内で販売を開始した。この製剤は、小児を含めて、手術や放射線治療などの従来の治療で効果が見られなかった人が対象となっている。

今回承認された治療薬に使われるG47Δは、口唇ヘルペスの原因となる単純ヘルペスウイルスの三つの遺伝子を操作して、正常細胞では増えず、感染したがん細胞内だけで増えるようにした治療用ウイルスである。これまでの臨床研究では、治療1年後の生存率が従来の治療に比べて高いことが示されたが、引き続き、臨床試験での症例数をさらに増やした上で、7年以内に有効性と安全性を再確認していく。G47Δは、今後さらにその他の腫瘍に対する適用拡大が期待されると言われている。このことから、「デンカは、日本で初めて承認されたウイルス製剤であるG47Δの供給を通じて、患者へのQOL向上に努めていきたい」と髙橋氏は述べる。

産官学の連携で、コロナ禍を教訓に

これからは、一つの感染症が終息し、次の感染症が発生拡大するまでの間隔がより短くなるとの説もある。それに対してデンカは何ができるのか。国への要望も含めて髙橋氏に聞いてみた。

「われわれは、インフルエンザワクチンや各種ウイルスの迅速診断キット、生活習慣病関連試薬など、現在の事業においては、これまでと同様に貢献できるようこれからも一層の努力をしていきます。また、今回の新型コロナウイルスではワクチンの国産化が遅れていますが、各方面より、ワクチンメーカーのデンカが、新型コロナウイルスのワクチンを開発することに期待を寄せているとの声が届きました。しかしながら、アイデアや研究室レベルのものはあっても、多数の方が接種できる量のワクチンを作るには、一企業のみで短期間で実現することはできません。国の主導で産官学の連携的な取り組みを行っていかなければならないと思います。そういう意味でコロナ禍は、今後の健康医療、そして国としての防疫の在り方を考える良い教訓になったのではないでしょうか」と語った。

デンカ株式会社

所在地（本社）：〒103-8338　東京都中央区日本橋室町二丁目１番１号（日本橋三井タワー）
TEL：03-5290-5055　URL：https://www.denka.co.jp

代表者：代表取締役社長　今井俊夫

設立：1915年５月１日

資本金：369億9800万円（2020年３月31日現在）

従業員数：連結6316名　単体3349名（2020年３月31日現在）

パナソニック ホームズ株式会社

暮らし発想で、地域住民のQOL向上を追求していく

パナソニック ホームズ株式会社は、2020年1月に、パナソニック、トヨタ自動車、三井物産が未来志向のまちづくりを目指す狙いで出資して設立したプライム ライフ テクノロジーズ株式会社（以下、略称PLT）の傘下にグループ入りした。PLTは、パナソニックが得意とする暮らしとトヨタ自動車が得意とするモビリティをIoTで結び付け、デベロッパーを超えた新たな価値のまちづくりの担い手として注目を集めている。

パナソニック ホームズの井上二郎代表取締役社長は、「まちづくり事業は、PLTグループの総力を挙げて進めていく分野です」と前置きした上で、「われわれパナソニック ホームズは、これまで戸建て分譲事業、マンション事業、複合開発事業という三つの部門でまちづくり事業を行ってきましたが、さらにこれを伸ばしていきたいと考えています」と力強く語る。中でも、同社のまちづくり事業の代表事例として挙げるのが、「戸建て分譲事業の『Fujisawa サステナブル・スマートタウン』（以下、FujisawaSST）」だ。

FujisawaSSTは、人生100年時代を見据え「100年先も生きるエネルギーが生まれるまち」をコンセプトに、神奈川県藤沢市（鈴木恒夫市長）で進められた官民合同プロジェクト。1961年にパナソニックの前身、松下電器産業が関東進出の足掛かりにするべく設立した藤沢工場跡地を再開発し、2014年にグランドオープンした。東京ドーム4個分に相当する約19ヘクタールの敷地面積に、戸建て分譲建物600区画（内、約半分がパナソニ

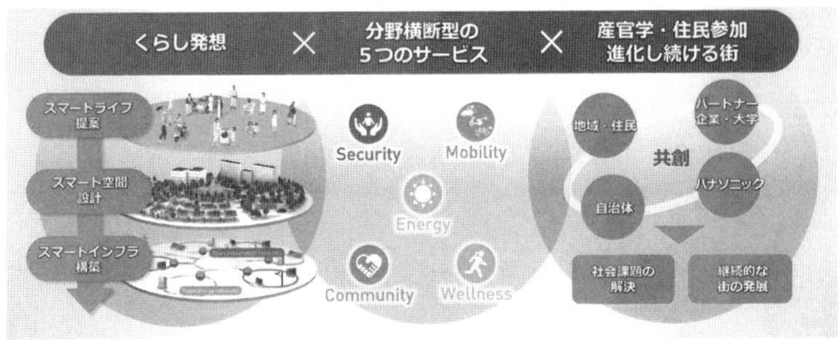

Fujisawa サステナブル・スマートタウン（FujisawaSST）のイメージ
暮らし発想で、五つの分野横断サービスを産官学・住民参加によって進化するまちづくりの事例として注目されている。
（出典：パナソニック ホームズ）

ック ホームズの戸建分譲区画）が販売されたという。今後もさらに400戸の中高層住宅が建設される予定で、2022年までに3000人超の住民数を見込んでいる。

FujisawaSST の特長として、「まち開きが行われ、既に７年が経過していますが、現在も進化し続けている点でしょう」とほほ笑む。「まちづくりですから、建物がいったんでき上がって終了という形ではなくて、さまざまなアイデアやソリューションが絶えず実装されていくことが重要です。実際、FujisawaSST では、18の民間企業、団体がコラボして住民の皆さんの QOL（生活の質）を向上させていくための実証事業やマーケテ

パナソニック ホームズ株式会社
代表取締役社長
井上　二郎（いのうえ　じろう）
1960年生まれ、鳥取県出身。米子工業高等専門学校建築学科卒業後、81年松下電器産業（現・パナソニック）入社、2018年パナソニック ホームズ取締役副社長執行役員街づくり・リフォーム・海外事業担当、2019年より現職。（一社）プレハブ建築協会副会長も務める。

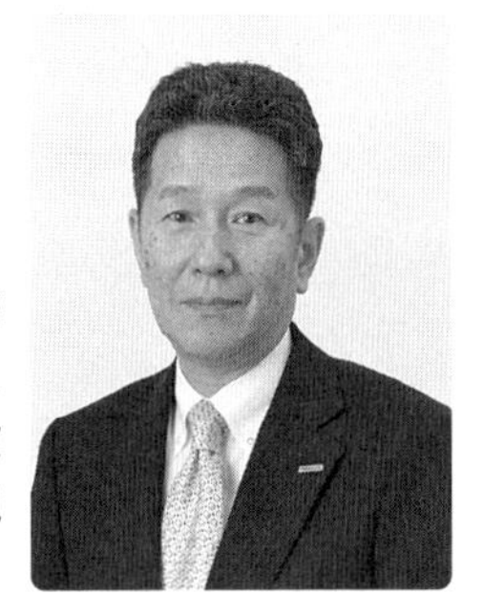

ィングが横断的かつ継続的に行われ、住民の皆さんの意見が絶えずヒアリングされています」と説明する。

地域住民のQOLを向上させる暮らし発想こそ、「FujisawaSST」の要諦

FujisawaSSTでは、住民のQOLを向上させていくために、具体的にどのようなことが実装されているのだろうか—。

例えば、2018年から現在までFujisawaSSTの約30世帯を対象に、住民の睡眠状態をモニターしながら、最も快適な睡眠が得られるための実証実験（POC）が行われている。センサーやスマートフォン（スマホ）を活用し、エアコンを操作。睡眠時に最も満足度の高い空調がコントロールできる仕組みが実装されているという。「このPOCは、パナソニックによって行われていますが、特に30歳代後半から40歳代の世帯主の皆さんに大きな関心を持たれています。データが積み上げられていく中で、最適な睡眠状態を導き出すアルゴリズムが解析されているわけです。実は、このアルゴリズムは、2020年３月にアプリとしてリリースもされていますが、リリース後も『われわれのQOL向上に役立つPOCであれば、どんどん実施してほしい』という住民の皆さんの声を数多くいただき、現在もPOCが継続されています」と説明する。もちろん、継続されたPOCのデータはブラッシュされて、サービスに還元されていく予定だ。

また、2020年７月からほぼ半年にわたり、京都大学医学部の今中雄一教授（日本公衆衛生学会会長）によって、住民の幸福度を“見える化”させるPOCも実装された。スマホやウェアラブル端末などのデバイスを活用。日常のバイタルサイン（呼吸、体温、血圧、脈拍）や運動量、睡眠など日常の健康関連データに加えて、日々の会話量、社会参加に関するアクティブエネルギーなど精神的健康に関するデータが取得され、アプリとしての開発も検討されている。「このPOCではモニター50名が募集されましたが、瞬時に多くの住民の皆さんから手が挙がり、結果、抽選になりました。コロナ禍という状況もあり、健康に対する皆さんの関心が高まった

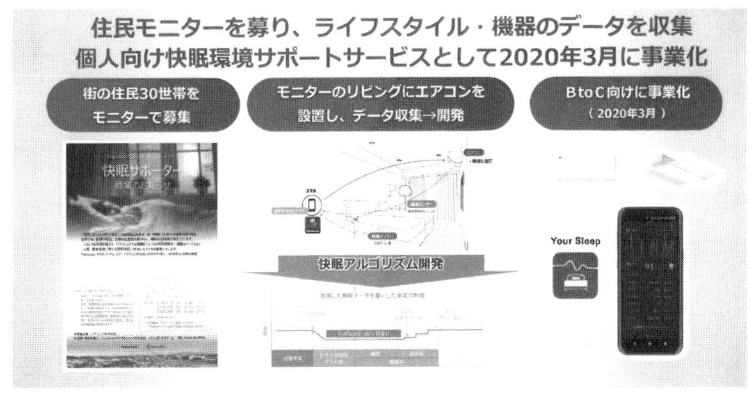

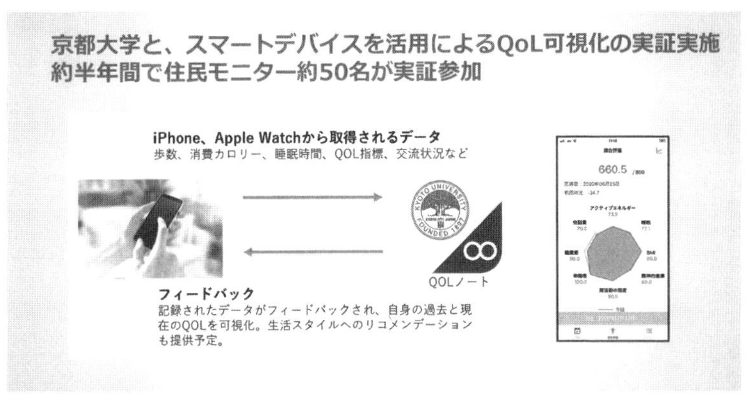

FujisawaSST で実装されている快眠環境サービス（上）と住民幸福度を“見える化”させる実証実験（POC・下）のイメージ図

スマホを活用し、住民の生活の質（QOL）を向上させる暮らし発想の POC が常に行われている。

（出典：パナソニック ホームズ）

時期でもありますが、『特にメンタルを含めた日々の健康状態が見える化されることは非常に有意義だ』という高い評価でした」と自信の表情を見せる。

つまり、「FujisawaSST のまちづくりの考え方は、全て住民の皆さんの暮らし発想で、産官学住民参加によって POC が行われているわけです」とその要諦を語る。「まちづくりは、まさにチャレンジと学びの繰り返しです」と謙虚に語りながらも、進化を続ける FujisawaSST の実績から、住民の QOL を向上させる暮らし発想こそがまちづくりのポイントだと確信しつつあるようだ。

大阪府吹田市と協働で進める「patona 吹田健都」

パナソニック ホームズが地方自治体と協働で手掛ける「patona 吹田健都（けんと)」は、大阪府吹田市（後藤圭二市長）と摂津市（森山一正市長）が2019年７月から推進する官民合同プロジェクト「北大阪健康医療都市（健都)」の一環で、同社が吹田市から市有地を借り受け、①住民に生活習慣病と介護の予防を啓発、意識させる②地域包括ケア推進システムが機能する③北大阪健康医療都市内で連携できる―ウエルネス住宅を意味している。

『patona 吹田健都』は、吹田市が所有する約4000平方メートルの事業用地に一般定期借地権（期間50年）を設定し、当社が借り受け、建物を設計・建設・運営する地上７階建の建物に、パナソニック ホームズの賃貸マンション「パークナードフィット吹田健都」や、サービス付き高齢者向け住宅などの高齢者向け施設のほか、クリニックや保育所、病児・病後児保育、児童発達支援、ドラッグストア、調剤薬局などのテナントフロアを併設した「複合施設型まちづくりプロジェクト」であり、居住者だけでなく地域住民にもさまざまなサービスを提供している。

サービス付き高齢者向け住宅「エイジフリーハウス吹田健都」では、入居者がいつまでも末長く暮らせる住宅設計で、小規模多機能型居宅介護を併設しており、24時間365日介護サービスを利用することや居室にはナースコールも完備している。また、同施設では国立研究開発法人 国立循環器病研究センターと共同で、軽度認知障害（Mild Cognitive Impairment、以下：MCI）の早期発見に関する医学的エビデンスに基づいたモデルケースの構築を目指す研究も実施している。

自分でできることは、できる限り自分で行うという自立した生活を過ごしていただくため、各部屋の内装部分には、住宅の建材をそのまま使って、家庭的な雰囲気を実現している。

また、万一、入居者の認知機能が低下しても、できるだけ生活に支障をきたさないように、各部屋は、目が覚めるとすぐにトイレが見えたり、収納には扉を設置しないなどの工夫が施され、FujisawaSSTの場合と同様、各部屋には、センサーを導入している。入居者の睡眠状態がモニターされ、室内の温度環境はもちろん、昼夜逆転している入居者にはケアプランに反映させて、日中に活動してもらうようなプログラムが提案されている。

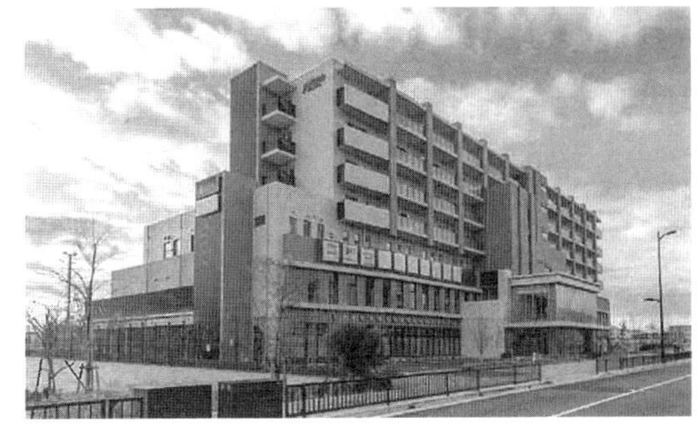

大阪府吹田市と協働で進められている「patona吹田健都」の全景
（出典：パナソニック ホームズ）

さらに、廊下など、目につきやすいところに洗濯機やキッチンを設置し、入居者が「自分でできる」ことはできる限り自立を促す設計が施されているほか、畳コーナーや廊下に作って、入居者がくつろげるスペースを設けている。

健康に関するソフトメニューも充実

「patona吹田健都」の大きな特長として、「健康に関するソフト面のメニューが充実している点でしょう」と明快に答える。例えば、サ高住の住民については、身体機能、認知機能、生活機能維持のための定期的な健康診断が実施されているほか、生活コーディネーターと呼ばれるスタッフが常駐。住民は、生活コーディネーターを通じて、生活習慣病や介護に対するさまざまな予防プログラムが受診できるほか、ドラッグストア内にも血圧や体重などを測定しながら相談できるコーナーが併設されている。

運動面については、吹田市と共同で「はつらつ体操運動教室」を定期的に開催。さらに屋上庭園に花壇、菜園が整備され、住民には花や野菜を栽培できるスペースがあらかじめ用意されるなど、さまざまなメニューから自分にマッチする予防健康方法を選択できる仕組みが構築されている。また、行政との協議の結果、「patona 吹田健都」には「病児・病後児保育施設」が整備された。「病児・病後児保育施設」は、看護師と保育士、小児科医がチームを組んで病児・病後児を受け入れる施設です。

また、まちづくりという意味においては、われわれ民間も行政も、住民の皆さんをはじめ地域の皆さんのQOLを高めていく努力を惜しんではいけないと考えています。

有料老人ホームやグループホームで培った技術をサービス付き高齢者住宅（サ高住）に投入

「patona 吹田健都」のサ高住に投入されたノウハウは、当社がこれまで手掛けてきた住宅建築に加え、有料老人ホームやグループホームに対する技術によるところが大きいと言える。

同社が、医療・福祉事業をスタートさせたのは、わが国が介護保険制度をスタートさせた2000年までさかのぼる。以来、同社は、約1900棟におよぶサ高住や、介護付き有料老人ホーム、ショートステイ施設、デイサービス施設、グループホームなどを建設してきた。その中でも最近、受注面で伸びているのが、「日中サービス支援型の障害者向けグループホーム」だ。その理由として、井上社長は「当社が独自で導入している一括借り上げシステム」を挙げる。「一般論として、障害者住宅は、ファイナンス面で理解されず、なかなか融資が受けられないというケースが、以前は数多くあった。そのような弊害を補完するために、運営事業者とオーナーさんとの間をわれわれが調整し、サブリースを実施するという仕組みを構築した」。運営事業者には、パナソニック ホームズが経営のモニタリングと経営アドバイスを行うことで、ファイナンスが付きやすくなり「運営事業者の皆さんに高い評価をいただいている」（井上社長）。今後も「高齢者向け住宅と障害者向けグループホームは、まだまだ伸びるはず」とその事業性を見込む。

井上社長は「まちづくりは、チャレンジと学びの繰り返しです」と謙遜しつつも、「われわれが、医療・福祉事業で培ってきたノウハウをまちづ

経営サポート（銀行融資が有利になるケースが多い）

オーナーさまと事業者さまをつなぎ、双方の経営を支援する**パナソニック ホームズの <ケアリンクシステム>**

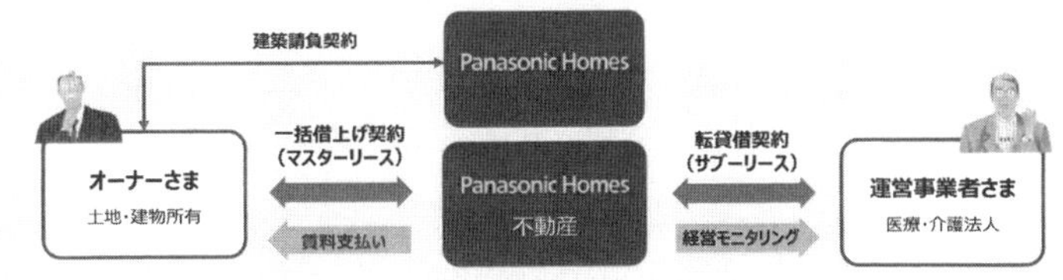

※一括借上げの対象：サービス付き高齢者向け住宅・有料老人ホーム等の高齢者住宅
※ケアリンクシステムのご利用には審査が必要となります。地域や条件によってはご利用いただけない場合がありますので、お問い合わせください。

長期安定経営をサポートする **最長30年の一括借上げ** システム

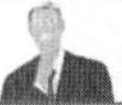

■オーナーさまのメリット

❶ ますます需要が高まる医療・福祉事業で土地活用
❷「手間なし」＋「安定収入」で長期的な安心経営
❸ 高齢化が進む地域社会に土地活用で貢献できる

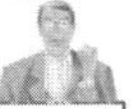

■事業者さまのメリット

❶ 初期投資を抑えて事業がスタートできる
❷ スピーディな事業展開・拡大が可能になる
❸ 住宅メーカーの上質な建物で差別化を図れる

パナソニック ホームズが独自に導入している「一括借り上げシステム」
障害者住宅はファイナンス面での理解が得られず、融資が受けられないケースも見られたが、パナソニック ホームズは、運営事業者とオーナーとの間を調整しサブリースを実施することで、ファイナンスが付きやすくなるという画期的な仕組みだ。

（出典：パナソニック ホームズ）

くりに投入して、入居者の皆さんに満足度の高いくらしを供給できるように、ノウハウの蓄積が当社の礎を支えることになるでしょう」（同）としっかりと将来を見据えている。

パナソニック ホームズ株式会社（Panasonic Homes Co., Ltd.）

所 在 地（本 社）｜大阪府豊中市新千里西町１丁目１番４号
TEL：06-6834-5111　URL：homes.panasonic.com
代 表 者｜代表取締役社長　井上二郎
設 立｜1963年７月１日
資 本 金｜283億7592万3130円
従業員数｜5740名（2021年３月末時点）

株式会社PREVENT

スタートアップの強みを生かし、「一病息災」の理念で社会の変革を目指す

株式会社 PREVENT は、2016年7月に名古屋大学医学部の保健学科の研究室から立ち上がった新進気鋭のスタートアップ企業だ。同大学保健学科では、生活習慣病や動脈硬化性の疾患と言われる脳梗塞、心筋梗塞にかかった患者の再発予防の研究を積み重ね、生活習慣改善支援をすることによって、再発予防につながる研究成果を打ち出した。脳梗塞の患者は、たとえ後遺症が日常生活に支障のない軽症患者であっても、2、3割は5年以内に再発をすると言われ、再発が非常に多い疾患である。研究成果では、きちんとした生活習慣改善のサポートをすることによって、脳梗塞の再発率を2.8%まで下げることができたというものだ。

この成果をもとに、同大学は、NPO 法人「脳梗塞・心筋梗塞再発予防センター」を設立。病院での臨床経験を経て、本 NPO に参加していた萩原社長は、「生活習慣改善支援によって、脳梗塞を発症した多くの患者さんの再発が予防できます。しかし残念ながら、現在の医療制度では、予防的アプローチは、診療報酬点数で十分にカバーされていないという課題があります。つまり、病院が実施しても収益が上がらない構造にあるため、ほとんど実装されていないというのが実情なのです」と、現在の医療制度の問題点を指摘する。

予防的アプローチを研究成果として打ち出したものの、NPO 法人のままではなかなか社会を変えるまでは至らなかった。そこで、萩原社長ら同大学のメンバーは「こうした社会的課題をサービスとして実装していくた

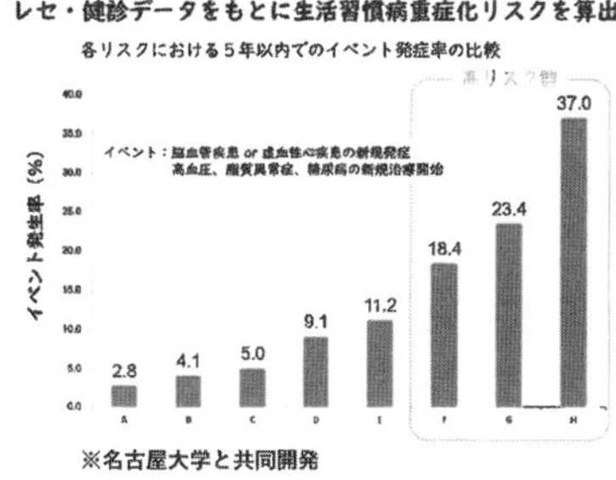

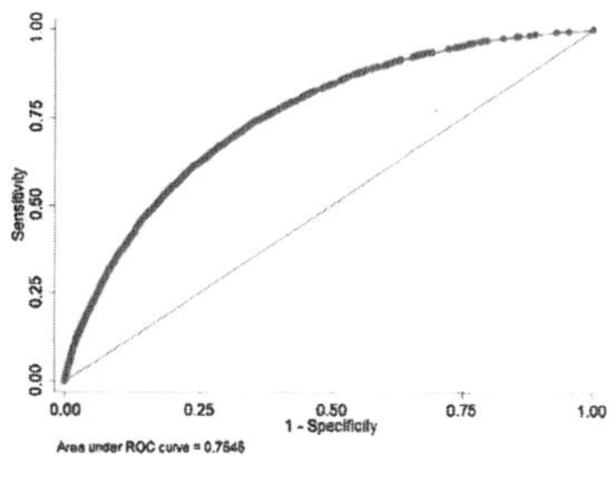

レセプトデータ、健康診断データを基に生活習慣重症化予防リスクを算出
脳血管疾患、虚血性心疾患、高血圧症、脂質異常症、糖尿病の5年以内の重症化リスクを算出し、対象者の生活習慣をきちんとフォローすることによって重症化を予防していく事業モデルを構築している。
（出典：PREVENT）

めには、むしろ営利的な企業形態でサステナブルな仕組みをしっかりと構築していくことが重要だ」と実感し、PREVENT を立ち上げたと言う。

こうした設立の経緯もあって、同社は、会社の基本理念として「一病息災」を掲げている。萩原社長は、「一般的には、『無病息災』と言われるように、病気がなく長生きするというのが理想なのです。しかし一度、病気になった人だからこそ、実は健康のありがたさを実感できるということも真理であり、われわれは、一度病気になった人あるいは病気を持つ人の『もっと健康になりたい』という気持ちに積極的に寄り添いたいと考えています。このため『一病息災』には、一度病気になった人たちが有効に使えるサービスを提供していくという意味が込められているのです」とその

株式会社 PREVENT
代表取締役社長
萩原　悠太（はぎわら　ゆうた）
1989年生まれ、静岡県出身。2011年名古屋大学医学部保健学科卒業、理学療法士免許取得。2013年名古屋大学大学院医学系研究科修了後、（公財）医学研究所北野病院勤務、2016年株式会社 PREVENT を設立し、代表取締役就任。

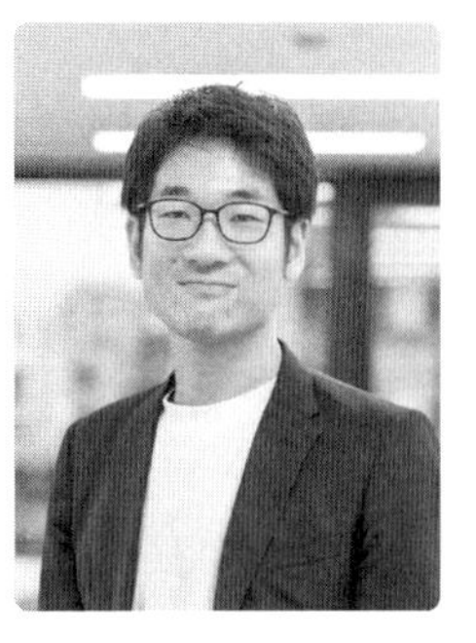

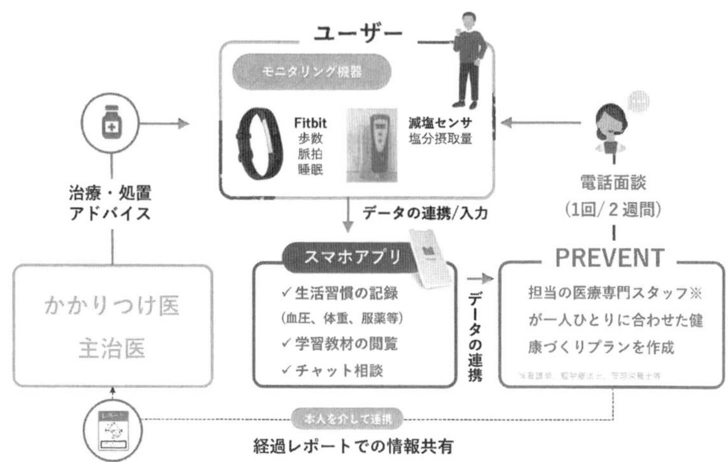

生活習慣改善支援プログラム「Mystar」の全体像
スマホアプリを活用し、かかりつけ医・主治医と連携しながら6カ月かけて生活習慣改善支援プログラムを実施する。
（出典：PREVENT）

意味を説明する。

企業の健保組合を対象に、重症化リスクの高い組合員を抽出。重篤な疾病前に予防介入を行う

PREVENTは、本来の強みである脳梗塞、心筋梗塞といった重篤な疾患の発症予防に加え、高血圧症や糖尿病、脂質異常症（コレステロール）といった生活習慣改善の再発予防にも事業領域を広げ、主に企業の健康保険組合をメインターゲットに置いて活動してきた。健保組合が保有する健康診断および組合員の診療報酬（レセプト）データから、5年以内に生活習慣病・心大血管疾患発病リスクが予測できる医療データ解析サービス「Myscope（マイスコープ）」を開発。重症化リスクの高い組合員を抽出し、重篤な疾病前に予防介入できるのが大きな特長だ。

予防介入は、「Mystar（マイスター）」と呼ばれるモバイルアプリとライフログのモニタリング・デバイスを使用。対象者は、脈拍や歩数、塩分摂取量といった必要事項を毎日記録し、理学療法士や看護師、管理栄養

士、糖尿病療養指導士などで構成される医療専門職が分析を行い、個々の健康づくりのためのサポートが6カ月間にわたって受けられる。対象者は、2週間に1度のタームで、医療専門職と電話による面談ができ、必要に応じて、モバイルアプリを通じたチャットなどでも意思疎通が図れる仕組みになっている。

重症化予防支援事業

予防 ICT活用ですべて遠隔で提供

Mystar

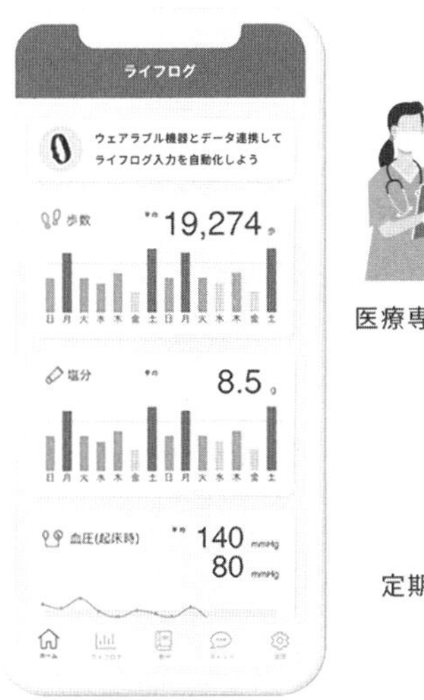

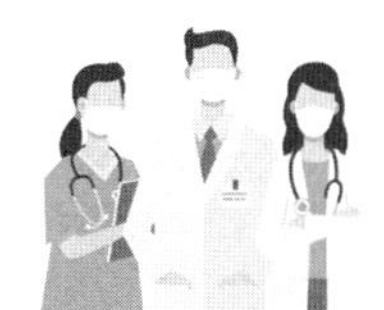

医療専門者のサポート

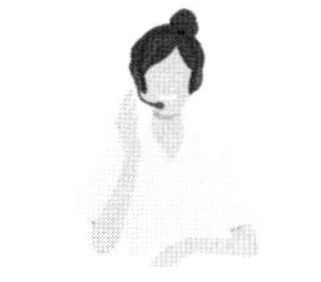

定期的な電話面談

モバイルアプリ「Mystar」のイメージ
（出典：PREVENT）

萩原社長は「私たちの提供するサービスが徐々に評価され、これまでに約120の健保組合の皆さんに導入していただくことができました」とほほ笑む。とは言え、全国の企業健康保険組合は、約1400に上る。あと、9割強の職域健保組合導入に向けて「働く世代の皆さんに対する生活習慣病の疾病管理、健康づくりの支援をこれまで以上に、訴求していきたい」と意欲を見せる。

浜松市での実証実験がスタート。健康増進の成果報酬連動型のモデル構築へ

現在、PREVENT が最も注力している領域が、健康増進の成果報酬連動型（Value Based）モデルの構築だ。これは、参加者がどれぐらい健康になったかという結果によって対価が決まるサービスで、特に地方自治体

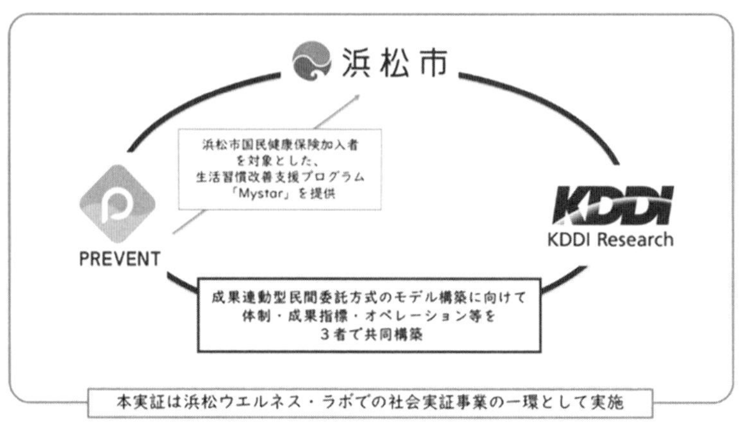

国保加入者を対象とした健康増進成果報酬運動型（Value Based）モデルのスキーム
浜松市にPREVENTが開発した生活習慣型支援プログラム「Mystar」を提供。成果に応じた自治体向けサービスを目指している。
（出典：PREVENT）

が保険者となる国民健康保険加入者向けのモデルの構築を進めている。

同社は、全国の政令指定都市と東京都区部の中で３期連続健康寿命トップに輝く浜松市（鈴木康友市長）で、2021年８月から2022年３月まで、浜松ウエルネス・ラボでの取り組みとして実証事業を開始した。同市の国保対象者にValue Basedモデルを実践していくことで、「さらなる健康寿命の延伸と医療費適正化に寄与し、最終的には同市が目指す『予防・健幸都市』の実現にも貢献していく」（萩原社長）考えを明らかにしている。

萩原社長は、「Value Basedモデルは、国保加入者の健康度、最終的なアウトカム、成果によって対価が決まってくるのが最大の特長です。従って、まず国保加入者の立場では、参加者において健康状態が改善されていくわけですから、何よりハッピーなことだと言えるでしょう。次に、発注する浜松市の立場で考えてみても、国保加入の市民の皆さんが健康になれば、必然的に医療費の適正化が促進されることになります。また、万一、結果が出ない場合、必要以上の費用を払わないで済むことになります。事業者である我々にとっても、国保加入の皆さんが健康になっていただくという結果に対し、インセンティブが働くことになりますので、まさに三方良しの仕組みが構築されることになるわけです」と熱く語る。

従来の医療や予防のサービスのビジネスモデルは、出来高払いと言われる提供量に応じた支払い体系が主流だ。だが、出来高払いは、サービスの品質が価格に反映されないという課題を抱えている。換言すれば、サービスを提供する事業者にとっては、コストをいかに抑えられるかというベクトルが必然的に働きやすい構造的な課題があるとも言える。萩原社長は、「命に関わる医療をサービスとしてみた場合、出来高払いという従来の仕組みに一石を投じることができる意味は大きいと思います」とその意義を強調する。

浜松市も「成果報酬連動型モデルが実装されていけば、市民・行政にとっても有益で、非常に価値がある」。また、「実証実験を通じて、さまざまな課題を抽出しつつ、それをクリアすることで“浜松モデル”の構築につなげたい」（浜松市健康福祉部）としている。萩原社長は、「われわれも、浜松市としっかりタッグを組んで、“浜松モデル”をぜひ構築していきたい」と目を輝かせる。さらに、「“浜松モデル”を全国展開していくことで、生活習慣病を抱える地域住民の皆さんの『一病息災』を実現し、自治体の国保財政の健全化にも寄与していく」（萩原社長）とその先を見据える。萩原社長は、「もちろん、全ての医療サービスが、出来高払いからValue Based モデルに置き換わっていくわけではありません」としながらも「“浜松モデル”が全国の地方自治体に広がっていけば、必然的にわが国の社会保障費を維持していくことにつながるはずです」（同）と期待を寄せる。

今後、求められるデータヘルスに強み。
地方自治体向けサービスにも着手

今後、超高齢化社会が進むわが国において、地方自治体は、データヘルスと言われる領域において、健康診断やレセプトデータを有効活用しながら、それぞれの課題に合った施策に落とし込み、住民の健康課題を解決していくことが求められるだろうと予測されている。同時に、健康診断やレ

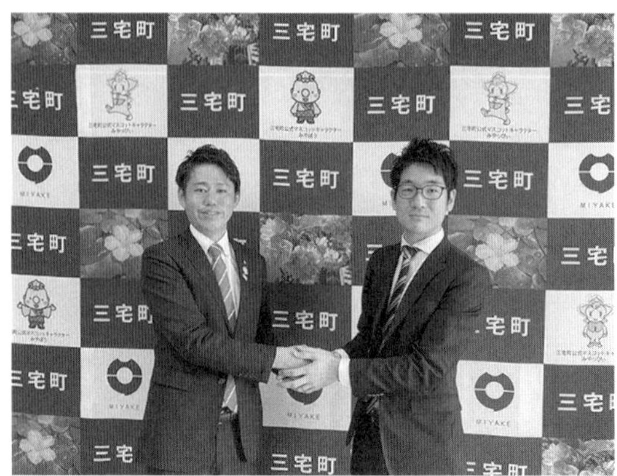

奈良県森田浩司・三宅町長（左）と連携協定締結を発表する萩原社長。
（出典：PREVENT）

セプトデータに代表される医療データの分析は、専門的なスキルが必要になってくるため、行政だけでは対応できず、いかに民間企業の力を活用していけるかという視点も重要になってくると見られている。従って、今後の自治体のあるべき姿として、行政側からも「データやエビデンスに基づいた事業を実施し、しかもその事業の費用対効果がしっかり出るようなものになっていくのか、成果も適切な評価ができているのかといったEvidence-based Policy Making（EBPM）の考え方が重要になっていく」（広島県・湯﨑英彦知事）と指摘する声が上がっている。

そこで、PREVENTは、「データ解析や効果測定は、われわれのパフォーマンスが最も発揮できる領域ですから、ぜひ皆さんの悩みを一緒に解決していきたいと思います」（萩原社長）と、“浜松モデル”を起点にした地方自治体向けサービスの提供に本格的に乗り出す。このため、レセプト・検診データなどを適切に対応できる処理能力に一層の磨きをかけ、具体的な提案ができるよう社内体制も早急に構築していく方針だ。

具体的には、同社は、2020年11月に奈良県三宅町（森田浩司町長）と連携協定を締結。同町の国保データベースシステム（KDBシステム）とも併用し、同町民の現在の生活習慣病の管理状況から４年後にどれだけ重症化する可能性があるかを見える化する実証実験を開始している。同社の持つ検診・レセプトデータなどの医療データ解析ノウハウをもとに、KDBシステムとの相乗効果も目指す。

萩原社長は「本実証実験は、三宅町民の皆さんの重症化予防の見える化だけでなく、予防につながる施策づくりにも貢献する狙いがありました」と述べる。「重症化リスクの低い人向け、高い人向けといったターゲットを絞った施策を実施し、ケアマネージャーをはじめ、同町の健康増進に取り組んでいるプレーヤーと協創していきたい」（萩原社長）としている。

常にエッジの効いたサービスの提供を。他の企業との積極的な連携も視野に

今後の戦略について、PREVENTは、他の民間企業との連携も視野に入れる。「さまざまなチャネルを持っている民間企業とも積極的に連携することによって、より大きなプラットフォームの中で、われわれのサービスを使ってもらい、実績を積み重ねていくことも極めて重要だと考えています」（萩原社長）とその狙いを吐露する。

既に、住友生命保険相互会社や帝人株式会社、株式会社KDDI総合研究所などと業務提携を締結し、さまざまなプロジェクトが進行している。“浜松モデル”も、KDDI総合研究所との共同プロジェクトだ。

萩原社長は、「われわれの強みは、スタートアップ企業として、常にエッジの効いたサービスをつくることだと思います。『一病息災』の理念を社会に浸透させていくことに重きを置いて、常に柔軟な姿勢で業務にまい進したいですね」と、その矜持も見せてくれた。

株式会社 PREVENT

所在地（本社）　名古屋市東区葵一丁目26番12号　IKKO栄ビル9F
TEL：052-715-7955　URL：https://prevent.co.jp/

代表者　代表取締役社長　萩原悠太

設立　2016年7月15日

資本金　1億円

株式会社Link & Innovation

単なるデジタル化を超えた壮大なトランスフォーメーションが社会を180度変える

イノベーション・マネジメントの先導役として

専門領域は化学、分子生物学、技術・革新的経営。バイオ医薬品産業における技術経営、イノベーション戦略に関するコンサルティングや、科学技術イノベーション政策研究を行うかたわら、山本晋也氏はコンサルティング、アライアンス、出資、共同創業といった多様なスキームで、米中欧など世界のライフサイエンス&ヘルスケア関連テクノロジー・スタートアップ企業（最先端の科学技術の成果を事業化することを目指して設立されたベンチャー企業）の技術経営に参画している。現在は、主に医薬品・医療機器産業、アカデミアを対象としたDX（デジタル・トランスフォーメーション）による研究開発プロセスの改善提案（山本氏はこれを「破壊的プロセス・イノベーション」と表現する）を積極的に推進中だ。海外の企業と日本の製薬・ヘルスケア関連企業との橋渡しをするハンズオン型の経営支援ビジネスモデルを確立した。現時点でほとんど唯一と言ってよい先駆的な存在として知られる。

2018年に株式会社 Link & Innovation を創業するまでは、内資系および外資系の CRO（Contact Research Organization ＝医薬品開発業務受託機関）、大手総合商社、大学発テクノロジー・スタートアップ、大手グローバルコンサルティングファームなどを経て、臨床開発、薬事、コンサルティング、経営企画、事業開発などの業務に従事してきた。

また、これまで社会技術研究開発センター「科学技術イノベーション政策のための科学」研究開発プログラム特別研究員、慶應義塾大学医学部クリニカルリサーチセンター共同研究員、内閣府・経済産業省・中小企業庁主導の「日本版 SBIR 制度の見直しに向けた検討会」参考人などを歴任。中でも、同検討会でアメリカの科学技術イノベーション政策の研究開発予算である SBIR（Small Business Innovation Research）制度の多大な成果を実証的に紹介した山本氏のレポートが、各省庁に参照されることで危機感を醸成し、それを機に2021年度から法律改正による新生日本版 SBIR 制度が再スタートを切ったことは注目に値する。この延長線上にあるのが、国が科学技術系のすべての研究開発予算を一元化し、「世界トップ゜をめざす研究大学の実現に向けて、財政・制度両面から異次元の強化を図る」ことを狙った、いわゆる「10兆円ファンド」だ。

現在はビジネスと並行して、法政大学経営大学院イノベーション・マネジメント研究科兼任講師として、科学技術イノベーション政策、総合政策科学に関する学術研究およびグローバル MBA 人材教育などに従事している。

代表取締役
博士（技術・革新的経営）
山本　晋也（やまもと　しんや）
1976年４月３日生まれ、三重県出身。同志社大学大学院総合政策科学研究科　技術・革新的経営専攻　一貫性博士課程修了。内資系及び外資系の医薬品開発業務受託機関（Contract Research Organization）、大手総合商社、大学発技術系ベンチャー、大手グローバルコンサルティングファームなどを経て、臨床開発、薬事、コンサルティング、経営企画、事業開発などの業務に従事。2018年に株式会社 Link & Innovation を創業。法政大学経営大学院イノベーション・マネジメント研究科兼任講師として、イノベーション政策、総合政策科学に関する学術研究、Global MBA 人材教育などに従事。著書・訳書多数。

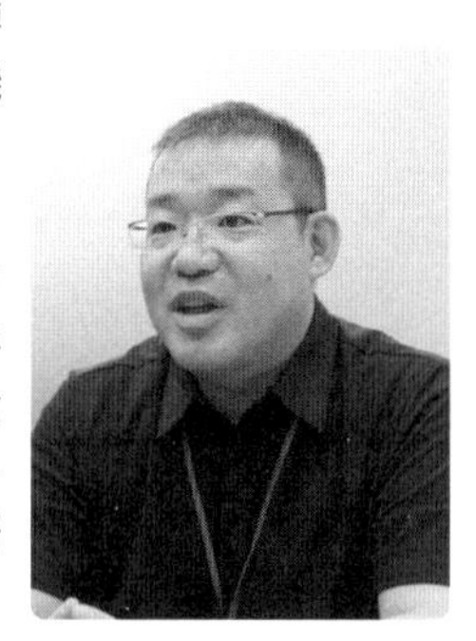

テクノロジー系のスタートアップの躍進は日本でも

「以前からこの業界はベンチャーを起こしにくいといわれてきました。それをサポートする国の制度は、最近ようやく整備されつつあります。僕が学生だった20年以上前にはまったくありませんでした。僕自身はその時点で起業を目指していましたが、とうてい無理だと分かってやむなく社会へ出て、その後、念願の起業を果たしたわけです。ですから、これからもっとスタートアップが活発化するようなエコシステムができていけばいいなという思いで、ほとんどボランティアの活動を続けているんです。ベンチャーがどんどん生まれ、エコシステムがしっかりしてくる状況になると、もちろん僕自身のビジネスにも戻ってきますし、社会全体のためにもなります」

その「僕自身のビジネス」とは、IPO によって時価総額1000億円クラスになるような独自のテクノロジーを持つ企業を見つけてアライアンスし、日本やアジアのマーケットでの販売代理契約を結ぶ。当然ながらコンサルテーションも付随する。いわばテクノロジー専門商社である。

「当社は今４期目ですが、現在10社以上のパートナーと契約しています。アメリカ、中国、シンガポール、ドイツ、オランダなどですが、結果的に日本企業は１社も入っていないんです」。日本のエコシステムがまだまだ未熟な一方で、特に中国の最近のテクノロジー系のスタートアップの躍進はアメリカの比ではないほどに目覚ましいと語る。「日本はテクノロジーを持っているし、10兆円ファンドにしてもアメリカの SBIR よりも規模は大きい。しかも、大学の基礎研究だけではなくスタートアップに拠出する。今後政府が本腰を入れて財政出動するのであれば、数年で大化けするんじゃないかと思っています。そうなれば、日本企業がグローバル市場へ進出するサポートを僕もできるようになると思います」

臨床試験や治験のプロセスが大きく変わる

現在のパートナーは、分野もテクノロジーの種類も異なるものの、基本的なコンセプトは共通しており、GAFAのようなプラットフォーム型のビジネスモデルと根底でつながっているという。一例を挙げよう。

シリコンバレーのサンフランシスコに本社を持つテクノロジー企業がある。クラウドのソフトウェア販売を軸にしたSaaS型ビジネスを展開しており、アップルがiPadを発売し始めた頃から世界に先駆けてタブレット型のスマートデバイスで病院や患者宅から解析用の臨床試験データを集められるようなモデルを構築していた。患者からの同意、いわゆるインフォームド・コンセントも取得できる点が特徴だ。しかも、いちいちプログラミングの手間をかけることなく、マウス操作だけでフォームを自動作成できる、いわゆるノーコードのプラットフォームを先駆けてつくった。山本氏は2012年からこの企業と関わり、日本への導入を図ったものの、当時は行政からも民間からもほとんど触手は伸びなかった。日本でのデジタル化に向けた議論は、コロナ禍をきっかけに、ようやく政府を中心に始まったばかりだ。

前述のようなスマートデバイスやクラウドといったテクノロジーがさらに進化した例が、分散型臨床試験（Decentralized Clinical Trial）と呼ばれる全く新しいアプローチを可能にしたテクノロジー・プラットフォームである。分散型臨床試験とは、簡単に言えば、被験者（患者）が医療機関に足を運ぶことなく、在宅で臨床試験（治験）に参加できる仕組みのことであり、バーチャルクリニカルトライアル（Virtual Clinical Trial）とも呼ばれる。被験者（患者）が臨床試験（治験）を実施している医療機関を来院して受診することを前提とした従来の臨床試験（治験）と異なり、オンライン診療やePRO（Patient Reported Outcome）、ウェアラブルデバイスによるデータ収集などを活用することで、来院を必須とせずに実施できる（在宅で参加可能な）完全にデジタル化された臨床試験（治験）を意味する。このような基盤技術の登場は、近年の医薬品や医療機器の研究開発市場において、デジタル革命とも言える出来事であり、世界の大手製薬企業の間では、このようなプラットフォームの導入競争がますます激しさを増している。この基盤技術や設計思想そのものを開発したのもまた米国カリフォルニア州のスタートアップ企業なのだ。UCLA Harbor Medical Center の研究者が、2014年に共同創業した Science 37というテクノロジースタートアップ企業は、創業７年目の今年、2021年10月７日に鳴り物入りで Nasdaq に株式公開を果たした。この分野のパイオニアとして市場を今牽引している。600名程度の従業員で構成されているこの企業は、創業からたった７年で時価総額1500億円規模の企業に成長したのである。この基盤技術は、コロナ禍において従来の臨床試験が次々と中止される中で、米国で圧倒的な効果をもたらした。つまり、物理的な人の移動がなくても医師や患者は在宅で臨床試験（治験）を継続することができるのである。近年、ハードウェアやソフトウェアから GAFA のようなプラットフォームビジネスへとテクノロジー企業のコアコンピタンスが進化している実例の一つである。山本氏は、アジア太平洋領域の代表として、この Science 37のアジア進出を現在後押ししている。

「臨床試験のデータを紙で集めていた時代には、それが間違っていないかどうかを確認するためにわざわざ製薬会社の人間が地方の病院へ赴いてチェックしていました。しかも一つの試験でも患者が来院するたびに何度も赴いてカルテと照らし合わせる。これに要する莫大な費用が医薬品の価格に反映されるわけです。すべてデジタル化すれば、この手間暇や費用がなくなります。テクノロジーを入れることでプロセスが180度変わる。プロセスが180度変わるとビジネスモデルが180度変わる。これが DX の最大のインパクトで、単なるデジタル化というレベルを超えるんです。わざわざ飛行機などで赴いてチェックするのは労働集約型タスクで、製薬会社はここへ莫大な費用を注ぎ込んできました。専門の医薬品開発業務受託機関があるのですが、デジタル化されればこうした会社は儲けの源泉がなくなってしまいます。これをイノベーションのジレンマと呼ぶのですが、やむなく収益モデルを変えていかなければならない。これがコーポレート・トランスフォーメーションです。企業のビジネスモデルが変わり、GAFA のような企業が生まれる。そうすると社会が変わる。これがソーシャル・トランスフォーメーション。その流れはもはや止めようがないんです」

われわれの生活を変えたAmazonも、飛躍のきっかけはデジタル化だった。書店へ足を運んで本を買ってもらうというビジネスモデルを、山本氏の表現を借りれば「180度変えた」わけだ。それによって廃業せざるを得なくなる書店がある一方で、業態を変えて生きのびた書店も多い。

AI導入のクラウドで仕事がどう変わるのか

パートナーである海外のテクノロジー・スタートアップ企業のほとんどは、創業まもない時期から山本氏が関わってきた。といっても出資するわけではない。企業からコンサルティングフィーを受け取り、売れたらセールスコミッションを支払ってもらう。そして、信頼関係が深まるとストックオプションを付与される。出資はしないものの知識や経験を提供することで、ともにキャピタルゲインに浴することができる。これが自身のテクノロジー・ポートフォリオを構成しているわけだ。

2017年に中国北京で創業したディープ・インテリジェント・ファーマもそのうちの1社だ。最先端のAIを活用した独自のプラットフォームをつくり上げ、新薬の研究開発におけるすべてのプロセスにフォーカスし、研究開発から市販後のフェーズまでトータルに支援する。創業3期目にして膨大な開発費を回収して単年度黒字を達成している。創業者は北京大学医学部卒業の女性で、創業時は30代半ばだった。彼女は、創業前にファイザー、サノフィ、ジョンソン&ジョンソンといったグローバルファーマに在籍していた。その他の社員の約半数もグローバルファーマ出身だが、残る約半数は百度（バイドゥ）、阿里巴巴集団（アリババグループ）、テンセントといった大手IT企業（GAFAに対してBATH（バース）と呼ばれる）出身のエンジニアである。

「世界広しといえども、製薬会社出身者が創業したAIのテクノロジー・スタートアップはこの会社だけです。技術が分かっているだけではだめで、どこをどうデジタル化したらよいのかを判断するには、業務のプロセスを熟知、理解していなければなりません。デジタル化に関する事例の多くは、そこを疎かにしてるんです」

AIの導入によってすべての仕事がクラウドで行われるようになる。すべての仕事のプロセスが共有され、データ化され、分析される。ロジカルチェックもしてくれるし、過去にどんなエラーやその修正があっても AI がそれらのデータをリアルタイムに機械学習し、次回からのエラーを未然に防ぐことで、仕事の品質を日増しに改善し続けることができる。これによって人間がより働きやすくなる。また、薬事承認申請の書類は膨大な量で、いかに電子化しているとはいえ文書作成に費やす時間と労力は膨大だ。しかし、過去の文書を会社のクラウドサーバーで機械学習させておけば、テンプレートのかたちで引き出すことができる。こうしたデータの蓄積は会社にとっての資産にもなる。

2019年４月に山本氏は同社の日本法人を設立。日本の大手製薬会社へ DX のコンサルティングを通して販売中だ。

日本に求められるエコシステム

新型コロナワクチンで知名度を上げたモデルナは、新世代ワクチン開発のスタートアップ企業である。ファイザーのワクチンも、ドイツのベンチャー企業ビオンテックが新技術を開発したもので、共同開発・ライセンス契約で販売しているにすぎない。まさしく前述のエコシステムである。スタートアップ企業がつくったものを大手が拾い上げる、それを政府が研究開発の初期段階から支える。山本氏は「日本にはその根底の裾野が欠けている」と指摘する。アメリカではカリフォルニア州のバイオテクノロジー系スタートアップ企業だけで毎年数千社というペースで創業されている。シリコンバレーはもともと半導体の聖地とされてきたが、いまやバイオの聖地である。

中国でも年間数千社のスタートアップ企業が誕生している。コロナワクチンも他国に先んじて開発した。たとえ有効性は低くても、創る技術を持った企業があり、政府も全面支援している。「５年後には中国もモデルナ級になる」と山本氏は見ている。「これからはテクノロジーの進んだ中国から高い値段で医薬品を買うことになるでしょう」。ちなみに、水面下で、アメリカの VC の多くが、これら中国のテクノロジー・スタートアップ企業へ投資しているという。

世界を視野に多角的に活動する山本氏の今後の活躍により、日本にもさらなる社会変革が起きることを期待したい。

DICT

Design,Innovation,Co-Creation,Technology

山本氏が主催する「Design（設計）・Innovation（革新）・Co-Creation（共創）・Technology（技術）」をコンセプトに、多様なユーザーとのコミュニケーションが可能となる多機能プラットフォーム。イノベーションの創発を加速させるため、業界の垣根を越えた異業種との交流や共創を通じて、多種多様なコンテンツを提供している。

www.dictportal.com

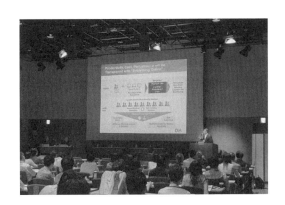

株式会社 Link & Innovation（リンク アンド イノベーション）

所 在 地 〒102-0083　東京都千代田区麹町二丁目10番地３号
エキスパートオフィス麹町１階
TEL：080-4139-0840　https://dictportal.com

代 表 者 代表取締役　山本晋也

設　　立 2018年１月４日

資 本 金 1000万円

第8章　座談会

地域におけるヘルスケア産業創出の理想モデルとは

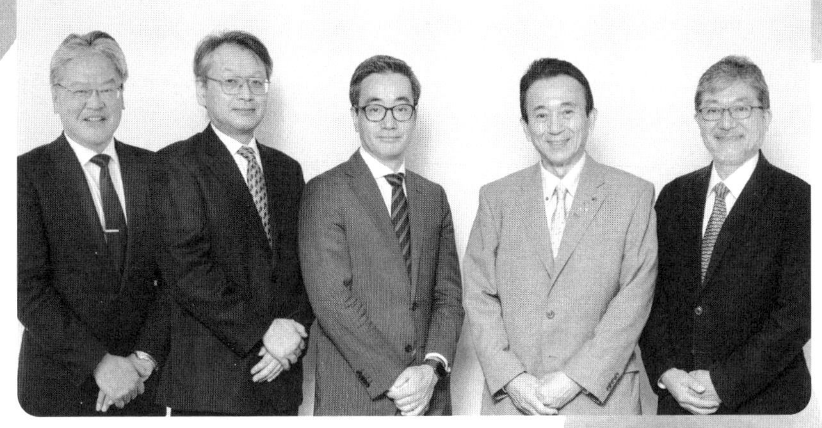

司会：スタンフォード大学
循環器科主任研究員
池野　文昭

経済産業省商務・
サービスグループ
ヘルスケア産業課長
稲邑　拓馬

国立大学法人
浜松医科大学
理事(教育・産学連携担当)・副学長
山本　清二

キリンホールディングス
株式会社
キリン中央研究所長
吉田　有人

浜松市長
鈴木　康友

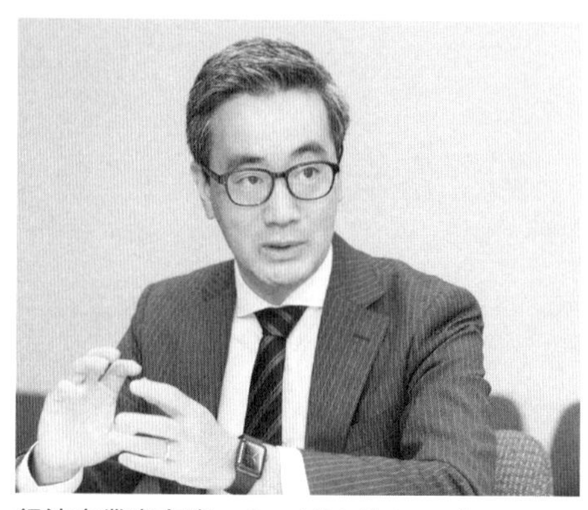

経済産業省商務・サービスグループ
ヘルスケア産業課長
稲邑　拓馬（いなむら　たくま）

1974年生まれ、神奈川県出身。東京大学法学部卒業後、1998年通商産業省入省。資源エネルギー庁長官官房総合政策課需給政策室長、外務省経済協力開発機構日本政府代表部参事官、資源エネルギー庁長官官房エネルギー制度改革総合調整官などを経て、2020年５月より現職。

池野　後半の座談会は、浜松市・鈴木市長、経済産業省商務・サービスグループヘルスケア産業課・稲邑拓馬課長、国立大学法人浜松医科大学・山本清二理事・副学長（以下、山本副学長）、キリンホールディングス株式会社・吉田有人キリン中央研究所長に集まっていただき、「地域におけるヘルスケア産業創出の理想モデルとは」というテーマで議論を展開したいと思います。

今や、地方自治体にとって、地域住民の健康寿命の延伸は、大きな政策課題になっていると同時に、ヘルスケア産業が国の大きな成長戦略に位置付けられており、各地域においてヘルスケア産業創出という視点が非常に重要になっていますので、この座談会を企画しました。同時に、浜松市で実装されている「浜松ウエルネスプロジェクト」についてもご紹介していきたいと思います。まず、稲邑課長、わが国にとって、健康寿命延伸がいかに重要なのか、背景からご説明いただけますでしょうか。

稲邑　わが国は、少子化・超高齢化社会の一途をたどっており、今後100年間の日本の総人口はちょうど100年前の明治時代後半の水準に戻っていくと推計されています。この変化は、100年単位の超ロングスパンで捉えてみても、極めて急激な減少と言えます。

仮に、現在、65歳で仕事の第一線からリタイアした場合、18〜64歳のいわゆる生産年齢で一人の高齢者を支える比率は、2017年段階の2.1人から、2040年に1.5人へと減少し、生産年齢が高齢者を支える構図はますます困難になるでしょう。

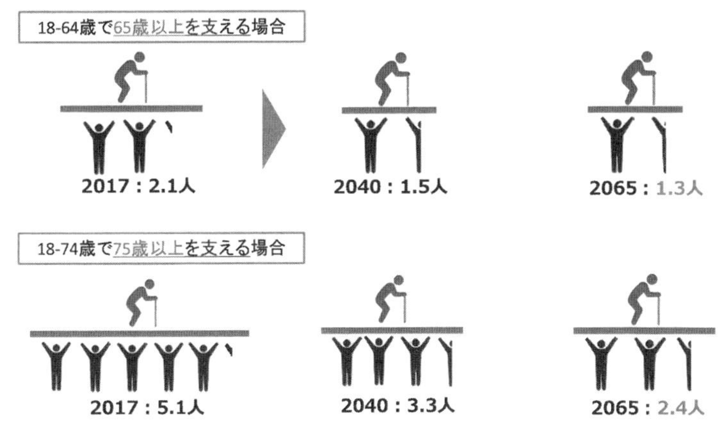

75歳以上を「支えられる側」とすると、景色が変わる
（出典：経済産業省）

では、支えられる年齢を75歳としてみると、どうでしょうか。18～74歳までの世代で一人の高齢者を支える比率は、2017年時点で5.1人、2040年時点でもまだ3.3人になります。で、あれば国としては、ぜひ75歳まで働く世代として、ご活躍いただき支える側として、頑張っていただければ高齢者を支える構図もより持続的な形で変化していくと思われます。

そのためにも、健康を維持して、長く働けることが重要な意味を持つわけで、国がヘルスケアの増進を図るのもこうした背景によるものです。実際に、ここ20年ほどは、高齢者の体力に若返りの傾向が続いており、健康寿命も国際平均の68歳に比べ、日本は75歳で、世界第２位です。従って、平均寿命84歳と健康寿命との差をより一層縮めていくということが政策上の大きな課題となります。

そこで、国においては、2040年までに健康年齢を３年以上延ばすことを目標に掲げ、「健康・医療戦略」を作って、内閣総理大臣をヘッドに、オール霞が関で取り組んでいます。経済産業省は、ヘルスケア産業を成長戦略の一つとして位置付け、ヘルスケア産業課を中心に健康産業をどのように育てていくかというテーマで、制度設計をしたり、さまざまな仕組みを

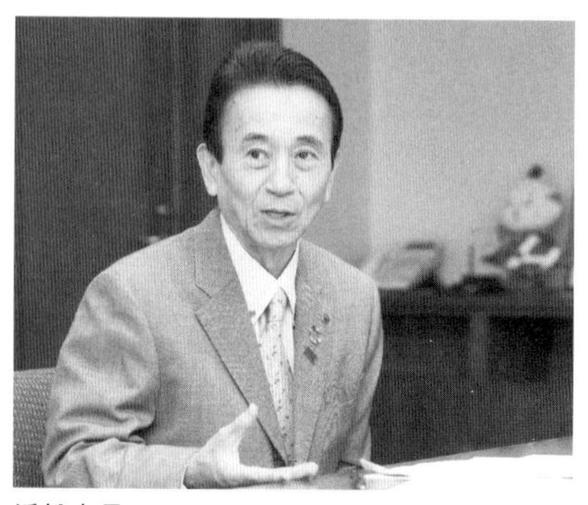

浜松市長
鈴木　康友（すずき　やすとも）
1957年生まれ、静岡県出身。慶應義塾大学法学部卒業後、85年㈶松下政経塾（第一期生卒業）、2000年衆議院議員初当選、03年２期目当選。
07年５月浜松市長当選（４期目）。

作ったりしています。ただ、健康寿命の延伸というテーマは、医療関係者やアカデミア、民間企業などのアイデアも共有していただきながら実証実験を行って、データを集めていく必要があります。結局のところ、各地域の医療機関や民間企業をどのように巻き込んでいけるかというところが焦点になってくると言えるでしょう。

現在、われわれは、ヘルスケア産業振興のための産官学による次世代ヘルスケア産業協議会が、全国に40ほどの協議会があることを確認していますが、まずは、この40の協議会の皆さんに国の目指すべき方向をご理解いただく意味で、ネットワークを形成し情報を共有しながら進捗しています。浜松市の場合は、既に「浜松ウエルネス推進協議会」を設立いただいていますが、われわれとしては、引き続き、積極的に連携させていただきたいと考えています。

池野　では、鈴木市長、先ほど稲邑課長からお話のあった「浜松ウエルネス推進協議会」を含め、浜松市が打ち出している「浜松ウエルネスプロジェクト」についてご説明いただけますか。

鈴木　「人生100年時代」を迎え、地方自治体にとっても健康寿命の延伸は大きな課題になっています。本市は、厚生労働科学研究班が発表している「大都市健康寿命」で2010年から男女共に三期連続で第１位になっています。ただ、一方で、本市は糖尿病予備群が非常に多いなどの課題もあることから、地域企業の健康経営を推進し、健康で長く働いてもらえる環境を整備していく必要があるとの問題意識を常々持っていました。

また、日本総合研究所が都市の幸福度ランキングをまとめていますが、

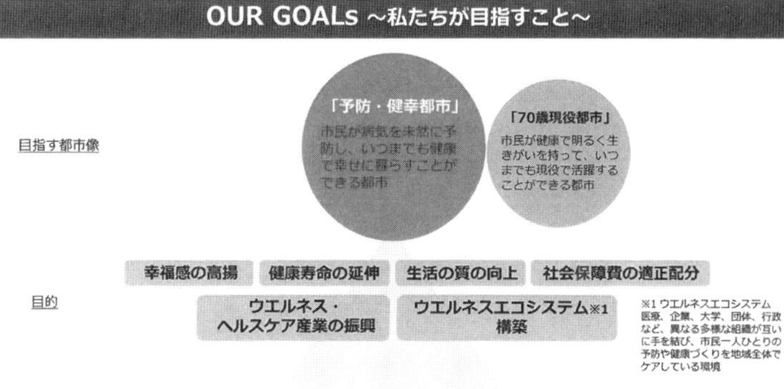
OUR GOALs ～私たちが目指すこと～
目指す都市像
「予防・健幸都市」
市民が病気を未然に予防し、いつまでも健康で幸せに暮らすことができる都市
「70歳現役都市」
市民が健康で明るく生きがいを持って、いつまでも現役で活躍することができる都市
目的
幸福感の高揚
健康寿命の延伸
生活の質の向上
社会保障費の適正配分
ウエルネス・ヘルスケア産業の振興
ウエルネスエコシステム※1構築
※1 ウエルネスエコシステム
医療、企業、大学、団体、行政など、異なる多様な組織が互いに手を結び、市民一人ひとりの予防や健康づくりを地域全体でケアしている環境
地域内外の関係者の英知を結集する官民連携Wプラットフォーム
浜松ウエルネス推進協議会
浜松ウエルネス・ラボ
課題
生活習慣病対策、超高齢社会対応（介護対策）、
社会保障費（医療費等）の適正配分、成長産業の育成・・・

浜松市が掲げる都市ビジョン「予防・健幸都市」

「予防・健幸都市」を実現するため、「浜松ウエルネスプロジェクト」を推進。そのエンジン役を「浜松ウエルネス推進協議会」と「浜松ウエルネス・ラボ」が担う。

（出典：浜松市）

本市は2018年度版で第１位になりました。2020年度は、残念ながらさいたま市に抜かれ、第２位になりましたが、常に上位を争っている状況です。

そこで、本市は、こうした強みを磨き上げ、「予防・健幸都市」という新たな都市ビジョンを実現していくための官民連携プロジェクトとして、「浜松ウエルネスプロジェクト」を推進しています。「予防・健幸都市」とは、市民がいつまでも健康で幸せに暮らせる都市と定義しています。

「浜松ウエルネスプロジェクト」の具体的な推進体制としては、地域の産官学で構成される「浜松ウエルネス推進協議会」と地域内外の企業や地域の保健医療機関で構成される「浜松ウエルネス・ラボ」という二つのプラットフォームを構築しています。

「浜松ウエルネス推進協議会」は、地域の医療機関、大学、商工会議所などの関連団体、金融機関、地域企業などを構成メンバーに、オール浜松体制で「予防・健幸都市」に向けたさまざまな官民連携によるヘルスケア

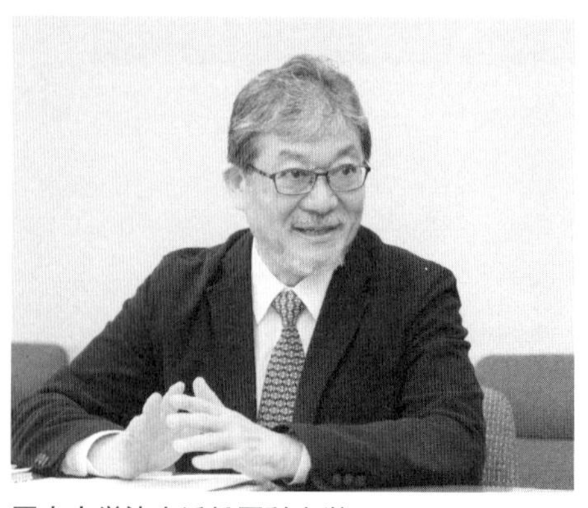

国立大学法人浜松医科大学
理事（教育・産学連携担当）・副学長
山本　清二（やまもと　せいじ）

1954年生まれ、和歌山県出身。1980年浜松医科大学医学部（第一期）卒業後、1985年焼津市立総合病院脳神経外科科長、1991年米国コーネル大学大学医学部神経学神経科学研究員、1994年博士（医学）、2000年浜松医科大学光量子医学研究センター助教授、2011年産学官共同センター長、JST地域産官学共同研究拠点整備事業「はままつ次世代光・健康医療産業創出拠点」研究統括、24年メディカルフォトニクス研究センター教授、2014年学長特別補佐、2016年より現職。

事業や健康経営を推進すると共に、デジタル技術などを活用した新たなヘルスケアサービスの創出などを推進しています。

一方、「浜松ウエルネス・ラボ」では、市民の生活習慣病予防や認知機能の改善などに寄与するさまざまな社会実証事業を推進し、データやエビデンスを取得・蓄積しています。

池野　次に、浜松医科大学の山本副学長にお聞きしますが、「浜松ウエルネスプロジェクト」の大きな特長として、アカデミアの存在、つまり浜松医大がこのプロジェクトを支えているということが非常に大きくクローズアップされると思いますが、いかがでしょうか。

山本　大学の役割として、教育と研究、そして社会貢献の三本の柱があります。その中で、医科大学という立場を考慮に入れますと、医療・医学のイノベーションを起こすような方向で、社会貢献すべきですし、われわれは、そうした方向を教育・研究にも役立てていくべきだと考えます。

まず、教育については、わが国のイノベーションに貢献するという意味で、一つは、人材育成という視点が挙げられるでしょう。浜松は伝統的にモノづくりが盛んな都市なので、静岡大学工学部と一緒になって、いわゆる医工連携を進め、光医工学の共同大学院を設置して、現在、４年目に入っています。これは、高度な専門人材育成と高い技術を支えるためということですが、もう一つの狙いとして、実際に医療人がイノベーションを起こすことに関われるようにという考えから、起業家精神を持った医療人を

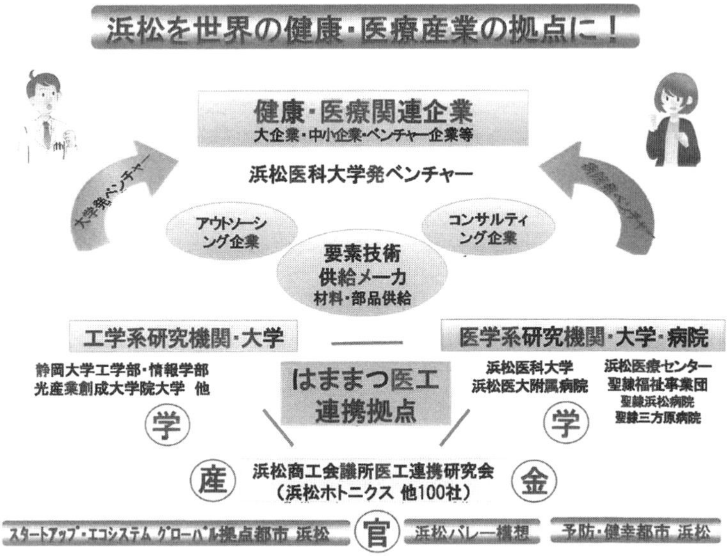

浜松を世界の健康・医療産業の拠点に！

健康・医療関連企業
大企業・中小企業・ベンチャー企業等

浜松医科大学発ベンチャー

アウトソーシング企業

コンサルティング企業

要素技術
供給メーカ
材料・部品供給

工学系研究機関・大学

静岡大学工学部・情報学部
光産業創成大学院大学 他

学

医学系研究機関・大学・病院

浜松医科大学
浜松医大附属病院

浜松医療センター
聖隷福祉事業団
聖隷浜松病院
聖隷三方原病院

学

はままつ医工
連携拠点

産

浜松商工会議所医工連携研究会
（浜松ホトニクス 他100社）

金

スタートアップ・エコシステム グローバル拠点都市 浜松

官

浜松バレー構想

予防・健幸都市 浜松

医工連携を軸に、積極的に地域に貢献する浜松医科大学

アカデミアの立場から、浜松医科大学も浜松を世界の健康・医療産業の拠点にしていく下支えの役割を担う。

（出典：浜松医科大学）

育成したいということで、来年度から1～2年生の必須科目として、「起業家精神育成講義」を取り入れます。これは、医師が医療イノベーションを起こすためにスタートアップ企業を立ち上げることを推奨していくという狭い視点ではなくて、イノベーションを起こそうとする人材に対し共感できる、あるいは一緒になって取り組んでいく精神を持った人材を育てていくという広い視点から導入されたものです。従って、将来は大学発スタートアップだけではなくて、病院発スタートアップを浜松から育てていきたいと考えています。

池野　本件については、私からも少し補足させてください。皆さんにご理解いただきたいのは、世界の潮流として、医科大学発のスタートアップ企業の役割が非常に高くなっているということですね。例えば、今回の新型コロナワクチン開発にしても、モデルナは、マサチューセッツ工科大学（MIT）の研究者が11年に創業したスタートアップ企業で、彼らはもとも

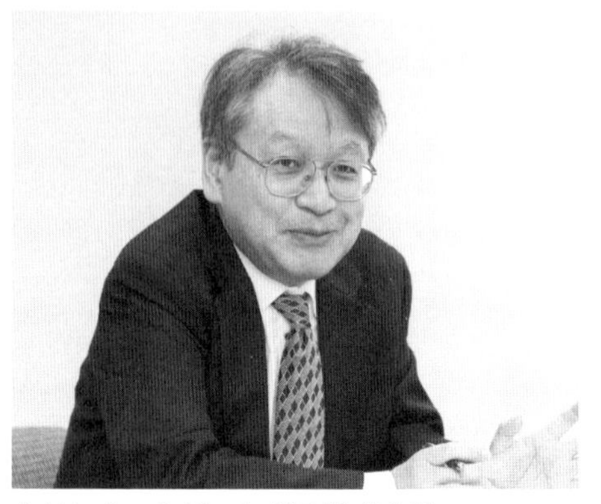

キリンホールディングス株式会社
キリン中央研究所長
吉田　有人（よしだ　あると）

1965年生まれ、愛知県出身。東北大学院農学研究科博士課程後期終了後、1992年キリンビル株式会社入社。1997年米国ハーバード大学医学部血液研究センター客員研究員、2002年キリンビール株式会社基盤技術研究所主任研究員、2008年キリンビバレッジ株式会社開発研究所担当部長、2020年より現職。

とワクチンによって、がんを治そうというところから出発しました。ファイザーのワクチンにしても、2008年にドイツで創業されたスタートアップのビオンテックがワクチン開発を行ったというのが実態です。彼らに共通して言えるのは、自分たちが大学の研究によって培った技術で、世界に貢献していこうというスピリットですね。現実に、彼らが開発したワクチンによって、世界中の多くの命が救われたことを考えると、浜松医大が開始する起業家精神育成の教育プログラムは、世界的な潮流に沿った大変よい試みだと思います。

山本　研究については、1989年に浜松ホトニクスが、「メディカルホトニクス講座」という光技術を医学に応用する寄附講座を設けていただいて以来、大学のバックボーンを光医学の研究と位置付けて進めてきましたし、浜松はモノづくりのまちなので、モノづくり技術と融合させた研究もたくさん行ってきました。

社会貢献ということに関して言えば、2010年に地域の産官学金が一緒になって、浜松の医工連携拠点（はままつ次世代光・健康医療産業創出拠点）を設け、この11年間の間に17の製品を生み出しています。

ただ、教育・研究・産学連携を通じた社会貢献という柱については、ちょうど医療現場でさまざまなスタッフが集まって、患者さんも含めてメディカルスタッフが治療あるいは予防に向かっていく手順と同じような感覚で、それぞれを受け持つスタッフが責任を持って一体的に進んでいく必要があると思います。

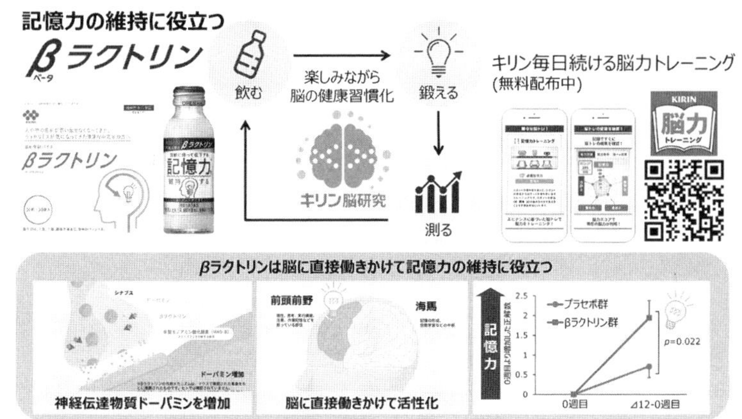

キリンHDが「浜松ウエルネスプロジェクト」で取り組む脳の健康活動の研究
脳科学研究を通じた脳と心の健康習慣化を具現化し、「予防・健幸都市」浜松の実現に貢献していく。
(出典：キリンホールディングス)

そういう意味で言えば、「浜松ウエルネスプロジェクト」は、市民の皆さんに参加していただけるということが非常に大きなメリットですし、それによって、大学と市民の皆さんの距離もすごく近くなりますし、大学の存在あるいは研究の目的・意義も市民の皆さんに知っていただけるという意味で、非常にやりがいを実感しています。

池野　最後になりましたが、キリンホールディングス（HD）の吉田所長、「浜松ウエルネスプロジェクト」に企業の立場で参加いただいて２年が経過していますが、実際に実証実験（POC）に参加される中で、どのような意義を見出しておられますか。

吉田　当社は、事業会社として、ビールや清涼飲料の会社を抱えていますので、一般の皆さんのイメージからすると、飲料の会社というイメージが先行しているかもしれませんが、医薬品の会社として協和キリンを有しており、ヘルスケアの会社としてファンケルと業務資本提携もしておりまして、医薬やヘルスケアの観点の事業にも携わっています。

特に当社は、先ほどから話題に上っている健康長寿にいかに貢献してい

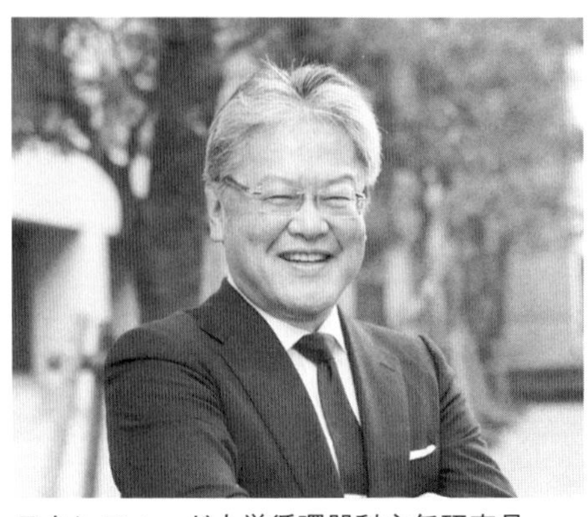

スタンフォード大学循環器科主任研究員
池野　文昭（いけの　ふみあき）

1967年生まれ、静岡県浜松市出身。自治医科大学卒業後、1992年医師国家資格合格。同年、静岡県に入庁し、県立総合病院、焼津市立病院、国民健康保険佐久間病院、山香診療所などで勤務、地域医療に携わる。2001年渡米、スタンフォード大学循環器科で研究を開始し、200社を超える米国医療機器ベンチャーの研究開発、医療試験などに関与する。日米の医療事情にも精通し、さまざまな医療プロジェクトにも参画している。

くかという視点が今後非常に重要だと認識しており、ヘルスサイエンス事業という食と医の間の領域にある健康機能性食品やそれにひも付いたサービスなどを強化したいと考えています。また、こうした領域の商品については、特にお客さまに商品の特性をご理解いただくという点から、科学的エビデンスをきちんと取得していく必要があります。

従って、「浜松ウエルネスプロジェクト」は、われわれが開発した商品やサービスを通して健康に関心をもっていただく社会実装の場として、非常に貴重な機会だと考えていますし、市民の皆さまの反応を調査できるという点も高く評価しています。今後も当社がお客さまに価値ある商品を開発し、少しでも社会課題に貢献していく意味においても、同プロジェクトに対し、さらにご協力していきたいと考えています。

MCI段階における認知機能維持の実証実験（POC）などを実装

池野　では、具体的に、「浜松ウエルネスプロジェクト」で実装されているPOCについて具体的に見ながら、議論を深掘りしていきましょう。まずは、キリンHDの吉田所長、貴社が「浜松ウエルネスプロジェクト」で実装されているPOCについて説明いただけますか。

吉田　当社がヘルスサイエンス領域で注力しているのが免疫機能と脳機能の領域で、この二つが、昨今の社会環境の変化からすると非常に重要だと捉えています。このうち浜松で実装しているPOCは、脳機能に関するもので、認知機能をいかに長く、健全に維持できるかという点に着目して進めています。

やはり、認知症というのは、非常に大きな社会課題で、いったんなってしまうと非常に難しい疾患ですので、軽度認知機能障害（MCI）と呼ばれる軽度な状況な段階でなるべく早く日常生活を改善していただいて、健康な状態を維持して悪くならないようにしていただければと考えています。

鈴木　寿命が延びていくと、身体はものすごく元気にも関わらず、認知機能が衰えていく高齢者の方が多くなっていきます。この問題は、本市に限らず、全国的な課題だと言えます。ご本人もつらいところですが、周りのご家族や社会にとっても大きな負担になっていきます。従って、身体の健康も大事ですが、認知機能をいかに維持し続けるかということは、われわれ行政にとっても大きな課題だと言えます。

吉田　当社は、先ほど鈴木市長が説明された「浜松ウエルネスプロジェクト」を推進するプラットフォームのうち「浜松ウエルネス・ラボ」を通じて、三つのPOCを実施しています。

認知機能と食習慣に関する国内の疫学研究では、福岡県久山町（西村勝町長）や地方独立行政法人東京都長寿医療センターなどの研究で、牛乳や乳製品を食べる習慣が老後の認知症や認知機能低下のリスクが低減されることが言われています。当社は、東京大学や医薬部門の協和キリンと連携して、カマンベールチーズなどの発酵乳製品に多く含まれるペプチドで、「βラクトリン」という成分を検出し、この成分が記憶力や注意力など認知機能の維持に有用であるということを臨床試験にて確認しております。本年より、機能性表示食品制度を活用して記憶力の維持に役立つ「βラクトリン」シリーズをキリンビバレッジ、協和発酵バイオ、小岩井乳業、雪印メグミルクから販売を始め、健康増進にお役立ていただいております。また、脳の健康を習慣化し、行動変容につなげるために「キリン毎日続ける脳力トレーニング」という脳トレアプリを開発し、自由にダウンロードできる形で無料で提供させていただいています。

「βラクトリン」に関して健康な方の臨床エビデンスは多く取得してい

<聖隷MCIスタディ>

- βラクトリンを中心に脳の健康の習慣化や啓発に繋げるための取り組みを進めている
- 認知機能はなるべく早期の段階で対策することで健常な状態に戻ることが可能である
- 聖隷福祉事業団が提供するMCIドックをベースに、軽度認知機能障害(MCI)を対象とした乳由来ペプチド成分「βラクトリン」のエビデンスを取得する特定臨床研究を実施している

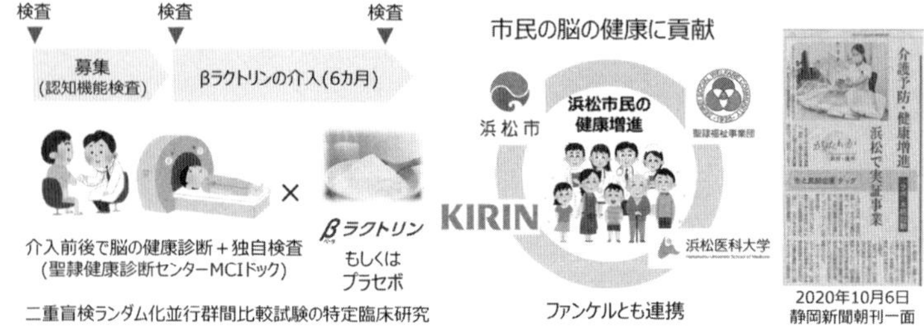

キリン HD が浜松で行う実証実験「聖隷 MCI スタディ」
（出典：キリンホールディングス）

る一方で、MCI の方に対する科学的エビデンスが十分でないため、浜松においては、聖隷福祉事業団と一緒に「聖隷 MCI スタディ」と名付けた POC を実施しています。聖隷福祉事業団の MCI ドックを活用させていただき、「βラクトリン」を摂取した場合と摂取しない（プラセボを摂取した場合）場合で、どのように認知機能が変化していくかを検証し、科学的エビデンスをしっかりと取っていく考えです。本試験は浜松医科大学、ファンケルにも協力いただき、特定臨床研究として実施しています。一企業では MCI の方を募集することは、なかなか難しいですが、聖隷福祉事業団と連携させていただくことで臨床試験の実施が実現できています。

鈴木　認知症の治療薬などもいろいろ開発されていますが、早期発見という意味では、MCI の段階で、認知機能改善に関わるエビデンスが取得できれば、行政にとっても非常に意義深いことだと思います。

山本　やはり、「浜松ウエルネス・ラボ」にとって、キリン HD の役割は高いと思うんです。と言いますのも、キリンの社名を聞けば、みんながイメージできるでしょう。そういった企業が、浜松で POC を実施していただく意義は大きくて、「浜松ウエルネス・ラボ」にとっても非常に有効な POC だと考えています。

<笑いが脳の健康に及ぼす効果に関する実証研究>

- 「笑い」が脳や心の健康にどのような効果を及ぼすか、科学的なエビデンスの取得を実施している

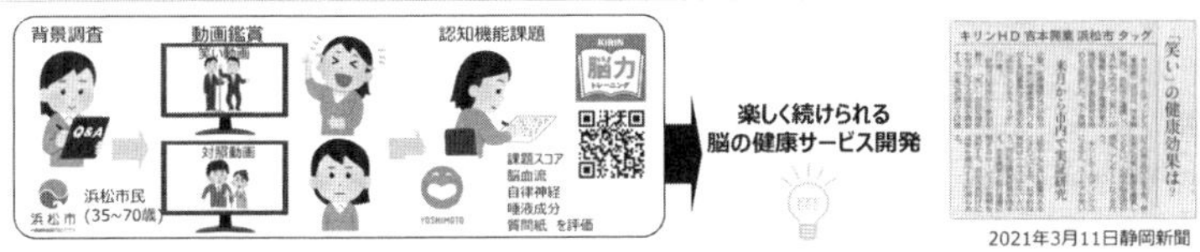

<嗅覚機能とストレスに関する調査研究>

- 嗅覚機能を通じてストレス状態を知ることができないか、ファンケルと連携して調査を行っている

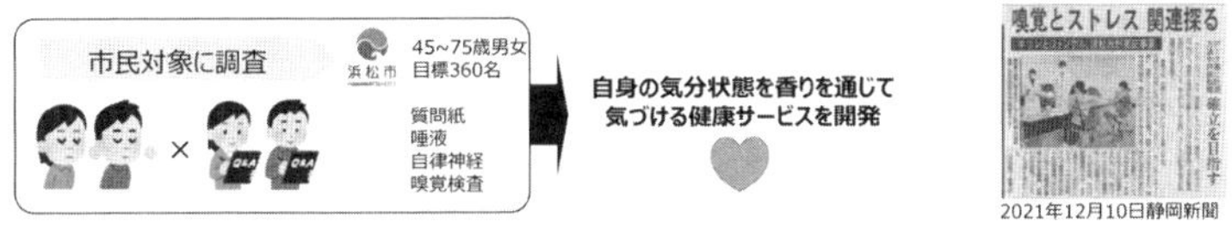

キリンHDが浜松で行う実証実験「笑いと脳の研究」と「香りの調査研究」
（出典：キリンホールディングス）

吉田　ありがとうございます。二つ目のPOCとして、香りに着目したエビデンスを取得したいと考え、現在、約330名の浜松市民の皆さんへの調査を完了し、解析を進めています。そもそもわれわれが香りに着目したのは、心の健康に関する社会課題が起点となります。メンタルヘルスは、コロナ禍という大きく社会環境が変化する中で、非常に大きな社会問題になっていますが、われわれは、ストレスに関し簡易に気付ける仕掛けをファンケルと模索してきました。そうした中で、香りに対する感受性がストレスによって大きく影響を受ける可能性があると考え、今回の調査研究でエビデンスを取得し、サービス開発にチャレンジしたいと考えたわけです。参加いただいた市民の皆さんからは、自身の嗅覚の機能や自律神経の状態を知ることが日常生活ではあまりないので「非常に楽しかった」などのコメントを多く頂戴しています。

池野　現代社会は、非常にストレスを抱えた社会であり、こうした切り口からPOCを実施していただく意味も大きいと思いますね。

吉田　三つ目は、脳の機能に戻って、笑いに関するPOCです。笑いと脳の健康がどのように関連しているのかという視点で、吉本興業と一緒にエビデンスの取得を進めています。古来、「笑う門には福来る」と言われて

いますが、笑うということが脳にどのような作用をもたらしているかについての科学的なエビデンスは非常に少なくて、われわれは今回、笑うと脳の血流や認知機能、ストレス反応がどのように変化が現れるのかということを測定しています。笑いが本当に脳や心の健康に良い結果をもたらすのであれば、笑いも生活の中に取り入れ、「βラクトリン」などのサプリメントや脳トレアプリなども活用していただきながら、楽しく毎日続けられる脳の健康習慣を提案していきたいと考えています。

鈴木　笑いと脳のPOCについては、市民の皆さんの生活の質（QOL）の向上につながると思います。解析の結果に非常に期待しています。

経済産業省が進めるヘルスケア産業創出の方向性

池野　改めて稲邑課長から、国が進めているヘルスケア産業の創出について、ポイントを整理して説明願えますか。

稲邑　予防・健康分野というのは、公的医療保険がカバーされないこともあり、個人レベルで自分の予防・健康にお金をかけるというのはなかなか難しいと言えるかもしれません。であれば、国はこの部分は健康経営という観点から職場で健康づくりを企業がリードする形で進めていただくことが一つのアプロ—チになると考えています。

　また、予防・健康づくりについては、公的な仕組みがない中で、十分なエビデンスが取得できないという問題も指摘されています。そこで2020年度から厚生労働省と共に予防・健康で幾つかテーマを決めて、13個の実証事業をスタートさせています。例えば、健康診断の効果的な実施のエビデンスとか、認知症の予防サービスの効果実証などさまざまな予防・健康の重要だと思われるテーマでPOCを実施して、エビデンスを積み上げるということを国がリードして行っています。

　さらにエビデンスが出たら、それをどうオーソライズするかという点が次の課題になります。そこで、来年度から国立研究開発法人日本医療研究開発機構（AMED）の事業として、関連する学会で研究チームを立ち上げてもらって、予防・健康づくりサービスのエビデンス構築や評価の基準

- 経産省においては、糖尿病軽症者を対象にした行動変容事業等、AMED事業を通じたエビデンス構築を行ってきた。
- また、厚労省・経産省が連携し、2020年度から**予防・健康づくりの健康増進効果等のエビデンスを確認・蓄積するための実証事業**を行っている。

● **実証事業の内容（順次追加）**

●特定健診・保健指導の効果的な実施方法に係る実証事業
●がん検診のアクセシビリティ向上策等の実証事業
●重症化予防プログラムの効果検証事業
●歯周病予防に関する実証事業
○認知症予防プログラムの効果検証事業
○認知症共生社会に向けた製品・サービスの効果検証事業
○複数コラボヘルスを連携させた健康経営の効果検証事業
○メンタルヘルスプロモーションに関する効果検証事業
●AI・ICT等を活用した介護予防ツール等の効果・普及実証事業
●健康増進施設における標準的な運動プログラム検証のための実証事業
●女性特有の健康課題に関するスクリーニング及び介入方法検証のための実証事業
●食行動の変容に向けた尿検査及び食環境整備に係る実証事業
●健康にやさしいまちづくりのための環境整備に係る実証事業
（●：厚生労働省、○：経済産業省）

● **スケジュール**

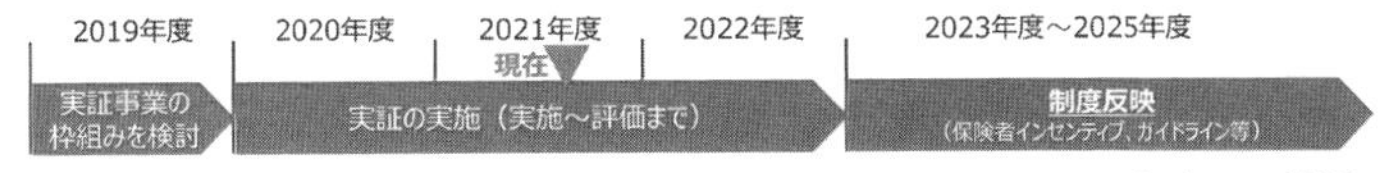

経済産業省と厚生労働省が進める予防・健康づくりのエビデンス構築
（出典：経済産業省）

になるものを作って、先ほど吉田所長が説明されたような前向きなPOCを応援していける仕組みを作りたいと考えています。

吉田　われわれもこれから予防・健康分野に注力していく中で、ガイドラインや評価指標がない中でさまざまなPOCを実施する場合にハードルが多いのも現状です。まさしく、一民間企業では難しい課題なので、ぜひ国の方からご支援いただけるとありがたいと思っています。

池野　稲邑課長、医療ビッグデータについては、いかがでしょうか。

稲邑　医療ビッグデータについては、国のデータの制度がここ１～２年で大きく進んでいくと思われます。例えば、自分の健康診断やレセプトなどのデータが利活用しやすくなる制度が整ってくるわけですが、こうしたPHR（パーソナル・ヘルス・レコード）サービスを提供するアプリなどが遵守すべきガイドラインを関係省庁で作ったところです。

　他方で、事業者間が取得する歩数とか食事などのデータは多種多様であり、こうしたデータについて、今後、標準化などの課題に対応していくことが必要になると思っています。

吉田　ビッグデータに関しては、われわれもぜひお客さまのデータを有効活用させていただき健康に過ごしていただけるような仕組みを構築したいと考えています。とは言え、やはり、この分野も一民間企業では、データの取り扱いが難しいと思いますので、引き続き、国にぜひご支援いただきたいと思います。また、仮にこうした仕組みが構築できたとしてもどこかで社会実装していく必要があります。そういった意味では、まさに地方自治体、アカデミアが整備されている「浜松ウエルネス・ラボ」で引き続きお世話になりたいと思います。

池野　稲邑課長、産業創出についてのご説明もぜひお願いいたします。

稲邑　産業創出という観点では、地域ごとにさまざまなヘルスケアに関するスタートアップ企業が出てきている状況ですが、経済産業省では2016年度からビジネスコンテストを実施しています。ここで、グランプリを取ると、投資家から注目されて資金調達につながることが多く、場合によっては上場まで果たすというケースも生まれています。国ではこうした良いアイデアや技術を持った事業者の皆さんをぜひ応援したいと考えています。

鈴木　まさに、「浜松ウエルネス推進協議会」が進めている健康に視点を置いた新しい産業やサービスの創出という視点ですね。現在、本市は、輸送機器が産業の中心ですが、これからは輸送機器だけではなく、複数の産業の柱を作っていきたいと思っています。その大きな柱の一つが、「健康・医療分野」であり、当該分野などのイノベーションを起こす可能性のあるスタートアップ企業の育成に注力しているところです。現在、スタートアップが生まれ・育ち・集まる環境づくりを実施するために、さまざまな事業を進めています。

池野　詳しく教えてください。

鈴木　ここでは二つの事業をご紹介します。まず、一つ目の事業が「ファンドサポート事業」です。この事業は、本市が認定した41社のベンチャーキャピタルがスタートアップに投資をした金額と同じ金額を本市が補助金として交付する制度です。ただし、本市に拠点を設けているという条件があります。

例えば、ベンチャーキャピタルが5000万円、当該スタートアップに投資

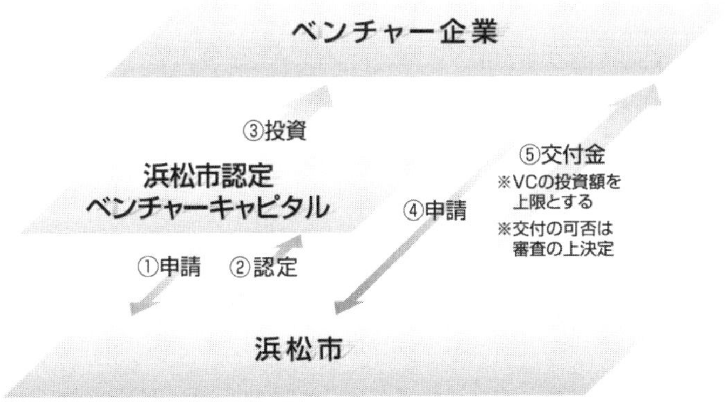

ベンチャー企業
③投資
浜松市認定
ベンチャーキャピタル
④申請
⑤交付金
※VCの投資額を上限とする
※交付の可否は審査の上決定
①申請　②認定
浜松市

浜松市が実施しているファンドサポート事業のスキーム
（出典：浜松市）

した場合、本市からも交付金として5000万円が交付されますので、当該スタートアップ企業は、合計1億円の資金が獲得できるわけです。ベンチャーキャピタルにとっては、リスクが軽減できますし、スタートアップにとっては多くの資金が獲得できます。そして、本市にとっても、有望なスタートアップを誘致することができる、まさに三方良しのスキームと言えます。このファンドサポート事業は、今まで20社投資して、うち5社がヘルスケア関連のスタートアップになります。

もう一つは、「実証実験サポート事業」で、この事業は、本市が抱える課題の解決や市民サービスの向上につながるPOCテーマを全国のスタートアップから募集し、採択した案件に対し、補助金交付とPOCを伴走型でサポートするものです。2020年度採択した7件中4件、2021年度採択の5件中2件がヘルスケア関連になります。

山本　鈴木市長の説明を伺うと、やはり、浜松の場合は、スタートアップが育ちやすい制度がいろいろ整備されていることを実感します。私からも、浜松の新しいことにチャレンジすることを良しとする気風について、少し補足して説明したいと思います。

先ほど、医工連携についてお話しましたが、そもそもわれわれも研究ばかりやっていても社会に実装した研究でなければ意味がないという発想から医工連携がスタートした歴史があります。まずは、「とにかくやってみよう」という前向きなスピリットがイノベーションを起こしていくには欠かせないんですね。そういった意味では、浜松地域には、非常に多くの優れた技術を持った民間企業があり、医療機器や新しい医療技術の開発を産学官が一緒になって行うには、非常に適した場所だと言えるでしょうね。

健康経営を中小企業に啓発していくためには

池野　やはり、トヨタグループ創業者の豊田佐吉氏や、本田技研工業創業者の本田宗一郎氏、ヤマハの創業者山葉寅楠氏などを生み出した浜松の「とにかくやってみよう」という前向きなスピリット、現地の言葉で「やらまいか精神」と言いますが、こうしたパイオニア精神は、ヘルスケア産業創出においても、非常に有効と言えそうですね。ただ、私は冒頭、この座談会を全国の自治体首長に読んでいただきたいとお話しました。実際、浜松のように、政令指定都市でもなく、アカデミアやパイオニア精神が揃っていない地域というのも多いと思います。こうした地域の自治体の皆さんに対し、地域に対する健康経営の増進という視点で、稲邑課長からメッセージをいただければありがたいのですが…。

稲邑　国は、2014年度から健康経営に取り組む企業の表彰や認定を進めてきており、申請して認定を取る企業がどんどん増えている状況です。先ほども少し触れましたが、個人レベルでの健康増進に限界があるとすれば、国としましても従業員の健康、地域の健康を増進していくためにも企業に頑張ってもらいたいという思いがあります。

大企業については、例えば日経平均株価を構成する225社のうち、82パーセントが健康経営に申請いただき、大企業はほとんどの企業が実施しているという状況になってきました。一方、中小企業は全国に300万社以上ありますが、ようやく申請が1万社近くまできましたが、まだまだ可能性が残されていると言えるでしょう。こうしたところを、ぜひ地方自治体でインセンテイブの提供などを通じた推進を図っていただくと一層広がって

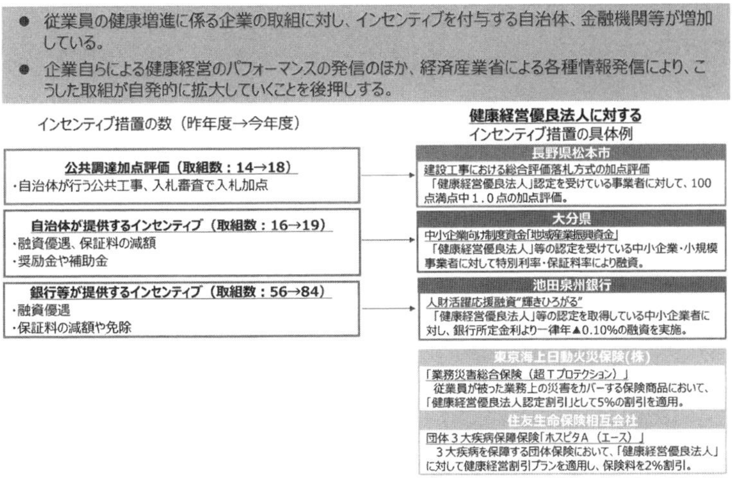

- 従業員の健康増進に係る企業の取組に対し、インセンティブを付与する自治体、金融機関等が増加している。
- 企業自らによる健康経営のパフォーマンスの発信のほか、経済産業省による各種情報発信により、こうした取組が自発的に拡大していくことを後押しする。

インセンティブ措置の数（昨年度→今年度）

公共調達加点評価（取組数：14→18）
・自治体が行う公共工事、入札審査で入札加点

自治体が提供するインセンティブ（取組数：16→19）
・融資優遇、保証料の減額
・奨励金や補助金

銀行等が提供するインセンティブ（取組数：56→84）
・融資優遇
・保証料の減額や免除

健康経営優良法人に対する
インセンティブ措置の具体例

長野県松本市
建設工事における総合評価落札方式の加点評価
「健康経営優良法人」認定を受けている事業者に対して、100点満点中１.０点の加点評価。

大分県
中小企業向け制度資金「地域産業振興資金」
「健康経営優良法人」等の認定を受けている中小企業・小規模事業者に対して特別利率・保証料率により融資。

池田泉州銀行
人財活躍応援融資"輝きひろがる"
「健康経営優良法人」等の認定を取得している中小企業者に対し、銀行所定金利より一律年▲0.10%の融資を実施。

東京海上日動火災保険(株)
「業務災害総合保険（超Ｔプロテクション）」
従業員が被った業務上の災害をカバーする保険商品において、「健康経営優良法人認定割引」として5%の割引を適用。

住友生命保険相互会社
団体３大疾病保障保険「ホスピタＡ（エース）」
３大疾病を保障する団体保険において、「健康経営優良法人」に対して健康経営割引プランを適用し、保険料を2%割引。

国や地方自治体、企業などが行う健康経営に対するインセンティブ措置の事例
（出典：経済産業省）

くるのではないかと考えています。恐らく中小企業の皆さんからすると、国よりも顔が見える関係にある地方自治体からサポートいただいた方がより進むのではないかと考えています。

鈴木　本市も、健康経営は非常に重要だと考えています。と言いますのも、働き盛りの健康状態が、高齢者になった場合の第２の人生に大きく影響してきますので、企業の皆さんが社員の健康をきちんと管理していただくのは非常に大事な視点です。

先ほど稲邑課長がお話されたように、健康経営を実際に普及させていくには、自治体の役割が非常に大きいと思います。本市の場合、確かに大企業もありますが、大企業を支える中小企業もたくさんありますので、そうした中小企業に健康経営を広げていくことが、本市の健康寿命延伸にも直結してくると思っています。

池野　鈴木市長、健康経営に関して、貴市で進めておられる具体的な施策を教えてください。

鈴木　本市では、健康経営優良法人認定制度に関する企業セミナーを実施したり、保健師が直接、企業に出向いて健康経営に関する出前講座を実施

しています。また、健康経営優良法人認定申請書の作成支援なども行っています。さらに2022年度からは健康経営優良法人に対する優遇措置を開始します。健康経営優良法人認定企業には、「建設工事」、「物品購入」、「業務委託」、「指定管理者の選定」において、評価点が加わるようなインセンティブを設けています。今年度の健康経営優良法人認定は100社弱でしたが、2022年度はさらに増加すると見込んでいます。

池野　山本副学長、アカデミアの立場から、健康経営を地域の企業、特に中小企業をターゲットに進めていくという方向性についてはどのようにお考えでしょうか。

山本　医学的に見ても、診断や治療というプロセスも非常に重要なのですが、やはり予防が最も重要だという位置付けだと考えています。私自身、1980年代から脳神経外科をずっとやってきた中で、例えば脳血管障害（脳卒中）など病気になってからでは、正直遅いと思っていました。当時から、予防に勝る治療はないと実感してきました。

そもそも、日本人は帰属意識が非常に強くて、職場で何かあると一生懸命やりますし、１日の時間で見ても、日々の生活の３分の１は、職場にいるわけですから、実際に職場が健康づくりをリードするという方法論が、予防にとっては最も効果があると思います。

池野　吉田所長、貴社の場合は、大企業になるわけですが、どのように対応されておられますか。

吉田　やはり、今、どの企業でもそうだと思いますが、多様な従業員がいろいろな働き方をしていますので、一人一人の社員の健康というのは非常に重要です。企業にとって社員の健康を守るという視点は、これからますます重要になってきますし、おそらくこの考え方は地域にとっても同じだと思いますね。

池野　同感です。やはり、規模の小さい自治体でも、まず自分たちの市役所や役場から予防の意識を持って、健康経営を進めていく、それから地域の中小企業に啓発していくだけでも、地域における予防・健康づくりはかなり前進することでしょう。話題にも上った通り、日本は、数多くの中小企業によって、成り立っています。その中から、健康に対する積極的なアイデアや考え方も生まれてくれば、それは立派な「地域における健康経営拡大の理想モデル」が出来上がると思うんです。

先ほど、山本副学長が指摘された通り、日本人は、職場に対する帰属意識が非常に高いですし、こうした企業は地域を構成する地方自治体との関わりも高いはずです。ですから、地方自治体の首長さんにお願いしたいのは、ぜひおらがまちの「地域における健康増進の理想モデル」を構築していただき発信してもらいたいと思います。先ほど、鈴木市長から「今年度だけで、これまでの取り組み件数を超える実績が生まれそうだ」との報告がありましたが、これは、実行すればすぐに目に見える効果が発揮できる証左だと言えるでしょう。ぜひ、よろしくお願いいたします。

「浜松ウエルネスプロジェクト」には、地域発のトップランナーの役割を期待

池野　では、誌面も限りがありますので、そろそろ議論をまとめていくことにしましょう。まず、稲邑課長、今回「浜松ウエルネスプロジェクト」を構成している浜松市、浜松医大、民間からキリン HD の皆さんと議論を展開いただき、どのような印象を持たれましたか。

稲邑　やはり、「浜松ウエルネスプロジェクト」においては、浜松医大の役割が非常に大きいと感じました。特に、医療人がベンチャーマインドを持って、それを皆で支えていくという仕組みは、進取の気性に富んだ浜松ならではの特性だと言えるでしょう。また、鈴木市長のリーダーシップのもと、行政のリードによるところが大きいのでしょうが、市民の皆さんが、民間企業が実施する POC に対して進んで協力していくのも、素晴らしいと実感しました。今後も浜松市には、地域発のヘルスケア産業を伸ばしていくトップランナーとして、大きく期待したいと思います。

山本　大学でもよく官民連携とか、産官学連携という言葉が多用されるのですが、この「官の役割とは何なのでしょうか」ということですね。やはり往々にして産学でやっている立ち位置と、官の立ち位置にずれがあった

り、場合によってはわれわれから見て、官の顔が見えないケースもあったりしますが、浜松市と共に進めている「浜松ウエルネス・ラボ」をはじめ、「浜松ウエルネスプロジェクト」は、浜松市が汗をかいてくれているプロジェクトなんですね。それは、われわれ大学にとってもありがたいし、何よりやっていて非常に楽しいですよ。

そういう意味で、浜松市が、将来、ヘルスケア産業のモデル地域になるとすれば、産学官が本当の意味で一体になって、皆で汗をかいて、議論を出し尽くしたいと思うわけです。そういう中で生まれたものは、きっと他の地域にも通用していくでしょう。これから、われわれもこのプロジェクトが少しでも前に進んでいけるように努力していきたいと考えています。

吉田　改めて、今回、皆さんとお話し「浜松ウエルネス・ラボ」をはじめとする「浜松ウエルネスプロジェクト」に参画できて、非常に良かったと実感いたしました。冒頭申し上げた通り、当社は、食と医の間のヘルスサイエンス事業に注力しているところですので、当社にとっても「浜松ウエルネスプロジェクト」の存在は、今後もますます大きくなると思います。僭越ではございますが、民の立場から精一杯支えてまいりますので、今後ともよろしくお願いいたします。

鈴木　これまで「浜松ウエルネスプロジェクト」では、キリンHDをはじめとした地域内外の企業や、浜松医科大学などの地域の大学、聖隷福祉事業団などの医療関係者、金融機関をはじめとした関連団体の皆さんと共に、さまざまな取り組みを進めてきました。こうした官民連携体制を確立できていることが本市のプロジェクトの特徴であると思っています。今後も“市民の健幸のため”そして「予防・健幸都市」を実現するために、こうした連携の輪を広げ、POCをはじめさまざまな新しいことにチャレンジし、日々、プロジェクトを深化・発展させたいと考えています。

稲邑　今回、座談会に参加させていただき、ありがとうございました。鈴木市長をはじめ、皆さんのお話を伺う中で、国と「浜松ウエルネスプロジェクト」の問題意識は非常に似ているなと感じました。さらにPOCを実施してエビデンスを取ったり、スタートアップをどのように育成するかということも、われわれが実施していることと非常に親和性があると思いました。そういう意味では、うまく連携していくことができるのではないかと期待しています。

実際、「浜松ウエルネスプロジェクト」においては、国から見ても「困難ではないか」と思えることを果敢にチャレンジされて、成果も出されているので、大いに勉強になります。おそらく、他の自治体で実施されている事業とも情報交換すれば、お互い学べることもあるような気がします。

池野　皆さん、どうもありがとうございました。前半の座談会でも触れましたが、わが国の医療機器産業は、３～４兆円規模と言われています。世界では30～40兆円規模のマーケットなので、日本は完全な貿易赤字です。

逆に、ヘルステック、ヘルスケア産業のマーケット規模は、医療機器産業の８～10倍になります。日本の市場で言えば、30兆円規模なので、世界規模だと240～300兆円規模と言われています。ただこの領域の産業はまだ始まったばかりなので、超高齢社会が現実にあって予防を中心にかじを切った日本においては、ヘルステック、ヘルスケア産業を産業化して、外貨を稼げるような産業に発展させることもできると見ています。

今回は、デジタル、DX をキーワードに「ヘルスケア・イノベーション２」として書籍にまとめました。今後とも、政官学民の「ヘルスケア・イノベーション」の動きをフォローしていきたいと考えていますので、皆さんよろしくお願いいたします。

[監修]

池野　文昭（いけの　ふみあき）

スタンフォード大学循環器科主任研究員

MedVenture Partners 株式会社　取締役チーフメディカルオフィサー

1967年生まれ、静岡県浜松市出身。自治医科大学卒業後、1992年医師国家資格合格。同年、静岡県に入庁し、県立総合病院、焼津市立病院、国民健康保険佐久間病院、山香診療所などで勤務、地域医療に携わる。2001年渡米、スタンフォード大学循環器科で研究を開始し、200社を超える米国医療機器ベンチャーの研究開発、医療試験などに関与する。日米の医療事情にも精通し、さまざまな医療プロジェクトにも参画している。

※本誌記事の取材およびイベント、座談会は、小社感染症拡大防止策（https://www.jihyo.co.jp/privacy.html）に基づき行われました。
写真撮影時は飛沫防止に努め、一時的にマスクを外しています。

ヘルスケア・イノベーション2

人間中心の新たな豊かさ

2021年12月25日　第1刷発行

監修――――池野　文昭

発行者―――米盛　康正

発行所―――株式会社　時評社

〒100-0013　東京都千代田区霞が関3-4-2 商工会館・弁理士会館ビル
電話：03(3580)6633　FAX：03(3580)6634
https://www.jihyo.co.jp

印刷――――株式会社　太平印刷社

ISBN978-4-88339-299-5